Telekommunikation gegen Isolation

Jens Loenhoff • H. Walter Schmitz (Hrsg.)

Telekommunikation gegen Isolation

Kommunikationswissenschaftliche Studien aus einem Modellprojekt in einer Klinik

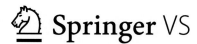 Springer VS

Herausgeber
Jens Loenhoff
Essen, Deutschland

H. Walter Schmitz
Essen, Deutschland

Gedruckt mit freundlicher Unterstützung der A. und N. Iber-Stiftung

OnlinePLUS Material zu diesem Buch finden Sie auf
http://www.springer-vs.de/978-3-658-10645-4

ISBN 978-3-658-10645-4   ISBN 978-3-658-10646-1 (eBook)
DOI 10.1007/978-3-658-10646-1

Die Deutsche Nationalbibliothek verzeichnet diese Publikation in der Deutschen Nationalbi-
bliografie; detaillierte bibliografische Daten sind im Internet über http://dnb.d-nb.de abrufbar.

Springer VS

Gedruckt auf säurefreiem und chlorfrei gebleichtem Papier

Springer Fachmedien Wiesbaden ist Teil der Fachverlagsgruppe Springer Science+Business Media
(www.springer.com)

Inhaltsübersicht

Inhaltsverzeichnis

Wie spielen Kinder über Skype ein Phantasiespiel?
Eine Analyse von Koordination via Telekommunikation 225
Daniela Rudzinski

Multimodale Kommunikation im Interaktionsverbund 259
Angelika Wirtz

Einleitung

Jens Loenhoff und H. Walter Schmitz

Die im vorliegenden Band versammelten interaktionsanalytischen Studien schließen an unsere vor knapp 15 Jahren begonnenen empirischen Untersuchungen zur
Videokonferenz als eigenständiger Kommunikationsform an und verfolgen wie
jene schon auch das Ziel, über eine empirisch gestützte Bestimmung der besonderen Merkmale der Kommunikationsform „Videokonferenz" zu vertieften Einsichten in das Funktionieren interpersonaler Kommunikation generell zu gelangen.
Dabei stützen sich die nun präsentierten Studien auf ein ungewöhnlich umfang-
reiches empirisches Material, das von Beobachtungen über Interviews und technisch hochwertige Mitschnitte bis zu Nachbefragungen beteiligter Kommunikatoren reicht und im Wesentlichen von September 2006 bis Dezember 2009 im
Rahmen eines kommunikationswissenschaftlich-medizinischen Modellprojekts an
der Universität Duisburg-Essen, Campus und Klinikum Essen[1], erhoben wurde.
Da es in diesem Projekt um die Entwicklung und Evaluation eines übertragbaren
Modells für die „Telekommunikation von Kindern im Krankenhaus mit Eltern,
Lehrern, Freunden" ging, also um eine Art Aktionsforschung, konnten darin detaillierte interaktions- und gesprächsanalytische Arbeiten, die bezogen auf die
Reichhaltigkeit der multimedialen Kommunikationsprozesse ganz besonders
aufwendig sind, noch nicht geleistet werden. Dies ermöglichte uns vielmehr das
anschließend von der DFG von Februar 2012 bis März 2013 geförderte Projekt
„Qualitative Längsschnittanalysen von Videokonferenzen zwischen isolierten,
krebskranken Kindern und ihren Freunden und Familienangehörigen. Eine Studie
zu forcierter Mediatisierung interpersonaler Kommunikation" (SCHM 572/8-1).[2]

Das Modellprojekt und seine Evaluation weisen verständlicherweise auch
zahlreiche Bezüge zu medizinischen und psychoonkologischen Fragestellungen
auf, von denen in den kommunikationswissenschaftlichen Beiträgen zu diesem

---

[1]   Gefördert vom Stifterverband für die deutsche Wissenschaft (Bethe-Stiftung, Angela
      Havers-Stiftung, A. und N. Iber-Stiftung) und der Dr. Werner Jackstädt-Stiftung, tech-
      nisch ausgestattet durch die IT-Brücke von Microsoft Deutschland, bearbeitet von Dr.
      Thomas Bliesener, Dipl.-Psych., Angelika Wirtz, M.A., und Volker Hilger, unter der
      Leitung von Prof. Dr. H. Walter Schmitz und Dr. Oliver Basu.
[2]   Projektmitarbeiter waren unter der Leitung von Prof. Dr. Jens Loenhoff und Prof. Dr.
      H. Walter Schmitz Dr. Thomas Bliesener, Dipl.-Psych., und Tino Minas, M.A., unter-
      stützt durch Angelika Wirtz, M.A., und Daniela Rudzinski, M.A.

Band allerdings nur einige mit behandelt werden können. Unsere Überlegungen und Analysen zu Telekommunikationen, in deren Mittelpunkt meist, aber keineswegs immer die Videokonferenz steht, sind einerseits natürlich der Videokonferenzforschung zuzuordnen; andererseits wollen wir sie gleichermaßen verstanden wissen als Beiträge zur Theorie und zur methodischen Erforschung technisch vermittelter (multimedialer) interpersonaler Kommunikation und ihrer oft multiplen Multimodalität.

1 Videokonferenzforschung

1.1 Zum Forschungsstand

Videokonferenzen sind nicht nur in der Kommunikationswissenschaft Gegenstand der Forschung, sondern auch in anderen Disziplinen wie der Gesundheitsforschung, den Ingenieurwissenschaften, der Informationstechnik und der Bildungsforschung. Ein Grund für diese breite Streuung liegt darin, dass der praktische Einsatz moderner Kommunikationstechnologien selbst die entlegensten Bereiche der Gesellschaft durchdringt.

Im Folgenden sei aufgezeigt, auf welche Weise das Thema „Videokonferenz" bereits erschlossen wurde und inwiefern daran unsere Untersuchungen anknüpfen können. Es soll insbesondere der Frage nachgegangen werden, in welchen Rahmen die Nutzung von Videokonferenzen platziert werden muss, um das Studium alltäglicher interpersonaler Kommunikationsprozesse zu erhellen. Dazu wird der Forschungsstand in dreierlei Hinsicht erschlossen; zunächst in einem kurzen Überblick:

(1) Zusammenhänge zwischen computervermittelter Kommunikation und sozialen Beziehungen werden international unter den Stichworten „Mediatisierung" und „Multimedialität" diskutiert. Neben quantitativen Studien[3] untermauern qua-

---

[3]   Neueste Berechnungen belegen, dass rein quantitativ die Anzahl der Internetnutzer immer noch steigt und dass es zunehmend Routine für viele Nutzer ist, ihre sozialen Beziehungen computervermittelt zu organisieren. Die Internetseite internetworldstats.com misst ein Verhältnis von Einwohner zu Internetnutzer in Deutschland von 79,1%, wobei das Nutzerwachstum in der Dekade von 2000-2010 um 171,3% anstieg. Für Europa lauten dieselben Zahlen 58,4% beim EW-Internetnutzer-Verhältnis bei einem Wachstum von 352,0% im besagten Zeitraum. Weltweit stehen die Zahlen bei 28,7% und 444,8% (zuletzt abgerufen am 14.06.2011). Für Jugendliche und Heranwachsende als Nutzergruppe gelten diese Aussagen in einem überdurchschnittlichen Sinne. Für sie ist das Internet fester Bestandteil ihres Soziallebens (Rhein 2011; Hasebrink/Paus-Hasebrink/ Schmidt 2009; vgl. auch: Log on. Kids and Internet Use -

litative Erhebungen den enormen Bedeutungszuwachs technisch vermittelter Kommunikation für die Gestaltung sozialer Beziehungen. Letztere bieten den rechten theoretischen Rahmen zur Einbettung unserer Forschung. Allerdings stehen in dieser Diskussion grundlagen-theoretische Untersuchungen einzelner Formen der Kommunikation ebenso noch aus wie eine Untersuchung speziell der Videokonferenz als Anwendung synchroner computer-vermittelter Kommunikation.

(2) Als eigenständige Form wird die Videokonferenz zwar in Ansätzen und Ausläufern der Media-Richness-Theorie behandelt, die unter dem Gesichtspunkt der Effektivität der Übertragung von Informationen den Fokus auf die Wahl des technischen „Kanals" richten. Mit dieser grundlagentheoretischen Entscheidung für eine extrakommunikative Herangehensweise wird allerdings ein Zugang zum internen Funktionieren interpersonaler Kommunikation verbaut.

(3) Videokonferenz in spezifischen Nutzungsumgebungen kommt in unterschiedlichen Praxisfeldern zunehmend zum Einsatz und damit in den Blick anwendungsorientierter Forschung. Diese anwendungsorientierten Untersuchungen vernachlässigen aber entweder grundlagentheoretische Ziele oder erweisen sich (außerdem) als empirisch unzureichend fundiert.

Diese drei Richtungen und Schwerpunkte lassen sich folgendermaßen näher charakterisieren:

(1) Erkenntnisleitend in Forschungen zur Einbindung neuer Technologien in den Sozialumgang ist die Frage, wie weit durch diese Technologien Freundschaften und andere Sozialbeziehungen verändert (Licoppe/Smoreda 2005; Walther 1995), aufrechterhalten (Ledbetter 2010; Valkenburg/Peter 2009) oder überhaupt erst möglich gemacht werden (Mesch/Talmud 2006)[4]. Fertigkeiten, die im Umgang mit der neuen Technik erworben werden müssen (Licoppe 2004), sind neben Einzelaspekten der Beziehungsgestaltung, wie z.B. den Möglichkeiten und Grenzen, Lügen zu erkennen (Burgoon/Chen/Twitchell 2010), und der zuverlässigen Beurteilung von wechselseitigen Wahrnehmungsbedingungen (Boucher/Hancock/Dunham 2008) und empfundener interpersonaler Attraktivität (Antheunis/ Valkenburg/Peter 2007; Walther/Boyd 2002) immer wieder Thema. Auch die Bedeutung von Identität (Cummings/Lee/Kraut 2006; Walther/Burgoon

---

[4] „Klick dich rein!" - Kinder und das Internet (2004 - 2007)) und zwar unabhängig von Bildung und Geschlecht (Hasebrink/Lampert 2009).
    Im deutschen Sprachraum zeigen beispielsweise Götzenbrucker (2005) und Feldhaus (2004) für Peer-Groups und Familien, dass Mobilkommunikation soziale Einbindung stärkt und eine emotional stabilisierende Funktion übernimmt. Zur Form und Funktion von Mobilkommunikation liegen aus weiteren Perspektiven möglicherweise übertragbare Ergebnisse vor.

1992) im Kontext von Newsgroups (McKenna/Bargh 1998) ist Gegenstand wissenschaftlicher Untersuchungen.

Effekte computervermittelter Kommunikation auf Sozialbeziehungen werden unter der Leitbezeichnung „Mediatisierung", einem international uneinheitlich verwendeten Terminus[5], erforscht. Empirisch wurden der Wandel der Medienumgebungen und die zunehmende Technikabhängigkeit symbolischer Kommunikationsprozesse bereits ebenso in den Blick genommen wie deren Auswirkungen auf die Gestaltung von Beziehungen oder den strukturellen Aufbau sozialer Systeme. Einige der Beiträge zu diesem Band zeigen, dass und wie an computervermittelte Kommunikation angepasste Kommunikationsprozesse eine zunächst unbeabsichtigte weitreichende und vermutlich irreversible Transformation bestehender sozialer Kontexte, eine *Mediatisierung der Sozialbeziehungen*, zu bewirken vermögen.[6]

Auf internationaler Ebene erfolgt die Betrachtung konkreter Effekte der Verwendung computergestützter Kommunikationstechnologie auf Beziehungen auch unter den Stichworten „sociability" oder „social capital". So werden bspw. Effekte auf zwischen-menschliche Nähe (Baym/Zhang/Kunkel/Ledbetter/Lin 2007) oder Vertrauen (Beaudoin 2008) untersucht. Eng damit einher gehen die Studien, die danach fragen, ob die Nutzung von Onlinemedien soziale Aktivität personenzentriert fördert (Lee/Lee 2010; Vergeer/Pelzer 2009; Ellison/Steinfield/Lampe 2007; Best/Krueger 2006; Hampton/Wellman 2003; Wellman/Quan-Haase /Witte/Hampton 2001), abschwächt (Kleinrock 2001; Kraut/Patterson /Lundmark/Kiesler/ Mukopadhyay/Scherlis 1998) oder diese unbeeinflusst lässt (Katz/Rice 2002; Kavanaugh/Patterson 2001). In einer dieser Studien wird ein Zusammenhang zwischen Wohlbefinden und asynchroner Internetkommunikation bei an Krebs erkrankten Internetnutzern belegt (Beaudoin/Tao 2007). In einer anderen Studie (Bragadóttir 2008) geht es um Angehörige von Krebspatienten und darum, wie heilsam für diese Betroffenen E-Mail-Kontakte zu professionellem Personal sein können. Mit ähnlichen Fragestellungen befassen sich Studien im Rahmen onkologischer Rehabilitationsmaßnahmen (Watzke et al. o.J.) sowie solche zu computervermittelter Kommunikation im hohen Alter (Morgan/Crossley/Kirk/McBain/Stewart/ D'Arcy et al. 2011). Viele Projekte, und zwar auch solche, die aufgrund ihrer Teilnehmergruppe als einschlägig erscheinen,

---

[5] Einen Überblick über die Diskussion unterschiedlicher Mediatisierungsbegriffe gibt Livingstone (2008). – Im Sinne Dörings (2009) wäre die Videokonferenz bspw. schlicht als ein neues Medium der Mediatisierung besonders teilmediatisierter Offline-Beziehungen zu betrachten.
[6] Eine ähnlich gelagerte Perspektive findet sich im deutschen Sprachraum bei Krotz (2001; 2007) und Krotz/Thomas (2007).

stellen zwar Technik für synchrone Kommunikation bereit, unterlassen jedoch begleitende Forschung an deren interaktivem Gebrauch[7].

Charakteristisch für die Studien zum Einfluss neuer Technologien auf Sozialbeziehungen ist die weitgehende Nichtberücksichtigung *synchroner Videokommunikation*.[8] Wenn „Synchronizität" als Topos in der aktuellen Forschung überhaupt Beachtung findet, so bleibt sie meist auf textbasierte Kommunikation per Chat (Beißwenger (Hg.) 2001; 2007; Tipp 2008; Watkins 2009) oder Instant-Messaging (Höflich 2004) beschränkt. In der Literatur findet sich zwar auch der Terminus *Videokommunikation*, doch wird er dann für eine Form *asynchroner* Kommunikation verwendet, wie manche Online-Plattformen sie anbieten (Richter 2009).

(2) Im Bemühen, Kommunikation messbar zu machen und ihre Formen gegeneinander abwägen zu können, ermitteln Ansätze und Weiterentwicklungen der Media-Richness-Theorie (Lo/Lie 2008; Lowry/Roberts/Romano/Cheney/Hightower 2006; Ramirez/Burgoon 2004; Carlson/George 2004) kapazitative Werte von Medien, in wenigen Fällen auch der als Medium verstandenen Videokonferenz. Reduziert auf vier Eigenschaften (Daft/Lengel/Trevino 1987) bzw. die Kerneigenschaft „media richness" (Ali-Hassan/Nevo/Nevo 2010) werden bevorzugt in Form quantitativer Erhebungen Medien dahingehend verglichen, inwieweit die jeweilige Reichhaltigkeit übertragener Signale bestimmten Zwecksetzungen (besser) zu genügen vermag. Der interaktiv vollzogene Verständigungsprozess, wie er in unseren Analysen natürlicher synchroner Videokonferenzen untersucht wird, ist hier folglich überhaupt kein Gegenstand der Betrachtung.

Zentrale Hypothese der hier einzuordnenden Studien ist vielmehr, allein die Face-to-face-Situation ermögliche einen vollständigen Kommunikationsprozess

---

[7] In Projekten, die stationär behandelte krebskranke Kinder mit Möglichkeiten computervermittelter Kommunikation versorgen, steht beinahe ausnahmslos die technische Umsetzung, insbesondere die Ausstattung mit Hard- oder Software im Vordergrund. In einigen Projekten wurden zum Beispiel für einen einzelnen Patienten Verbindungskosten und Kameras durch einen Provider gespendet (Gugy o.J.). In anderen wurde ein besonderer Videoserver, den eine Firma für andere Kunden maßgeschneidert hatte, von einer Kinderkrebsstation weiterverwendet (Klassissimo o.J.). Support für Kinder und Eltern wurde zwar geleistet, hatte aber nur die Lösung technischer Pannen im Blick, nicht die Optimierung der Technik für kommunikative Erfordernisse und auch nicht die soziale Unterstützung der Patienten bei der Eingewöhnung in die abweichenden Kommunikationserfordernisse. Im französischen Projekt Docteur souris war sogar der zu erwartende Aufwand für eine sozial-kommunikative Unterstützung der Grund dafür, die Förderung auf Textchat unter Klinikpatienten zu beschränken (Association Docteur Souris 2011).

[8] Dies bemerkt auch Beck (2006).

und jede technische Vermittlung bedinge einen in spezifischer Weise defizitären Kommunikationsprozess. Während diese „Restriktionshypothese" nicht nur von uns als wenig überzeugend zurückgewiesen wird (siehe dazu: Schultz 2001), führt sie zur Verortung der Videokonferenz zwischen der Face-to-face-Kommunikation und der internetbasierten Textkommunikation, und zwar mit der Begründung, audio-visuelle Barrieren seien in der Videokonferenz überwunden (Mok/Wellman/Carrasco 2010). Gleichzeitig zeigen aber Experimente, die diese Einstufung der Videokonferenz stützen sollen (Burgoon/Bonito/Ramirez/Dunbar/ Kam/Fischer 2002) dass dem verfolgten Verwendungszweck eines Mediums eine erhebliche Bedeutung für seinen erfolgreichen Einsatz zukommt, dass also für eine Beurteilung der Eignung eine gesonderte Betrachtung kommunikativer Zwecke erforderlich wäre. Eine Prüfung des Verhältnisses zwischen Kommunikationszweck, technologisch bedingten Wahrnehmungsmöglichkeiten und Formen der Ingebrauchnahme der jeweiligen Technologie, also der Spezifik einer Kommunikationsform gemäß unserem Verständnis, findet jedoch nicht statt.

(3) Neben den vom Media-Richness-Konzept beeinflussten Untersuchungen gibt es auch Studien, welche die Eigentümlichkeiten von Videokonferenzen in Rechnung stellen, und zwar bislang häufig im Rahmen ausgewählter Anwendungsszenarien wie bspw. chirurgischen Operationen (Doarn 2009; Mondada 2007), professioneller Kommunikation in Unternehmen (Reynolds/Brannick 2009) sowie Lehr- und Lernumgebungen (Develotte/Guichon/Vincent 2010; Meier/Spada/Rummel 2007; Ertl/Kopp/Mandl 2005) (Stichwort: lecture-at-a-distance; vgl. Lawson/Comber/Gage/Cullum-Hanshaw 2010). Typischerweise zielen die Teleteaching-Studien darauf ab, ähnlich wie Media-Richness-Studien die Vor- und Nachteile von Face-to-face-Kommunikation und Videokonferenz gegeneinander abzuwägen (Freeman 1998) (soweit überhaupt reale Videokonferenzen Teil des Datenkorpus sind) oder Ratschläge zur Anpassung der Unterrichtsmethoden an die neuen Bedingungen zu geben (Fritze/Nordkvelle 2003). Ähnlich mündet ein Feldexperiment, bei dem heilpädagogische Arbeit mit Autisten per Videokonferenz supervidiert wurde, in eine praktische Empfehlung zur Anpassung des Standorts der Konferenztechnik an das pädagogische Feld (Gibson/Pennington /Stenhoff/Hopper 2010). In Untersuchungen dieses Zuschnitts werden also Eigengesetzlichkeiten und Potentiale kaum erkundet. Vergleichbares ist auch bei Studien in klinisch-professionellen Kontexten wie z.B. Arzt-Patienten-Konsultationen oder auch Psychotherapiesitzungen erkennbar (Simpson 2009). So kommt jüngst eine Studie zum Videokonferenzgebrauch durch Ärzte (Zilliacus/Meiser/Lobb/Dudding/ Barlow-Stewart/Tucker 2010) zu dem symptomatischen Resümee: „Videoconferencing for clinical genetics services, or telegenetics, is becoming an increasingly utilized method of delivering genetic coun-

seling to rural areas; however, there has been *little qualitative exploration* [unsere Hervorh.] of the practitioners' experience."[9]

Einen gesonderten Blick verdienen Datenerhebung und Datenvielfalt in Studien über Videokonferenzen. Es zeigt sich nämlich, dass den Analysen bislang nur ausgesuchte einzelne Datenklassen zugrunde gelegt wurden. So war bspw. zur Untersuchung von Videokonferenzen zwischen japanischen Familien und entfernten Einzelpersonen (Sunakawa 2010) nicht das Gesamtgeschehen im Blickfeld, sondern das Geschehen an nur einem der beiden beteiligten Orte, und Joisten (2007) untersuchte den Einsatz von Skype für Teamarbeit zwar immerhin mit Text *und* Ton, ließ aber das Video außer Acht und zog zur Prozessanalyse auch keine Audiomitschnitte, sondern nur Textprotokolle heran, so dass sie im Ergebnis lediglich recht allgemein konstatieren konnte, dass in der Praxis Text- und Audiokommunikation funktional aufeinander bezogen werden (siehe auch: Joisten/Gross 2010). Des Weiteren sei ein von der EU gefördertes Konsortium mit zehn Teilprojekten genannt. „Together anywhere, together anytime" (Kort/Steen/Willems/Ljungstrand 2009) möchte für vorübergehend getrennte Familien innovative technische Mittel für den Zusammenhalt entwickeln. In den Testphasen werden nur Beobachtungen vorgenommen, jedoch keinerlei Mitschnitte des Benutzungsprozesses angefertigt, so dass sich über unvorhergesehene Interaktionsphänomene im Gebrauch der neuen Technik kaum Aussagen machen lassen. Ähnlich wurden für eine Studie zu Videokonferenzen von Altenheimbewohnern mit Angehörigen nur Interviews verwendet, wodurch die Möglichkeit verspielt wurde, die mannigfachen Komplikationen zu erforschen, auf die ältere Menschen in Videokonferenzen stoßen, für die sie aber keine Worte haben (Tsai/Tsai 2010). Ausnahmsweise wurden in einer Studie über die Verwendung von Skype im Sprachunterricht außer Interviews auch audiovisuelle Mitschnitte herangezogen, wodurch sich u.a. nachweisen ließ, dass der Lernerfolg davon abhängt, dass die Teilnehmer mediengerechte Kommunikationspraktiken entwickeln, z.B. Formen des Sichtkontakts via Kamera (Develotte/Guichon/Vincent 2010).

Insgesamt muss der Forschungsstand zu videokonferenzvermittelter Kommunikation als theoretisch wie auch methodisch höchst unbefriedigend charakterisiert werden. Neben zahlreichen Anregungen und Hinweisen, die den bislang publizierten Untersuchungen im Einzelnen zu entnehmen sein mögen, fehlt es doch an direkt einschlägigen Arbeiten, die hinsichtlich Fragestellung, Methodik oder

---

[9]   Dieses Ergebnis geht nicht über die ebenfalls anzutreffende Ratgeberliteratur hinaus; vgl. z.B. Telles (2008).

betrachteter Nutzer von Videokonferenztechnologie den in den Beiträgen dieses
Bandes vorgestellten Untersuchungen nahekämen.

1.2   Kommunikationswissenschaftliche Videokonferenzforschung

An der Universität Duisburg-Essen widmet sich die Kommunikationswissenschaft seit dem Jahr 2000 der Videokonferenzforschung. Erste wegweisende
Hypothesen wurden im Jahr 1999 formuliert (vgl. Schmitz 1999). In drei aufeinander aufbauenden Projekten ist seitdem evaluiert worden, wie sich die Möglichkeiten und Erfordernisse technisch vermittelter multimedialer synchroner
Telekommunikation auf die Kommunikationsprozesse einzelner Teilnehmer und
beteiligter sozialer Gruppen auswirken.

Das von der DFG geförderte Projekt „Technisch basierte audiovisuelle Fernkommunikation" (SCHM 572/4-1, 4-2) erforschte von 2000-2003 grundlagenwis-
senschaftlich, wie bei physisch getrennten Standorten die Wahrnehmungsmöglichkeiten und davon abhängig die Kommunikations-möglichkeiten der
Teilnehmer verändert sind, unter anderem wie Verzögerungen in der Datenüber-
tragung Probleme für die Handlungskoordination aufwerfen. Dabei wurde „Videokonferenz, eine Form audiovisueller Fernkommunikation, als ein spezifischer
Fall interpersoneller Kommunikation begriffen und auf ihre Bedingungen, Realisierungsformen und potentiellen Anwendungsfelder hin untersucht". Sie wurde
begriffen „als *eigenständige Kommunikationsform*, die durch a) die technischen
Realisierungsbedingungen, b) die Leistungen und Kompetenzen der Kommunikationspartner und schließlich c) die jeweils verfolgten Kommunikationszwecke
bestimmt ist" (Friebel/Loenhoff/Schmitz/Schulte 2003: 13). Zur empirischen
Untersuchung der Erscheinungen der neuen Kommunikationsform wurden Experimente und Testanwendungen durchgeführt, auf SVHS-Video aufgezeichnet,
transkribiert und analysiert (Schulte/Friebel/Klotzek 2001; Kör-
schen/Pohl/Schmitz/Schulte 2002).

Im Zusammenhang mit diesem Projekt erschien ein Beitrag zum damaligen
Forschungsstand (Schulte 2002), es entstanden Examensarbeiten´ sowie zwei
Dissertationen über weitere Grundlagen- und Anwendungsfragen (Kopp 2004;
Gotthelf 2005), und schließlich wurden Forscher, Hersteller und Anwender von
Videokonferenzen auf einer internationalen Fachkonferenz zusammengeführt, die
einen den damaligen internationalen Forschungsstand repräsentierenden Sammel-
band (Döring /Schmitz/Schulte (Hg.) 2003) zur Folge hatte.

Parallel dazu zielte das vom BMFT 2001-2003 finanzierte Forschungsprojekt
„Kleingruppenlernen in tutorengestützten Telekonferenzen" darauf ab, Studieren-

den trotz örtlicher Trennung kooperative Lernprozesse zu ermöglichen (Schulte 2003). Es konnte gezeigt werden, dass Videokonferenzen um so eher benutzt wurden, je mehr sie informelle Gruppenbildung begünstigten und je höher die fallspezifische Medienkompetenz der Teilnehmer war. Die Produktivität war bei Gruppen am größten, deren technische Ausstattung es ermöglichte, trotz Ortstrennung miteinander *synchron zu lachen*. Die Medienkompetenz der Teilnehmer ließ sich deutlich dadurch steigern, dass ihnen im Lernlabor die Zusammenhänge zwischen getrennten Standorten durchschaubar wurden, so dass sie Verhaltensanpassungen an Signalverzögerungen und Übertragungsstörungen einüben konnten. Internationale Veröffentlichung und nachhaltigen Erfolg fand die daraus entwickelte Methode des *syntopical monitoring* (vgl. Bliesener 2002; 2003; 2004a; 2004b; 2008; Schulte/Döring 2003).

Eine umfassende Forschungsbibliographie, Formulierungen des Forschungsstands und Folgerungen für die Nutzung von Videokonferenzen in unterschiedlichen Praxisfeldern schlossen diese erste Phase kommunikationswissenschaftlicher Videokonferenzforschung ab (Pohl/Schmitz/Schulte 2006; Loenhoff/Schulte 2006; Bliesener 2006; Schulte 2004).

Die hieraus resultierenden Forschungserfahrungen und Forschungsergebnisse ermöglichten erst Entwurf und Durchführung des Modellprojekts „Telekommunikation krebskranker Kinder im Krankenhaus mit Eltern, Lehrern und Freunden" von 2006-2009. Es hatte zum Ziel, den in keimfreien Räumen streng isolierten Kindern und Jugendlichen (Patienten auf einer Station für Knochenmarktransplantation) als *Ersatz für fehlende Besuche ein Angebot technisch vermittelter Telekommunikation* aufzubauen und durch begleitende kommunikationswissenschaftliche Evaluation fortwährend zu optimieren.[10]

Zunächst wurden im Sinne klassischer Aktionsforschung praktische Lösungen für Telekonferenzen mit Audio, Video, Desktopsharing und Onlinespielen entwickelt. Da die technischen Voraussetzungen bei Angehörigen und Freunden sehr unterschiedlich sind, wurden allen Beteiligten geklonte Rechner mit Skype, ICQ und Windows Live Messenger ausgeliehen. Die Rechner, Kameras usw. wurden so ausgewählt und kombiniert, dass eine modellhafte Infrastruktur für Videokonferenzen bettlägeriger Patienten entstand, die auf andere Patientengruppen und

---

[10] Das Projekt und erste Ergebnisse wurden im Rahmen des Wissenschaftssommers 2007 in Essen präsentiert. Die Entwicklung des Videokonferenzmodells und seine praktischen Lösungen für den Kommunikationsbedarf der Kinder in ihren Isolationsräumen fanden viel Resonanz in Tagespresse, Fachzeitschriften, Rundfunk und Lokalfernsehen. – Zur Sonderstellung des Projekts auch im Forschungsfeld der Medizinischen Kommunikation vgl. die Bibliographie des Instituts für Deutsche Sprache (IDS) (Spranz-Fogasy/Becker/Menz/Nowak 2014).

andere Stationen übertragbar ist. Zum Ausgleich für fehlende Kompetenzen wurde technischer und kommunikationspraktischer Support geleistet.

Um die Auswirkungen der Telekommunikation auf die Isolation der Patienten zu ermitteln und auch um die Technik und ihre Nutzung fortwährend zu überprüfen und verbessern, wurden auf den Rechnern digitale audiovisuelle Mitschnitte der Telekonferenzen angefertigt. Die Rechner wurden auf spezielle Erfordernisse der Mitschnitte abgestimmt, unter anderem mit einer zweiten Soundkarte und einem verlustfreien Videocodec ausgestattet. Auf diese praxiserprobte Gerätekonfiguration kann jederzeit zurückgegriffen werden.

Die aktuelle KMT-Station der Universitätskinderklinik Essen ist ein Neubau, der sich dank der zahlreichen Empfehlungen und Vorschläge, die sich aus der ethnographischen und kommunikationswissenschaftlichen Arbeit an der Modellentwicklung ergeben haben (vgl. Bliesener 2015a: Kap. 11.3), deutlich von der KMT-Station unterscheidet, auf die sich die Beobachtungen und Analysen der Beiträge dieses Bandes beziehen.[11] Z.T. sachfremde Erwägungen und Zwänge verhinderten jedoch eine vollständige Übernahme des innerhalb des Projekts entwickelten Modells.

Da an jedem beteiligten Ort einer Telekonferenz der Ton und die Erscheinungen auf den Desktops verschieden sind, wurden Mitschnitte auf jedem beteiligten Rechner simultan erzeugt, für deren nachträgliche Synchronisierung ein standardisiertes Verfahren entwickelt und vorgestellt wurde (Bliesener 2010).

Die audiovisuellen Mitschnitte wurden bei 25 Krebspatienten und ihren Angehörigen und Freunden über die Behandlungsdauer von durchschnittlich 10 Wochen hinweg angefertigt. Sie dokumentieren mit unvergleichlicher Anschaulichkeit und Konkretheit, wie die Teilnehmer sich in dieser existenziell ernsten Situation in Telekommunikation eingewöhnen und die ihnen Nahestehenden in das Kommunikationsnetz und einzelne Telekonferenzen einbeziehen.

Die recht grobe und vorläufige Auswertung der Mitschnitte im Rahmen des Modellprojektes zielte lediglich darauf ab, punktuelle Probleme und ihre Überwindungen herauszusuchen und den Bedarf an Support zu ermitteln. Erst im Rahmen des eingangs schon genannten vierten Drittmittelprojekts von 2012-2013 (DFG; AZ: SCHM 572/8-1) wurde es möglich, aus den mehr als 2000 Mitschnitten einige exemplarisch und unter Hinzuziehung unserer Daten aus Beobachtungen, Befragungen und ethnographischen Erkundungen kommunikationswissenschaftlich zu analysieren. Neben dem Bericht über das Modellprojekt und seine Auswertung bilden diese Fallstudien und die sie erst ermöglichenden Lösungen

---

[11]   Vgl. KMT-Station der Universitätskinderklinik Essen www.uni-kinderklinik3.de /haemato-onkologie/stationen-und-ambulanzen/station-kmt3.html (08.09.2014).

theoretischer und methodologischer Probleme die Gegenstände der acht Beiträge dieses Bandes, mit dem die zweite und wohl auch letzte Phase der kommunikationswissenschaftlichen Videokonferenzforschung an der Universität Duisburg-Essen zu einem Abschluss kommt.

2   Analyse multimodaler Kommunikation

2.1   Die ‚Wiederentdeckung‘ der Multimodalität von Interaktion

Wie eingangs festgestellt, wollen wir die in diesem Band vorgelegten Studien auch, ja vor allem, verstanden wissen als Beiträge zur Theorie und zur methodischen Erforschung technisch vermittelter (multimedialer) interpersonaler Kommunikation und ihrer oft multiplen *Multimodalität*. Um diesen Anspruch verständlicher machen und präzisieren zu können, verlangt die gegenwärtig etwas verworrene Forschungslage einige Klärungen und eine Bestimmung des Verhältnisses der Kommunikationswissenschaft zur aktuellen Multimodalitätsforschung (vgl. dazu Schmitz 2014b: i-iii). Denn in den verschiedensten Disziplinen – von der Soziologie über die Pragmalinguistik bis hin zur Informatik –, die sich aus der einen oder anderen Perspektive mit technisch vermittelter oder unvermittelter interpersonaler Kommunikation beschäftigen, wird seit etwa 10 oder 15 Jahren zunehmend häufiger betont, diese Kommunikation sei „multimodal", wobei darunter jedoch höchst Unterschiedliches verstanden wurde und immer noch verstanden wird. Während die einen damit die gleichzeitige Beteiligung verschiedener menschlicher Sinne an der Kommunikation bezeichnen, haben die anderen Sprache, Gestik, Mimik, Paralinguistik oder körperliches Distanzverhalten als verschiedene Modi im Blick, die wiederum von den einen als je selbständige Mitteilungs- oder Ausdrucksmittel angesehen, von anderen dagegen als Beiträger zu kommunikativen Gesamtgestalten begriffen werden.

Neben diesen beachtlichen Unterschieden besteht das wirklich Erstaunliche in der jüngeren, ausgeweiteten Diskussion über Multimodalität darin, dass einige Autoren (vor allem Linguisten und Konversationsanalytiker) die „Entdeckung" der Multimodalität ebenso wie die neu erkannte Notwendigkeit ihrer Erforschung und Berücksichtigung auf die breite Verfügbarkeit und zunehmende Verwendung von Videoaufzeichnungen und -analysen interpersonaler Kommunikation zurückführen (vgl. Schmitt 2005:18, 21, 23; Stivers/Sidnell 2005: 16, n.1; Depper-

mann/Schmitt 2007: 15, 16).[12] Dem entsprechend wird die frühere, ausschließlich
auf das sprachliche Geschehen gerichtete Konzentration der Konversationsanalyse allein als Folge der *damaligen* „technischen Bedingungen" gedeutet: „Die
technischen Bedingungen (Restriktion auf die auditiven Informationen, das Hörbare) führten dabei zu einer – zwar nicht theoretisch motivierten, aber doch ana-
lysefaktisch folgenreichen – Priorisierung des Gesprochenen gegenüber anderen
interaktionsrelevanten Formen körperlichen Ausdrucks." (Schmitt 2005: 21;
ähnlich Deppermann/Schmitt 2007: 29)[13]

Solchen unglücklichen Versuchen, die Grundlagen und Verfahren der klassi-
schen Konversationsanalyse mit „einer multimodalen Analyseperspektive auf
Kommunikation" (Schmitt 2005: 23) vereinbar zu machen oder zumindest zu
versöhnen, ist jedoch entschieden entgegenzuhalten:

1. Mit der Bestimmung von „conversation"[14] als einem „speech exchange
system" (Sacks/Schegloff/Jefferson 1974: 696) neben anderen ist „conversation"
indirekt definiert worden als ein Mittel bzw. Verfahren des geordneten Aus-
tauschs von Redebeiträgen, i.e. *sprachlichen* Handlungen, zwischen auf diese
Weise interagierenden Parteien oder Teilnehmern. Entsprechend geht es beim
Turn-Taking in „conversations" um *Sprecher*wechsel, also um die Organisation
der Abfolge ausschließlich sprachlicher Handlungen. Und es ist nicht so, dass die
Konversationsanalyse – zumindest in den 60er und 70er Jahren und darüber hinaus in der von Schegloff vertretenen Version eigentlich bis heute – nur das
sprachliche Geschehen als Untersuchungsgegenstand zuließe, alles Nonverbale
(Paralinguistik, Gestik, Blick, Mimik etc.) dagegen schlicht übersähe oder aus-

---

[12] Dies ändert sich erst mit einer Publikation von Mondada (2008), die der videogestütz-
ten Berücksichtigung von „various multimodal resources" in der Konversationsanalyse
eine bis auf das Jahr 1970 zurückgehende Geschichte zu verschaffen sucht mit programmatischen und methodologischen Wurzeln in der Ethnomethodologie und mit
Vorläufern im „The Natural History of an Interview"-Projekt Mitte der 1950er Jahre.
Wesentliche Teile dieser Geschichte hat sie allerdings dem Einleitungsteil von „Home
position" entnommen, worin sich Sacks/Schegloff (2002) Anfang der 1970er mit Vi-
deoanalysen von einzelnen Gesten befassten, nicht aber mit Multimodalität! Mondadas
von Schegloff übernommene Geschichte wanderte dann in Folgepublikationen (vgl.
etwa Deppermann/Schmitt/Mondada 2010: 1701), wo sie zu einer Forschungs*tradition*
mutiert, in der man sich sieht und auf die man sich nun beruft: „Our multimodal approach to interaction is rooted in a tradition which has emerged around an interdiscip-
linary interest in the microanalytic study of interaction during the 1950s."
[13] Schmitt (2005: 21) fährt allerdings fort: „Konversationsanalyse war von Beginn an
analytisch, *theoretisch* [unsere Hervorh.] und konzeptionell fokussiert auf die verbale
Modalität der Interaktion."
[14] Die Bedeutung dieses Terminus ist enger gefasst als die von „Gespräch" und auch
enger als in der alltagssprachlichen Verwendung dieses Wortes (vgl. dazu Schmitz
2014a: 140).

drücklich ausschlösse, sondern sie begreift „conversation" ausschließlich als ein Redeaustauschsystem und hält die jeweilige Organisation der Redebeiträge als sprachliche Handlungen aus sich heraus und aus den Details des rein sprachlichen Interaktionsgeschehens für hinreichend verstehbar und erklärbar (vgl. dazu Schmitz 2014a: 142).

2. Diesem conversation-Begriff entspricht, dass – wie in den Anfängen der linguistischen Gesprächsanalyse, die sich aus verständlichen Gründen zunächst allein für das sprachliche Gesprächsgeschehen interessierte – „audio recordings of naturally occurring conversations" (Sacks/Schegloff/Jefferson 1974: 697) als für die Analysezwecke ausreichende Dokumente angesehen werden. Die Tonaufnahme als Aufzeichnungstechnik, von der Bergmann (1985: 312) schließlich in derselben Einstellung behauptet, sie konserviere das kommunikative Geschehen „in seiner authentischen Ereignishaftigkeit", war also ebenso wie das vergleichsweise einfache Verbaltranskript als Datenmenge sehr wohl theoretisch motiviert; wie anders könnte denn auch die Art der für die Analysezwecke erforderlichen Daten bestimmt werden?

Inzwischen mehrt sich auch unter Konversationsanalytikern die Einsicht, dass eine Analyse multimodaler Interaktion es mit ganz anderen Untersuchungsgegenständen zu tun hat als die klassische Konversationsanalyse und dass sich unter diesen veränderten Bedingungen vor allem die Frage stellt, wie sich das zentrale Verfahren der Sequenzanalyse vereinbaren lässt mit den vielfältigen Formen nun beobachtbarer Simultaneität und Asynchronität, ohne die aus methodischen Gründen hochgehaltene Annahme der Gleichberechtigung aller Modalitäten aufzugeben.[15]

Wenn also in jüngeren pragmalinguistischen und vor allem konversationsanalytischen Publikationen so getan wird, als handelte es sich bei der Erkenntnis, dass an jeglicher zwischenmenschlicher Kommunikation unterschiedliche (Sinnes- oder Ausdrucks-) Modalitäten gleichzeitig beteiligt sind, um eine *neue* Erkenntnis, so ist das aus der Innenperspektive des jeweiligen Forschungsparadigmas betrachtet u.U. noch verständlich; aus der Außenperspektive betrachtet jedoch kann die darin zum Ausdruck kommende wissenschaftshistorische Blindheit nur verwundern (vgl. Schmitz 2014b: i).

---

[15] Dazu, diese Annahme aufzugeben und in den nichtsprachlichen „Ausdrucksmodi" lediglich koordinative Leistungen, in den verbalen dagegen Handlungen realisiert zu sehen, scheinen einige Vorschläge zu tendieren (vgl. Deppermann/Schmitt 2007: 22f., 49; Deppermann/Schmitt/Mondada 2010: 1716; Deppermann 2013: 3; Mortensen 2013: 5).

2.2 Anmerkungen zur Geschichte des Multimodalitätsbegriffs[16]

Dass es sich im Falle von Kommunikation entgegen mancher alltagsweltlicher Kommunikationstheorie um einen multisensorischen Prozess handelt, ist uns eine spätestens seit den Lehren der antiken Rhetoriker vertraute Einsicht; sie thematisierten ‚Multimodalität' avant la lettre. Man sehe nur nach, was Quintilian z.B. in seiner *Institutio oratoria* alles zum Vortrag der Rede (*actio* oder *pronuntiatio*) auszuführen weiß (Liber XI 3). Ebenso ist hierzu längst und ausführlich vorgedacht worden von Heinrich von Kleist, Moritz Lazarus, Gabriel de Tarde, Georg Simmel, Karl Bühler und Alfred Schütz, um nur einige zu nennen, die den ansonsten meistgenannten Bezugsgrößen vorausgingen.

Vor allem aber belegt bereits eine noch vorläufige und unsystematische Recherche, dass seit wenigstens 50 bis 60 Jahren schon ausdrücklich von einer „Multimodalität" zwischenmenschlicher Vis-à-vis-Kommunikation die Rede ist. Die terminologische Verwendung von „multimodal communication", die möglicherweise in Reaktion auf die sich Mitte der 1950er Jahre abzeichnende nahezu gleichzeitige Begründung von *Paralinguistics* (George L. Trager), *Proxemics* (Edward T. Hall) und *Kinesics* (Ray L. Bidwhistell) den Blick für die auf die unterschiedlichen Sinnesmodalitäten bezogenen Möglichkeiten und Bedingungen der Kommunikation weiten sollte, wurde wahrscheinlich angeregt durch Margaret Mead. In „Values for Urban Living" schreibt sie (1957: 10): „But the unique function of cities in providing for contact among many kinds of human creativity will remain, possibly to be met by cities that are centers for the new conference methods of multimodal communication." Und dort spricht sie vom „freedom of interchange which [...] brings together in face-to-face, multimodal relationships individuals of diverse temperament and vocation" (1957: 11f.) und von „A chance for rich, variegated, unexpected, easy, multidimensional human contacts in the flesh." (1957: 14) Einflussreicher und in seiner Wirkung nachhaltiger als dieser eher abseitige kleine Aufsatz Meads war wohl ihr Beitrag zur Indiana University Conference on Paralinguistics and Kinesics im Mai 1962, der 1964 unter dem durchaus programmatischen Titel „Vicissitudes of the Study of the Total Communication Process" in dem Konferenzband *Approaches to Semiotics* veröffentlicht wurde und in dem sie ein nach wie vor aktuelles Forschungsprogramm verkündet (vgl. Schmitz 1975: 164-166):

> „In this conference, and in conferences we hope will follow, members of a whole set of disciplines are brought together; their interest is not in analyzing highly complex codes, such as script or mathematics or music, but rather in developing methods of re-

---

[16] Erste Anmerkungen zu einer solchen Geschichte finden sich bei Schmitz (2014b: i-iii).

cording and analyzing face-to-face communication, multi-modal and complex, within specified cultural and social settings. We are interested in the way in which each modality – without ignoring any of the other identifiable modes of communication – can be selected for analysis." (Mead 1964: 285)

Dass dieses Signal gehört und verstanden wurde, bestätigt kein geringerer als Anatol Rapoport (1967: 95) in seiner Rezension der Conference Proceedings mit der Feststellung:

„'Semiotics' was proposed by Margaret Mead to include the science of the entire process of human communication in all modalities."

Ray L. Birdwhistell, mit dieser Perspektive auf Kommunikation vertraut, schloss sich schon in den Diskussionen während der Konferenz von 1962 der Terminologie Meads an und verwandte sie gelegentlich (vgl. Birdwhistell 1964: 154; Kendon/Sigman 1996) neben anderen Termini ähnlicher Bedeutung. Weitergeführt wurde diese Terminologie, wenn auch mit durchaus beachtenswerten Bedeutungsverschiebungen, in Publikationen von Albert E. Scheflen (1972: 230), Frank B. Livingstone (1973: 26), Adam Kendon (vgl. auch Kendon/Sigman 1996), Schmitz (1975: 164ff., 175, 178; 1998c: XI, 35ff., 43, 63; 2003: 202), Knuf/Schmitz (1980: 298), Richter/Schmitz (1980: 35), Schmauks/Wille (1991: 130f.), Gogate/Bahrick/Watson (2000: 878ff., 891), Fricke (2012)[17] und anderen, darunter innerhalb der Ethnomethodologie Aaron V. Cicourel (vgl. Cicourel 1973; Attewell 1974: 194ff.)[18].

Ebenfalls in den 1950er Jahren, und zwar 1955-1956, nahm das erst 1968 abgeschlossene interdisziplinäre Projekt „The Natural History of an Interview" seinen Anfang, in dem von Bateson, Birdwhistell, Brosin, Hockett, McQuown und Trager erstmalig eine möglichst umfassende Mikroanalyse eines (psychiatrischen) Interviews auf der Basis minutiöser Transkriptionen einer Tonfilmauf-

---

[17] Frickes im Kontext einer strukturalistisch-funktional ausgerichteten Sprachwissenschaft bestimmter Begriff der „sprachlichen Multimodalität" bleibt zwar weiterhin auf das Vorliegen verschiedener Sinnesmodalitäten bezogen, ist aber „nicht primär an das Kriterium des gleichzeitigen Vorliegens verschiedener Sinnesmodalitäten in einer Äußerung gebunden", sondern daran, daß bezogen auf eine Einzelsprache verschiedene Medien dieselben sprachlichen Funktionen erfüllen können" (Fricke 2012: 36, insbes. 47-50).

[18] Gegen Garfinkel führt Cicourel vor dem Hintergrund der Unterschiedlichkeit der Wahrnehmungs- und der Kommunikationsmodalitäten ins Feld: „Accounting or telling, therefore, necessitates the translation of multimodal-derived perceptions into a single-modality medium (speech). In addition, that unimodal medium is greatly limited in its ability to represent much material. The words do not exist to describe a gesture, a smell, a taste completely." (Attewell 1974: 196)

nahme unternommen wurde (vgl. Leeds-Hurwitz 1987) – also Jahrzehnte vor der
allgemeinen Verfügbarkeit leicht handhabbarer Videokameras.[19] Wichtigster
Vorläufer in der Nutzung von (Ton-) Film zur Aufzeichnung natürlicher Situationen war übrigens der Anthropologe Franz Boas gewesen, der zumindest indirekt
auch Gregory Batesons Experimente mit Tonfilmaufzeichnungen, darunter auch
die für das Natural History-Projekt zur Verfügung gestellte Interviewaufzeich-
nung, angeregt haben dürfte. In den Grundlagen der später als „context analysis"
bezeichneten Mikroanalyse verbanden sich Einflüsse aus Edward Sapirs Kommunikationsbegriff (vgl. Schmitz 1975: 40-63), der die Multimodalitätsperspekti-
ve (nicht aber den Terminus selbst) schon vorweggenommen hatte, mit solchen
aus der Informationstheorie und der Kybernetik. Aus diesem Zusammenhang
heraus ist auch Birdwhistells Bestimmung von Kommunikation als „multichannel
system" zu verstehen, die, anders als es der aus heutiger Sicht unglücklich ge-
prägte Terminus nahelegen mag, eine auf der multisensorischen Aktivität leben-
der Systeme beruhende wechselseitige Verschränkung unterschiedlicher, aber
gleich wichtiger Kommunikationsmodalitäten meinte (vgl. Schmitz 1975: 174-
178).

2.3   Zum Multimodalitätsbegriff in der Kommunikationswissenschaft

Durchaus in Kenntnis und kritischer Würdigung dieser soeben in Erinnerung
gerufenen bedeutsamen Beiträge zur Theorie und zur empirischen Untersuchung
interpersonaler Kommunikation, aber letztlich doch stärker geprägt durch die
Arbeiten von Karl Bühler, Viktor von Weizsäcker, Arnold Gehlen und anderen
hat die Kommunikationswissenschaft Bonner und schließlich auch Essener Prägung stets die Multimodalität interpersonaler Kommunikationsprozesse betont
und zugleich auf der Berücksichtigung der Ganzheitlichkeit des kommunikativen

---

[19]   Selbst die Anfang der 1970er Jahre von Charles und Marjorie Goodwin zusammen mit
Gail Jefferson in Philadelphia unter dem Einfluss von Goffman und Birdwhistell be-
gonnene Pionierarbeit auf dem Gebiet der Analyse von Videoaufzeichnungen von Interaktionen (vgl. Sacks/Schegloff 2002: 133f.) führte zwei Jahrzehnte lang weder in
der Konversationsanalyse selbst noch in der linguistischen Gesprächsanalyse zur sach-
lich notwendigen Anerkennung der grundlegenden Multimodalität interpersonaler
Kommunikation (vgl. auch Flewitt/Hampel/Hauck/Lancaster 2009:41). Dasselbe gilt
für die von Knuf/Schmitz (1980: 297-344) durchgeführten mikroanalytischen Untersuchungen von zwölf Begrüßungsszenen zwischen spanisch- und quechuasprachigen In-
dígenas Südekuadors, die auf Tonfilmaufnahmen aus den Jahren 1973/74 und einer
vielschichtigen systematischen Transkription des multimodalen Interaktionsgeschehens beruhen und ethnographisch-anthropologische Fragestellungen mit kommunikati-
onswissenschaftlich-gesprächsanalytischen verbinden.

Geschehens in Theorie und Analyse bestanden.[20] Denn vor dem Hintergrund von z.b. Bühlers Steuerungsmodell („kybernetisch' avant la lettre) und Deixis-Theorie, von Weizsäckers Gestaltkreislehre und Gehlens Anthropologie lässt sich Multimodalität der Kommunikation nicht mehr mittels solcher auf einzelne Sinne bezogener Termini angemessen fassen und begreifen: „Channel [lexico-syntactic channel, prosodic channel]" (Stivers/Sidnell 2005: 3), „Ausdrucksebene [Stimme, Gestik, Blick, Körperhaltung etc.]" (Schmitt 2005: 19, 21) „Ausdrucksmodus" (Deppermann/Schmitt 2007: 23-27, 49), „communicative mode" (Sissons 2013: 1, 3), „multimodal resources" (Mondada 2008: 19) oder „vocal/aural" versus „visuospatial modality" (Stivers/Sidnell 2005: 2ff.). Vielmehr ist Multimodalität als Zusammenspiel aller sensomotorischen Systeme zu verstehen, die auf Seiten der Kommunikatoren an dem jeweiligen Kommunikationsprozess beteiligt sind und in denen eben nicht nur exterozeptive Wahrnehmungen, sondern ebenfalls propriozeptive von grundlegender Bedeutung sind (vgl. Loenhoff 2012: 22-25). Für die Kommunikationspartner resultiert daraus die Notwendigkeit, sich im Rahmen der sozialen Konventionen des Wahrnehmens und des Wahrnehmenlassens zu bewegen und die eigenen Beiträge zeitlich und modal auf die Wahrnehmungs- und Bewegungsmöglichkeiten der Adressaten hin zu platzieren und zu gestalten (vgl. Loenhoff 2001: 225-254).

So ist z.B. der „verbale Ausdrucksmodus" oder die „vocal/aural modality" im Falle der sprachlichen Kommunikation keineswegs allein auf die auditive Wahrnehmung beziehbar. Denn die theoretisch wie analytisch zu berücksichtigenden Zusammenhänge sind tatsächlich viel komplexer (vgl. auch Ungeheuer 1993: 70-78):

1. Auf Seiten des Sprechers verbinden sich die Artikulationsbewegungen mit a) deren innerer (taktiler, kinästhetischer, vibratorischer und propriozeptiver) Wahrnehmung und b) der exterozeptiven Selbsthörwahrnehmung, die sich bekanntlich von der Fremdhörwahrnehmung derselben Artikulationsprodukte unter-

---

[20] Vgl. hierzu und zum Folgenden eine erste Fassung bei Schmitz (2014b: ii f.). Zur Grundorientierung der Kommunikationswissenschaft Bonner Prägung vgl. schon Ungeheuer (1962) sowie Ungeheuer (2007); zur Orientierung der Kommunikationswissenschaft Essener Prägung heißt es in ihrem Fachverständnis aus dem Jahr 1998: „Die in Essen vertretene Kommunikationswissenschaft betrachtet den Mitteilungsprozess folglich als ein soziales Phänomen, dessen Eigenschaften und funktionale Merkmale weder unter Verweis auf kognitive Merkmale der Beteiligten noch auf Symbolsysteme oder die Sozialstruktur allein beschrieben und erklärt werden können. Aller diesbezüglichen Forschung liegt daher die Annahme der Multimodalität und Ganzheitlichkeit des Kommunikationsprozesses als einer sinnhaften Untersuchungseinheit zugrunde." (Kolb 2007: 227)

scheidet und der Kontrolle des artikulatorisch Hervorgebrachten dient, zu einem sensomotorischen Kreisprozess, dem sogenannten phonetischen Gestaltkreis.

2. Der ‚Hörer' in der Vis-à-vis-Kommunikation nimmt nicht nur auditiv Laute wahr; ihm hilft – vor allem unter schwierigen akustischen Bedingungen – die visuelle Wahrnehmung von Lippenbewegungen und Gesicht des ‚Sprechers' bei der Sprachwahrnehmung, und zwar wirkt diese nicht nur unterstützend, sondern die visuelle Information verbindet sich auf komplexe Weise mit der auditiven (vgl. Ellis/Beattie 1986: 215f.).[21]

3. Schon während er spricht (und natürlich auch anschließend) nimmt der ‚Sprecher' visuell und/oder auditiv und/oder taktil Aktionen und Reaktionen des ‚Hörers' wahr, die mit ihrer Rückwirkung auf den Sprecher zu einem dritten Regelkreis gehören, der erst Nachsteuerungen, Wiederholungen oder Korrekturen bei Verfehlen der intendierten oder erwarteten Wirkungen auf den ‚Hörer' ermöglicht. – Da ‚Sprecher' und ‚Hörer' gleichzeitig auch körperliche Aktionen vollziehen, sind auch dafür dementsprechende, miteinander verschränkte und gleichzeitig aktive Kreisprozesse in Rechnung zu stellen. Ist aber einer dieser Regelkreise gestört durch Verzögerung oder Ausbleiben der Rückmeldung – und das ist im Falle technisch vermittelter Kommunikationsformen wie der Videokonferenz von besonderer Bedeutung (vgl. etwa Loenhoff 2012: 25-30) – , kommt es zu Störungen (Stottern, Zögern, Nachfragen, metakommunikativen Beschwerden oder Aufforderungen etc.) oder gar zum Zusammenbruch der Kommunikation.

Sprachliche Laute, Gesten, Gesichtsausdrücke, Blick- und Körperbewegungen, das Hantieren mit Objekten etc., die sich im Dienste einer kommunikativen Funktion zu symbolischen Äußerungen zusammenfügen, bilden für die Kommunikatoren in ihrem kommunikativen Umgang damit eine Einheit (vgl. Loenhoff 2012: 23; 2013: 3; Schmitz 2003: 202), deren Zerlegung in unterschiedliche Kategorien von Zeichen oder Bewegungen vermeintlich differenter Relevanz sich erst nachträglichen Reflexionen, Analysen und Beschreibungen verdankt, an die wissenschaftliche Betrachtungen und Analysen allerdings nur allzu bereitwillig anschließen.[22]

---

[21] Dieses Phänomen wird in der Regel als McGurk-Effekt bezeichnet.
[22] „In this light, it is somewhat misleading to talk about *multi*modality since participants themselves cannot be seen to orient to the modes as being independent from one another. The term ‚multimodality' is therefore not to be taken as an *emic* category, but as an analytical one, and talk, or any other modality for that matter, cannot be a priori be given analytic priority." (Mortensen 2013: 2)

2.4 Von der Multimodalität zur Komplexität technisch vermittelter Kommunikation

Die sorgfältige Deskription aktueller Formen audiovisueller Fernkommunikation einschließlich der durch neuere technische Entwicklungen möglichen Verknüpfung mit weiteren interaktiven oder interaktionsrelevanten Operationen, wie sie mit der Integration von Online-Spielen und anderen Anwendungen verbunden ist, legt es nahe, über die Multimodalität als Zusammenspiel und Verschränkung aller den Kommunikationsprozess ermöglichenden sensomotorischen Systeme hinaus weitere Komplexitätsdimensionen in den Blick zu nehmen, die innerhalb der theoretischen Reflexion interpersonaler Kommunikation eher weniger beachtet wurden. Dabei werden nicht nur zunehmend die verschwiegenen Voraussetzungen der Interaktionstheorie sichtbar, wie sie die Begriffsbildung vor der Digitalisierung der Kommunikation und den damit verbundenen Möglichkeitshorizonten bestimmt haben, vielmehr zwingt die rasante Weiterentwicklung der Kommunikationstechnologien zur Reformulierung und Erweiterung grundlegender und bislang als unbefragter Hintergrund akzeptierter Annahmen.[23]

Angesichts der in diesem Band vorgestellten Befunde ergeben sich Rückfragen an die begriffliche Ausstattung einer Theorie interpersonaler Kommunikation, deren empirische Ausgangsbasis stets die Kommunikation unter leiblich anwesenden Interaktionspartnern bildete und die sich bislang noch nicht ausreichend auf die mit den digitalen Kommunikationstechnologien verbundenen Veränderungen eingestellt hat. Die hier vorgenommene Bestandsaufnahme der internen Dynamik von Interaktionssystemen weist nämlich derartige Technologien als Generator einer Komplexität von Kommunikationsprozessen und -verhältnissen aus, die einen darauf zugeschnittenen, bislang aber nicht befriedigend ausgearbeiteten Begriff interaktiver Komplexität nahelegt, der in kritischer Reaktualisierung einiger systemtheoretischer Vorschläge entwickelt werden kann. Keine andere sozialwissenschaftliche Theorie nämlich hat dem Komplexitätsbegriff einen so grundlegenden Stellenwert eingeräumt wie die Theorie sozialer Systeme Luhmanns, die seit den späten 1960er Jahren die Differenz von Komplexitätsverhältnissen zum Grundproblem der Theoriebildung und zum letzten Bezugspunkt funktionaler Analysen erhebt (Luhmann 1968, 1973). Die in diesem Kontext zunächst eher beiläufig entwickelten interaktionstheoretischen Überlegungen, deren konzeptuelle Motive sich auf die von Luhmann vermuteten Prob-

---

[23] Dies zeigen insbesondere die Untersuchungen von Angelika Wirtz (2014; 2015b in diesem Band), in deren Fokus die Erfassung vielfältiger, sich überlagernder und gleichzeitig gegeneinander abgrenzender Kommunikationsereignisse steht, für die die Autorin den Terminus „Interaktionsverbund" reserviert.

leme eine subjektzentrierten Interaktionssoziologie und einer Psychologisierung sozialer Praktiken bezog, bestimmen soziale Interaktion als einfaches Sozialsystem, dessen bestimmendes Prädikat „einfach" „[...] im Sinne einer unmittelbaren Überschaubarkeit für alle Beteiligten." (1976: 4) verstanden werden sollte. Durch kybernetische Anregungen von Ruesch/Bateson (1951) und unter dem Eindruck von Goffmans (1961) interaktionssoziologischen Studien gelten daher auch Luhmann „Anwesenheit" und „Reflexivität der Wahrnehmung" als definierendes Kriterium dieses Systemtypus, der sich von komplexen Systemen vor allem dadurch unterscheidet, dass die Koordinierungszwänge innerhalb sozialer Interaktion ganz andere sind als innerhalb derjenigen Kommunikationssysteme, die nicht mit der Anwesenheit der Beteiligten rechnen können. Spezifisch für Interaktionssysteme ist nämlich ihre Angewiesenheit auf die gemeinsame Teilhabe am Wahrnehmungsraum, insofern die Grenzen des Systems mit den Grenzen dieses Wahrnehmungsfeldes zusammenfallen, „[...] denn oberhalb einer gewissen Intensitätsschwelle kann jeder ohne weiteres davon ausgehen, daß *alle* Anwesenden wahrgenommen haben bzw. wahrnehmen können, was er selbst wahrnimmt." (1976: 7) Aus dieser Perspektive und vor dem paradigmatischen Hintergrund nicht technisch vermittelter Interaktion sind die von Luhmann einfachen Sozialsystemen attestierten „Grenzen der Steigerbarkeit von Systemleistungen und Systemkomplexität" (1976: 11) zwar begrifflich folgerichtig, im Lichte einer zeitgenössischen Empirie technisch vermittelter multimodaler Interaktion allerdings nicht unbedingt mehr angemessen.[24] „Einfach" sind Interaktionssysteme vor allem aber deshalb, weil ihnen die Möglichkeit der Binnendifferenzierung und damit die Herausbildung und Unterscheidung von eigenen Subsystemen gänzlich fehlt.[25]

Die synchrone Verschränkung, die interne Differenzierung innerhalb technisch vermittelter Kommunikation sowie die episodenhafte Einbeziehung der auf

---

[24] Luhmann konzediert, dass die Unterscheidung von einfach und komplex keine sonderlich glückliche sei, da es ja im Kontext von Kommunikation und Sozialität lediglich um unterschiedlich hohe Komplexitätsstufen gehen könne und es sich hinsichtlich des Ausdrucks „Komplexität" um einen „[...] begrifflich nicht sehr durchgearbeiteten Terminus" (Luhmann 2006: 173) handele, insofern der Begriff der Komplexität über keinen Gegenbegriff verfüge und ebenso wie der Sinn- oder der Kulturbegriff als nicht negationsfähige Kategorie ein gravierendes Problem der Theoriebildung darstelle. Zum Komplexitätsverständnis Luhmanns siehe u.a. Wilke (2005).

[25] Wenn im systemtheoretischen Vokabular von „Ausdifferenzierung der Interaktion" die Rede ist, bezieht sich dies primär auf das Verhältnis von Interaktion und Gesellschaft und auf die „operative Autonomie der Interaktion", die dem Umstand Rechnung trägt, dass die gesellschaftlichen Funktionssysteme die Interaktion niemals zuverlässig steuern können (Kieserling 1999: 78).

sie Bezug nehmenden zwar anwesenden, jedoch nicht direkt an der technisch vermittelten Kommunikation Beteiligten zeigt, dass und inwiefern hier von „einfach" im Sinne des systemtheoretischen Terminus kaum noch die Rede sein kann. Vielmehr bilden der in unterschiedliche Segmente geteilte Wahrnehmungsraum, die selektiv genutzte technische Infrastruktur und die die heterogenen Realisierungsbedingungen in Anspruch nehmenden Interaktionspartner ein außerordentlich komplexes Setting, das schnell wechselnde Inklusions- und Exklusionsprozesse ermöglicht und stimuliert.[26] Klassische Komplexitätsgeneratoren und die Selektivität des Interaktionssystems steigernde Faktoren wie etwa die Zahl der adressierbaren Kommunikationspartner bilden hier nur eine Komplexitätsdimension unter mehreren anderen. Schließlich bestimmt die digitale Infrastruktur in nicht unerheblichem Maße, welcher semiotischen und multimedialen Ressourcen sich das Interaktionssystem mit welchem Kombinationsreichtum bedienen kann. Deren Inanspruchnahme erwachsen dann spezifische Unterscheidungsmöglichkeiten, die ein einer Binnendifferenzierung des Systems durchaus ähnliches Format zeigen und die durch den damit entstandenen Komplexitätszuwachs die Herausbildung neuer und anderer Selektionsstrategien anstoßen.[27] Denn der technisch mögliche Zuwachs an Verknüpfungsmöglichkeiten zieht einen entsprechenden Limitationsbedarf nach sich, der durch die Bildung von Hierarchien, Konfigurationen von Aus- und Einschließungen möglicher Kommunikationspartner oder Präferenzen anderer Art beantwortet werden kann. Korrelat solcher – und in diesem Sinne komplexen – Interaktionssysteme sind spezifische Konfigurationen interner Inklusions- und Exklusionsprofile, denen dann stark modifizierte Kriterien für die Anwesenheit, Adressierbarkeit, Zurechenbarkeit von Operationen etc.

---

[26] Ansatzweise zeigen sich solche Prozesse bereits im subtil strukturierten konversationellen Geschehen jenseits technischer Vermittlung. Ihre außerordentliche Fragilität und Flüchtigkeit verlangt von den Beteiligten allerdings ein hohes Maß an Selbstkontrolle und Beobachtungsvermögen.

[27] Offensichtlich sympathisieren zeitgenössische Beiträge eher mit einem informationstheoretisch geprägten Verständnis kommunikativer Komplexität: „Complex communicative systems are those that contain a large number of structurally and functionally distinct elements (e.g. large display repertoire sizes) or possess a high amount of bits of information." (Freeberg et al. 2012: 1787) Jenseits evolutionsbiologischer Forschung und ohne weitere begriffliche Ausarbeitung findet der Ausdruck „kommunikative Komplexität" innerhalb literatur- und translationswissenschaftlicher Studien (z.B. Köppe 2007: 303; Müller 2010) und innerhalb der Netzwerkanalyse (Fleck 2014; Malsch 2013), schließlich auch im linguistischen Kontext Verwendung (Dahl 2004; Givón 2009; Roelke 2007: 23; Budin 1996: 109). Skeptisch hinsichtlich der bisherigen Formulierung des Komplexitätsproblems innerhalb der Sprachtheorie äußert sich Knobloch (2011: 235).

entsprechen.[28] Die mit digitalen Technologien veränderten Realisierungsmög-
lichkeiten und -bedingungen von Kommunikationsprozessen geben mithin Anlass
zu der bislang kaum diskutierten Frage, in welcher Form und hinsichtlich welcher
Dimensionen Interaktionssysteme ihre Komplexität steigern und verarbeiten
können und welche Formen der Binnendifferenzierung sich ergeben können, die
nur durch diese Kommunikationstechnologien möglich sind. Die vorliegenden
Studien liefern dazu zahlreiche Hinweise. Sie motivieren nicht nur zu einer Revi-
sion interaktionstheoretischer Positionen, sondern angesichts der technologisch
realisierten Reichweiten und Formen des Fernhandelns auch zur Reformulierung
und Neubestimmung traditioneller handlungstheoretischer Positionen.[29]

2.5   Zur Transkription multimodaler Interaktion

Schon den verbreiteten linguistischen und konversationsanalytischen Transkripti-
onssystemen und Transkriptionspraxen, die noch ausschließlich auf das sprachliche Interaktionsgeschehen bezogen sind und allenfalls Erweiterungen für die
Transkription des sogenannten nonverbalen Verhaltens vorsehen, fehlt es bis
heute an einer wirklich genügenden theoretischen und methodologischen Grundlegung (Ingenhoff/Schmitz 2000; Loenhoff/Schmitz 2012: 40-46). Dies gilt nun
erst recht für die Transkriptionen, die die Mehrzahl der kleineren oder größeren
analytischen Texte über Phänomene multimodaler Interaktion begleiten[30] und
meist nicht einmal mehr begründet oder gar hergeleitet werden.
        Da in mehreren Beiträgen dieses Bandes auf die Grundlagen und Ziele der
von uns in der Videokonferenzforschung angewendeten Transkriptionssysteme
ausführlich eingegangen wird[31], wollen wir uns hier auf zwei zentrale Punkte der
Kritik an der Mehrzahl der gegenwärtig bevorzugten Transkriptionspraxen beschränken: a) die Verwechslung von Dokument und Datum, b) die Vertauschung
von Transkript und Präsentation des Endergebnisses der Analyse.
        Die Verwechslung von Dokument und Datum ist am weitesten verbreitet und
wird am deutlichsten in der Verwendung von einem Video entnommenen Einzelbildern („stills") oder Zeichnungen auf der Grundlage von Einzelbildern inner-

---

[28]   Siehe auch dazu den Beitrag von Angelika Wirtz (2015b), der solche, allein durch
       digitale Technologien ermöglichten kommunikativen Inklusions- und Exklusionspro-
       zesse erfasst.
[29]   Siehe dazu vor allem den Beitrag von Thomas Bliesener (2015c) in diesem Band.
[30]   Für einen guten Überblick über recht unterschiedliche Transkriptionsverfahren vgl.
       Flewitt/Hampel/Hauck/ Lancaster (2009); vornehmlich mit dem recht differenzierten
       Verfahren von Norris befasst ist die Übersicht von Sissons (2013).
[31]   Vgl. darüber hinaus auch Bliesener (2014).

halb von Verbaltranskripten. Den ausgebreitetsten Gebrauch von Einzelbildern macht Norris (2011a), die neben einem Intonationsmuster einschließenden Verbaltranskript nach D. Tannen Proxemik, Postur und Gestik jeweils durch Einzelbilder in ihren Veränderungen darstellt und dies so erläutert: „The task of a multimodal transcript is not to analyze the images that are incorporated, but rather to use the images in order to describe the dynamic unfolding of specific moments in time in which the setting and the non-verbal play as much a part as the verbal." (Norris 2011a: 111)

Weitaus geringeren Gebrauch machen Konversationsanalytiker von Einzelbildern oder Zeichnungen, was mit dem noch zu behandelnden zweiten Kritikpunkt zusammenhängt. Sie halten weitgehend an den durch G. Jefferson etablierten oder verwandten Konventionen für das Verbaltranskript, z.T. auch an GAT 2 (Selting et al. 2011) fest und ordnen ihm und/oder einem Punkt auf der Zeitachse Einzelbilder (manchmal mit zusätzlichen internen Markierungen, Pfeilen etc.) eines speziell interessierenden Phänomens (einer Gestik, einer Kopforientierung, einer Postur etc.) zu (vgl. etwa Schmitt 2005: 28ff.; Stivers/Sidnell 2005: 6ff.; Mondada 2008: 5ff.). Manchmal werden die Einzelbilder aber auch in den Analysetext integriert, wo sie als nachgeschobener Bestandteil des Transkripts (mit Zeitangabe oder zugehörigem Ausschnitt aus dem Verbaltranskript) erscheinen können oder auch als Illustration einer in die Analyse aufgenommenen Beschreibung eines im Video beobachteten Geschehensausschnitts (vgl. z.B. Deppermann/Schmitt/Mondada 2010: 1705ff.).

Nun sind aber Audio- oder Videoaufzeichnungen und damit auch Einzelbilder daraus *Dokumente* von Ereignissen in der Erfahrungswirklichkeit. *Datenbasis* oder *Datenmaterial* nennen wir die Erfahrungswirklichkeit, der sich der Wissenschaftler in theoretischer Einstellung zugewandt hat, also z.B. ein multimodales Interaktionsgeschehen, das ihm aber als flüchtiges Ereignis nur vermittelt durch Dokumente zugänglich ist. *Daten* sind dann in weitester Bestimmung die Informationen, die durch die Anwendung lehr- und lernbarer wissenschaftlicher Verfahren und Techniken, z.B. Transkribieren nach einem vorgegebenen Transkriptionssystem, auf die Datenbasis gewonnen werden, die in unserem Fall die Videoaufzeichnung einschließt. Die Daten sind die Einträge im Transkript als ‚Bilder', Abbildungen oder Notate von z.B. selbständigen oder unselbständigen Mikroereignissen (vgl. Ingenhoff/Schmitz 2000: 150).

Allein die so erzeugte Datenmenge, das Transkript, kann im weiteren Gegenstand von Analysen und Interpretationen oder Ausgangspunkt von Generalisierungen oder Erklärungen werden. Wenn dagegen behauptet wird, die Totalität der (aufzeichnungsvermittelten) Erfahrungswirklichkeit könne neben dem Transkript oder an seiner Stelle zum Analysegegenstand werden, so wird der Beweis dafür 'erschlichen'. Denn in die sprachliche Darstellung des Wahrgenommenen und in die Rechtfertigungen der Schlussfolgerungen und Deutungen fließen unvermeidlich genau die ordnenden und differenzierenden Klassifizierungen ein, die ansonsten auf theoretisch kontrollierte und methodische Weise im Transkriptionsprozess hervorgebracht werden. Daraus ergibt sich u.a., dass in z.B. Gesprächstranskripte hineinkopierte Einzelbilder aus Film- oder Videoaufzeichnungen in aller Regel nur dem Dokument entnommene *Illustrationen* sein können, die z.B. eine komplexe Transkriptstelle verständlicher oder leichter lesbar machen, nicht aber *Daten*. Ebenso wenig kann eine der Publikation beigefügte CD oder DVD mit dem einschlägigen Videomaterial oder eine dem Textabschnitt einer Analyse zugeordnete und über einen *link* aufrufbare Videosequenz[32] eine Transkription und ein Transkript ersetzen.

Zur Vertauschung von Transkript und Präsentation des Endergebnisses der Analyse kommt es bei einigen Konversationsanalytikern, die der Maxime folgen, im Transkript die Merkmale des Interaktionsgeschehens abzubilden, an denen sich die Interaktanten bei der Produktion und Interpretation von Interaktionsstrukturen regelmäßig orientieren.[33] Während es nun für die stimmlich-sprachlichen Produktionen der Interaktanten Transkriptionsstandards in Gestalt der von Jefferson oder in GAT 2 formulierten Konventionen gebe, die zuverlässig zielführend seien, so Deppermann (2013: 3) weiter, gebe es Vergleichbares für die „visuelle Transkription" nicht. Angesichts der daraus resultierenden Schwierigkeiten gehe man so vor (Deppermann 2013: 3):

„Which phenomena are captured in which way *depends on what participants make relevant in their activities* [unsere Hervorh.] and on the research question and analytical interests which in turn need to be adapted to the participants' orientations. The same applies to the selection of stills to be included in transcripts and analyses. In this way, however, multimodal transcripts are much more a product of detailed analysis than its precondition. Much more radically than verbal transcripts, *they are means to enable the reader to see what matters analytically* [unsere Hervorh.], but they do not provide an uninterested objectivist view on the scene recorded, which would provide for a neutral ground to test the analysis in a strict sense."

Bedenkt man die nicht unerheblichen Unterschiede zwischen GAT 2 und dem Transkriptionssystem von Jefferson, so ist schon zu bezweifeln, dass beiderlei

---

[32] Das ist das von Sacks/Schegloff (2002) gewählte untaugliche Verfahren, die Mühen der Datenkonstitution durch methodische Transkription zu umgehen.
[33] Wir beziehen uns hier und im Folgenden auf Deppermann (2013: 3), da in diesem durchaus programmatischen Einleitungstext eine weiter verbreitete Position in wünschenswerter Klarheit und Offenheit formuliert wird.

Standards gleichermaßen *die* Merkmale erfassen, an denen sich Interaktanten orientieren. Zudem wird hier schon unterstellt, a) dass diese Merkmale nicht erst herauszufinden, sondern schon bekannt seien, b) dass die nichtsprachlichen Modalitäten, die im Verbaltranskript nicht berücksichtigt werden, für die Orientierung der Interaktanten irrelevant seien.

Was nun das multimodale Transkript betrifft, so werden Einträge darin abhängig gemacht von den Ergebnissen der vorangegangenen konversationsanalytischen Untersuchung der Videoaufzeichnung. Denn erst in dieser Untersuchung kann sich ja herausstellen, was an nichtsprachlichen Geschehen und Bedingungen von den Teilnehmern durch ihre Aktivitäten interaktionsrelevant gemacht wird. Auf diese Weise wird das Dokument (die Videoaufzeichnung) anstelle des Transkripts zum Analysegegenstand, und das Analyseergebnis wird im Transkript oder mittels des Transkripts präsentiert. Nachprüfbarkeit, ja nicht einmal Nachvollziehbarkeit des Wegs, auf dem die Untersuchungsergebnisse erzielt wurden, werden so unmöglich gemacht.

3 Zu den Beiträgen dieses Bandes

Eröffnet wird die Reihe der insgesamt acht Beiträge dieses Bandes sinnvollerweise mit *Thomas Blieseners* umfassender Darstellung unseres Modellprojekts TKK-ELF. Mit großer Genauigkeit und anschaulicher Klarheit stellt er darin Anlage, Durchführung und Ergebnisse des kommunikationswissenschaftlich-medizinischen Projekts vor und erläutert und begründet die aus den Erfahrungen und Untersuchungsergebnissen abgeleiteten Empfehlungen für die Gestaltung eines übertragbaren Modells „Telekonferenzen für Patienten in Isolation". Als Forschungsbericht schafft dieser Beitrag den über Forschungspraxis, Methoden und Problemstellungen allgemein orientierenden Hintergrund, vor dem die folgenden sieben Beiträge für sich und in ihren Bezügen auf- und untereinander zu lesen und zu verstehen sind. Als Bericht über eine Art von Aktionsforschung beschreibt und reflektiert er – auch bezogen auf Gesichtspunkte der Krankenpflege und der medizinischen Behandlung – so praxisnah, dass er auch Ärzten und Pflegern die Bedingungen für eine erfolgreiche Übertragung des erarbeiteten Modells nahezubringen vermag. Ausgespart werden von Thomas Bliesener lediglich die besonderen Probleme einer engen Forschungszusammenarbeit zwischen Sozialwissenschaftlern und Medizinern innerhalb einer Klinik, die nicht nur aus z.T. erheblichen Perspektiven- und Methodendivergenzen resultieren, sondern sich auch allzu leicht aus der Versuchung ergeben, eigene Heimspielvorteile ebenso praktisch auszunutzen wie die Auswärtsspielschwächen der anderen; dies einmal näher zu betrachten muss einer anderen Gelegenheit vorbehalten bleiben.

Im Rahmen des Projektes TKK-ELF wurden als spezielle Dienstleistungen einerseits technische Möglichkeiten zur Telekommunikation entwickelt und bereitgestellt, andererseits aber auch – und darin lag eine Besonderheit dieses Projekt gegenüber verwandten Vorläufern – den Patienten technischer und sozialer Support gewährt und ergänzende technisch-soziale Unterstützung für Angehörige, Freunde und Schulen erbracht. *Angelika Wirtz*, die zusammen mit Thomas Bliesener den Kommunikationssupport für die Patienten und ihre Angehörigen und Freunde leistete, schildert in ihrem ethnographischen Beitrag *Etappen auf dem Weg zum Patienten in der stationären Isoliereinheit* aus der Perspektive der Supporterin das Klinikumfeld und die Arbeitsweise der beiden Kommunikationswissenschaftler vor und während der Besuche bei den Kindern in ihren Isolationsräumen. Damit erschließt sie dem Leser das Arbeits- und Forschungsfeld und ihren Zugang dazu und liefert ihm wertvolles ethnographisches Material zur Verortung und Kontextualisierung eigener Datenerhebungen und insbesondere der Kommunikationsprozesse, die z.B. in den späteren Beiträgen 5, 6 und 8 eingehender analysiert werden.

Auch *Zwischen Raum- und Patientenbesuch* von *Tino Minas* versteht sich als Beitrag zur notwendigen ethnographischen Orientierung und Einbettung unserer Kommunikationsanalysen (vgl. dazu Schwitalla 1986; Schmitz 1998b; Deppermann 2000). Anders als Angelika Wirtz wählt Tino Minas für seine Untersuchung der Besuche aller Personen im Isolierraum eines Patienten des Modellprojekts TKK-ELF über einen ganzen Tag hinweg einen quantitativen Zugang. Durch seine kontinuierliche Erfassung des Tagesgeschehens, wie es sich in seiner Gesamtheit und seiner Kontinuität nicht einmal dem auf zwei Tagesschichten verteilten Pflegepersonal zeigt, gelingt ihm eine auf die Zyklizität der Stationsgepflogenheiten konzentrierte Ergänzung der ansonsten lediglich episodischen, über die Videomitschnitte vermittelten Einblicke in das Stationsgeschehen, dem sich der Patient ausgesetzt sieht. Dass auch quantitative Beobachtungsdaten schon einen spezifischen Einblick in den Lokalraum von Patienten zu gewinnen erlauben, belegt die abschließende Diskussion der Auswertungsergebnisse, die sich entlang der Unterscheidung potentieller Kontaktmöglichkeiten und der Qualität der sich nicht unbedingt zwangsläufig dabei ergebenden Zentrierungen bewegt.

Dem Problem der ‚Transkription' von Videokonferenzen auf der Basis von internen Mitschnitten der Desktopinhalte (und der Bilder der lokalen Videokamera) stellt sich *Thomas Bliesener* erneut in *Kodierung von Bildinhalten in Videokonferenzen*, nachdem er Entwicklung und Ausgestaltung seines projektbezogenen Systems und Verfahrens zur „Transkription synchroner multimedialer rechnerbasierter Telekonferenzen" (Bliesener 2014) an anderer Stelle schon vorgestellt und erläutert hat. Hier nun geht es ihm vor allem darum, in einer auf zahlreiche Beispiele aus dem Projektmaterial gestützten Auseinandersetzung mit den technologischen Besonderheiten der Videokonferenz und deren oft höchst kreativen Ingebrauchnahme für ein offenes Deskriptionssystem zu plädieren, das dem Untersuchungsgegenstand zwar angepasst ist, zugleich aber in Rechnung stellt, dass die kreativen Prozesse der Semiotisierung und der Instrumentalisierung allgegenwärtig sind und die Affordances keine abzählbare Menge definierter Einheiten, sondern ein unbegrenztes Potential bilden. Dass dabei zwischen Beobachter- und Akteursperspektive zu unterscheiden und die multiple Multimodalität der miteinander verschränkten Kommunikationsprozesse (Videokonferenz mit und ohne Nutzung von Bild oder Ton, Textchat, Internetspiel etc.) zu berücksichtigen ist, zeigt die enormen Herausforderungen, denen sich die Transkription solcher kommunikativer Ereignisse zu stellen hat.

Mittels des innerhalb des Projekts entwickelten Transkriptionsverfahrens und seiner Maximen, die sich die Anwendungs- und Darstellungsmöglichkeiten von Excel-Tabellen zunutze machen, wurde auch das Transkript der audiovisuellen Skypesitzung erstellt, die *Daniela Rudzinski* analysiert in ihrem Beitrag *Wie spielen Kinder über Skype ein Phantasiespiel? Eine Analyse von Koordination via Telekommunikation.* Ziel dieser Fallanalyse, die zugleich einführt in die innerhalb des Projekts verwendete Mitschnitttechnik und die daraus resultierenden Analysemöglichkeiten, ist die Untersuchung der Mittel und Verfahren, die eine Patientin und ihre Schwester einsetzen, um sich beim (Nach-)Erzählen und Nachspielen einer ihnen bekannten Kindergeschichte aufeinander abzustimmen und gegenseitig zu steuern. Indem dabei das gemeinsam geteilte Wissen um Text und Inhalt der Geschichte als eine Art Drehbuch für die Steuerung des Rollenspiels der Geschwister fungiert und die Sprache (nach-)erzählend zum aktuellen Vollzug der Steuerung eingesetzt wird, gelingt es den Kindern, weitgehend ohne Nutzung der visuellen Verbindung zur gegenseitigen Abstimmung auszukommen.

Die hierauf folgende zweite Fallstudie, *Multimodale Kommunikation im Interaktionsverbund* von *Angelika Wirtz*, entwickelt am Beispiel eines simultanen Mitschnittpaars von etwa einstündiger Dauer aus den Besonderheiten der vorliegenden hochkomplexen multimodalen Kommunikation das neue Konzept eines *Interaktionsverbunds* als Phänomen technisch vermittelter interpersonaler Kommunikation. Neben einer Beschreibung der allgemeinen Struktur solcher Verbünde werden im ersten Teil der Untersuchung *antizipatorische Initiativen* (vgl. Schmitt 2010: 213), eine Form des strategischen zielorientierten Handelns, als charakteristische und konstitutive Merkmale des Interaktionsverbunds identifiziert, die zugleich seine Eigenschaften Kooperation, Teilhabe und Transparenz markieren. Im zweiten Untersuchungsteil werden kommunikative Verfahren der Partneradressierung und -selektion beleuchtet, und es wird geprüft, inwieweit Sprecher- und Höreraktivitäten an die speziellen Bedingungen des Interaktionsverbunds angepasst werden. Beide Untersuchungen folgen dabei einer dreischrittigen gesprächsanalytischen Methodologie: Eine kommunikationswissenschaftliche Auswertung des Mitschnittpaars unter interaktionsstrukturellen Aspekten wird gefolgt von einer Konfrontation der Teilnehmer mit Videoausschnitten, die sie selbst als Handelnde zeigen, verbunden mit einer qualitativen Nachbefragung zu Wissensbeständen, Erwartungen oder Teilnehmerperspektiven etc.; schließlich werden die Ergebnisse der ersten und der zweiten Analyse im Kontext ethnographischer Daten trianguliert.

Das innerhalb des Modellprojekts zentrale Thema „Support", das Angelika Wirtz in ihrem ethnographischen Bericht aus ihrer Teilnehmerperspektive beleuchtete, greift *Thomas Bliesener* in seinem Beitrag *Telesupport und Fernhandeln* erneut auf, hier allerdings in systematisierender und theoretischer Absicht. Vor dem Hintergrund seiner nicht nur projektinternen Erfahrungen bespricht Thomas Bliesener verschiedene Settings für Support, die sich nach Örtlichkeiten, Hilfsmitteln und personellen Ressourcen unterscheiden, jeweils spezifische Gewinne mit sich bringen und je besondere Schwierigkeiten in sich bergen. Die speziellen Vor- und Nachteile veranschaulicht er mit Beispielen aus den audiovisuellen Mitschnitten realer Unterstützungsprozesse des TKK-ELF-Projekts. Da es sich bei Unterstützung über Distanzen hinweg nicht nur um Telekommunikation, sondern auch um Telekooperation handelt, stellt Thomas Bliesener abschließend einige allgemeinere Überlegungen zu computervermitteltem Fernhandeln an, dem allerdings ebenso wenig wie dem Fernhandeln generell die soziologische Handlungstheorie bislang irgendeine Aufmerksamkeit geschenkt hat.

Der ebenfalls von *Thomas Bliesener* beigesteuerte letzte Beitrag dieses Bandes, *Eine Nacht im Leben von Kevin Kaminsky. Kommunikation über Compliance, Schmerz und Todesangst*, ist eine gesprächsanalytisch-psychologische Studie, die auf einem ungewöhnlichen empirischen Material basiert, das seine Entstehung einem besonderen Zufall verdankt: Ein automatisch angenommener Anruf, den der Patient gar nicht beachtet und dessen Verbindung der Anrufer offenbar zu trennen vergessen hatte, führte zu einem automatischen 18 Stunden langen Mitschnitt nicht von Telekommunikation, die ja gar nicht stattfand, sondern von der Nahkommunikation im Isolationsraum des Patienten von 3 Uhr nachmittags bis 9 Uhr am nächsten Morgen. Obwohl die Aufzeichnung ohne Wissen des Patienten oder seiner Besucher zustande gekommen ist und auch keine nachträgliche Erlaubnis zu ihrer Verwendung und Analyse mehr eingeholt werden konnte, haben wir uns dafür entschieden, sie hier als ethnographisches

Hintergrund-Dokument und als einzigartiges psycho-onkologisches wie allgemein krankenpflegerisches Lehrbeispiel vorzustellen. Denn die Aufzeichnung und ihre sorgfältig-genaue und sehr einfühlsame Analyse bieten einen exemplarischen Einblick in die Nahkommunikation und die klinische Lebenswelt des Patienten, der seinesgleichen sucht. Und wie der Untertitel des Beitrags schon andeutet, was sich bei Betrachtung und Analyse des Materials schließlich herausstellte: In diesem zufälligen Mitschnitt wird sehr viel mehr von der existenziellen Not eines Patienten deutlich, als kaum irgendwo in einer Skypesitzung zur Sprache kommt.

4 Danksagung

Neben den verschiedenen Stiftungen, dem BMFT und der Deutschen Forschungsgemeinschaft, die uns über viele Jahre hinweg die aufwendigen empirischen Untersuchungen zu neuen Formen der Telekommunikation finanziell ermöglichten und denen wir dafür sehr dankbar sind, sollen die großzügige technische Ausstattung durch die IT-Brücke von Microsoft Deutschland und vor allem die zahlreichen z.T. anonymen Spender nicht vergessen werden. Sie griffen nämlich dem Modell-Projekt TKK-ELF finanziell kräftig unter die Arme, als eine der Stiftungen ihre weitere Unterstützung von der Durchführung einer „Verdopplungsaktion" abhängig machte, die uns Wissenschaftlern ein bislang fremdes Werben um finanzielle Unterstützung in der allgemeinen Öffentlichkeit abverlangte. Allen, die uns dabei mit Rat, Tat und Geld unterstützten, wollen wir auch hier noch einmal Dank sagen.

Unser ganz besonderer Dank gilt Thomas Bliesener, der uns in insgesamt drei Projekten von der Konzeption bis zum Abschlussbericht der engste Wissenschaftliche Mitarbeiter, Mitstreiter und Freund war. Ohne ihn und sein andauerndes intrinsisches Interesse wäre uns wohl keines dieser Forschungsprojekte möglich gewesen. Im TKK-ELF-Projekt war Angelika Wirtz als einfühlsame Beobachterin und erfahrene Kommunikationswissenschaftlerin seine Kollegin; sie beide zusammen waren ein auch den Kindern und Eltern auf der KMT-Station stets willkommenes und vielseitig unterstützend wirkendes Team. Dafür dass sie beide die ungewöhnlichen Belastungen dieser Feldforschung auf sich genommen und das Modell-Projekt so kreativ gestaltet und schließlich gewinnbringend ausgewertet haben, sind wir ihnen zu großem Dank verpflichtet. Gerade bei den Analyse- und Auswertungsarbeiten waren Tino Minas als Wissenschaftliche Hilfskraft und Daniela Rudzinski als projektinteressierte angehende Medizinerin zwei wertvolle und zuverlässige kommunikationswissenschaftliche Unterstützer, denen wir ebenfalls danken möchten – nicht zuletzt auch für ihre eigenständigen Beiträge zu diesem Band, in dem sicher nicht nur wir ein eindrucksvolles Zeichen des Erfolgs unser intensiven Zusammenarbeit sehen.

Das Modellprojekt TKK-ELF: Telekonferenzen für Patienten in Isolation. Anlage, Durchführung, Ergebnisse, Empfehlungen

Thomas Bliesener

Inhaltsverzeichnis

1   Grundriss des Modellprojekts

In einem Gemeinschaftsprojekt der Kommunikationswissenschaft Essen (Prof. H. Walter Schmitz) und der Universitätskinderklinik Essen (Dr. med. Oliver Basu) wurden von Mitte 2006 und bis Ende 2009 auf einer Station für krebskranke Kinder Möglichkeiten zur „Telekommunikation von Kindern im Krankenhaus mit Eltern, Lehrern, Freunden – TKK-ELF" (so der Projekttitel) eingerichtet. Die Kinder verbringen zwecks Behandlung mit einer Knochenmarktransplantation bis zu drei Monate in einem keimfreien Isolierraum, in dem nur extrem wenige Besucher zugelassen sind, die überdies nur in steriler Schutzkleidung, die lediglich einen Sehschlitz frei lässt, Zutritt erhalten. Während dieser Zeit sollen ihnen Telekonferenzen einen Ersatz für die verhinderten Aktivitäten und Kontakte ermöglichen. In der Perspektive psychosozialer Versorgung handelte es sich dabei um eine Maßnahme, die sich in gesundheitsfördernde Ansätze des individuellen „empowerment" (Stark 1996) und der Stärkung von „social support" (Nestmann/Hurrelmann 1994) einreiht. Als spezielle Dienstleistungen wurden technische Möglichkeiten zur Telekommunikation entwickelt und bereitgestellt, technischer und sozialer Support gewährt und ergänzende technisch-soziale Unterstützung für Angehörige, Freunde und Schulen erbracht.

Mit dem Projektplan wurde weit über ähnliche Initiativen an anderen Kliniken, die sich unspezifisch um „Computer und Internet" für stationär behandelte Kinder bemühen (z.b. Klassissimo, Onkokids, Krakian, Docteur souris), hinausgegangen. Ziel war, für die unterbundenen sozialen Kontakte der Kinder mit ihrem gewachsenen Beziehungssystem außerhalb der Klinik einen möglichst gleichwertigen Ersatz durch technisch-vermittelte Telekommunikation anzubieten. Darum wurde von vornherein nicht auf Textchat und Webforen, sondern auf **synchrone audiovisuelle Kommunikationsformen** in der Art von Skype gesetzt. Während der gesamten Behandlungszeit wurden die Beteiligten innerhalb und außerhalb der Klinik bei der Nutzung dieser ungewohnten Kommunikationsart mit **planmäßigem Support** unterstützt. Überdies wurden, um laufend Kontrollen und Verbesserungen solch neuartiger Telekommunikation zu ermöglichen, **mithilfe audiovisueller Mitschnitte Einblicke in die konkreten Kommunikationsprozesse** eröffnet und systematische Fahndungen nach Problemen und nach kreativen Benutzungsweisen durchgeführt.

Die Ausstattung mit Kameras, Headsets, Laptops und Software für zehn Patienten spendete die IT-Brücke von Microsoft Deutschland. Die Finanzierung der Personalkosten trugen der Stifterverband für die deutsche Wissenschaft (Bethe-Stiftung, Angela Havers-Stiftung, A. und N. Iber-Stiftung) und die Dr. Werner Jackstädt-Stiftung. Als Mitarbeiter für Aufgaben der Informationstechnik war Dipl.-Informatiker Volker Hilger tätig, für Support und kommunikationswissenschaftliche Begleitung Dipl.-Psychologe Dr. phil. Thomas Bliesener und Angelika Wirtz, M.A. Die Sachkosten kleinerer Ergänzungen wurden aus dem Spendenaufkommen mehrerer Fundraisings gedeckt.

Zur Einarbeitung der kommunikationswissenschaftlichen Mitarbeiter in das Praxisfeld der Universitäts-Kinderklinik, Kooperation mit beteiligten Berufsgruppen (wie Pflege, Physiotherapie, Sozialarbeit) und Diensten (wie Seelsorge, Schulen, Elternselbsthilfe) sowie für eigene Dienstleistungen (medientechnische Schulungen, psychosoziale Unterstützung, Öffentlichkeitsarbeit) wurden vielfältige empirische Zugänge ins Feld genutzt, insbesondere teilnehmende und nicht-teilnehmende Beobachtungen, Einzelgespräche, offene und standardisierte Nachbefragungen, fotografische und filmische Dokumentationen der Station, Tagebücher und künstlerische Produktionen von Patienten, sozialarbeiterische Notizen, Protokolle der Medikamentengaben.

Der umfangreichste und systematischste Zugang zur Gewinnung von Einblicken in die neu geschaffenen Möglichkeiten zur Telekommunikation der kranken Kinder bestand in der automatischen Erstellung **audiovisueller Mitschnitte** aller Telekonferenzen, wozu die Betroffenen nach detaillierter Aufklärung eine schriftliche Einverständniserklärung gegeben hatten. Über den Zeitraum von drei Jahren hinweg entstanden über zweitausend Aufnahmen, darin rund **200 Stunden mit stabilem Bild und Ton** von beiden beteiligten Orten.

Bisherige Auswertungen ergaben, dass mit zunehmender Beherrschung der technischen Erfordernisse und medialen Besonderheiten durch die Benutzer sich auch via Telekommunikation intensive Begegnungen[1] ereignen können, die zur psychosozialen Unterstützung der Kinder und ihnen Nahestehender beitragen. Außerdem wurden Bedingungen identifiziert, unter denen psychosozial nachteilige Wirkungen eintreten können, so dass sie fortan vermieden werden können; diese Einsichten flossen gemäß der Konzeption der Aktionsforschung in die wiederkehrenden Schulungen und Beratungen der Kinder und Angehörigen ein.

Einige grundsätzliche Fragen blieben offen und sollen in künftigen Einzeluntersuchungen und Forschungsprojekten weiterverfolgt werden:

- Wie können technische und mediale Erfordernisse besser mit körperlicher Beeinträchtigung und Bettlägerigkeit vereinbar gemacht werden?

- Wie kann bei Kindern und Erwachsenen die Kompetenz zur Nutzung der neuen Kommunikationsformen[2] besser als bisher gefördert werden?

- Welche bleibenden Nachwirkungen hat die forcierte Nutzung von Telekonferenzen auf Familien und Freundeskreise?

- Welche Einsichten in die Modalitäten menschlicher Interaktion können aus Tele-Interaktionen gewonnen werden, in denen sie durch technische Bedingungen fragmentiert und rekombiniert werden?

---

[1] Hintergrund dieser Einschätzung ist ein Verständnis von Begegnung, wie es in der humanistischen Psychologie in Anknüpfung an Martin Buber entwickelt wurde, vgl. z.B. Schoen (2010).

[2] Zur näheren Bestimmung des Begriffs siehe Friebel et al. (2003). Eine Kommunikationsform in diesem Sinne kann durch die technischen Realisierungsbedingungen, die Leistungen und Kompetenzen der Kommunikationspartner und die jeweils verfolgten Kommunikationszwecke bestimmt werden.

2   Lage der Beteiligten

2.1   *Patienten*

2.1.1   Prämorbide Belastungen

Dass Patienten vor Ausbruch einer lebensbedrohlichen Erkrankung besondere Belastungen erlebten, wird häufig berichtet und ist ein eigenes Thema für psychoonkologische Forschungen (z.B. Tschuschke 2006). In unserer Studie wurden hierüber jedoch keine Annahmen gemacht, keine Fragestellungen formuliert und keine Erhebungen durchgeführt.

Es kam aber während der Projektdurchführung oft dazu, dass in Begleitgesprächen Angehörige über Belastungen sprachen, die sie selbst oder der Patient zuvor erlitten hätten. Dabei häuften sich Mitteilungen über kritische Lebensereignisse (vgl. Filipp 1981) mit hohem Belastungsgrad, insbesondere Todesfälle von Angehörigen wie Vater, Geschwister oder nahestehenden Großeltern, aber auch gravierende Änderungen in den Familienverhältnissen wie Konflikte, Trennungen oder neue Partnerschaften getrennter Elternteile.

Welche Bedeutung solche prämorbiden Belastungen für die Ätiologie haben, bleibe hier dahingestellt. Wichtig zum Verständnis der Betroffenen ist jedoch, dass sie ihre Gegenwart mehr oder weniger im Schatten der vorausgegangenen Belastung erlebten. Eine Patientin (Code[3] F, 8 Jahre) erzählte sehr anschaulich von der Beerdigung ihres Großvaters und ging dann direkt zu ihren Vorstellungen über, wie ihre eventuelle eigene Beerdigung gestaltet werde müsste. Ein Patient hatte im Wandregal auf Augenhöhe einen "Hausaltar" mit Foto des jüngst verstorbenen Vaters und mit Schutzfiguren wie Engel und Glücksdrachen eingerichtet. Aus der Kenntnis solcher Hintergründe kann man den Schluss ziehen, dass beobachtbare Rückzugstendenzen, aber auch eigentümliche Kommunikationsbedürfnisse, nicht nur durch die Krankheit und durch die Isolation im Krankenhaus bedingt sind, sondern auch Ausdruck vorgängiger Verlustreaktionen sein können – und sich damit durch die Angebote zur Telekommunikation vermutlich nur begrenzt beeinflussen lassen.

2.1.2   Krankheitsreaktive Belastungen

Die meisten Patienten auf der Station für Knochenmarktransplantation (KMT) hatten, weil dies von der Indikation vorausgesetzt wird, eine längere Geschichte

---

[3]   Die Namen der Patienten wurden, ohne Bezug zu ihren tatsächlichen Initialen, mit den Buchstaben A bis Z codiert.

von Behandlungen und Rückfällen hinter sich. Von dieser Geschichte wurden auch ihre Beziehungen zu den Eltern und zu Gleichaltrigen geprägt. Unser Projekt machte dazu zwar keine Erhebungen. Doch aus Mitteilungen Betroffener ist zu entnehmen, dass in dieser kritischen Zeit manchmal die Bindungen der Kinder an Familie und Erwachsene stärker und die Kontakte mit Gleichaltrigen schwächer wurden. Daher erscheint der Kontakt von Patienten mit anderen Kindern und Jugendlichen als besonders unterstützungsbedürftig. Nun sind aber gerade Kinder von persönlichen Besuchen auf der Isolierstation ausgeschlossen, und bei der Telekommunikation von zu Hause in die Klinik muss ihre PC-Benutzung meist hinter der ihrer Eltern zurückstehen. Daher kommt der Förderung der Telekommunikation zwischen Patienten und Gleichaltrigen eine besondere Wichtigkeit zu.

2.1.3   Behandlungsreaktive und isolationsbedingte Belastungen

Um die Ausgangssituation von Patienten auf der KMT-Station zu verstehen, muss man sowohl die bestehende materielle Umgebung als auch die sozialen Verhältnisse in und um den Isolierraum betrachten.

2.1.3.1   Materielle Umwelt in Klinik und Isolierraum

Der keimverminderte Isolierraum, in dem die Patienten zum Schutz vor Infektionen sechs bis zwölf Wochen zubringen, bietet wenig Abwechslung für die Sinne und wenig Möglichkeiten, etwas zu tun.

Der Raum ist spärlich eingerichtet, hat nüchterne weiße Wände und verfügt kaum über Mobiliar für private Mitbringsel. Das Fenster zur "Besucherterrasse" (einem verglasten Außengang) bietet einen weiten Blick über Bäume und Gebäude, doch nicht auf Szenen mit Menschen. Die Scheiben isolieren draußen hörbare Gespräche und Geräusche vollkommen. Das Fenster in der Eingangstür erlaubt einen tunnelartigen Blick durch die Schleuse quer über den Stationsgang bis in den Innenhof. Aber der Ausschnitt ist zu schmal, um den Bewegungen von Menschen nachsehen zu können, und wird deswegen von den Patienten bald ignoriert. Abgesehen von Ereignissen im Fernsehen ist der Raum **erlebnisarm**.

Der Aktionsradius der Patienten ist auf den Isolierraum und den angeschlossenen Sanitärraum eingeschränkt. Bewegungen sind durch Betthöhe, Sandalenpflicht, zeitweilig Schläuche usw. behindert. Bewegliche Gegenstände gibt es kaum, die aufgestellten Bewegungstrainer bieten nichts Spielerisches und sind wegen der mit ihnen verbundenen Übungspflicht meist unbeliebt. Die Kinder sind daher, soweit sie sich nicht eigene Dinge zum Handeln mitbringen, **unterbeschäftigt** bis **müßig**.

Andere Kinder sind, um die Keimreduziertheit nicht zu gefährden, von Besuchen im Isolierraum ausgeschlossen. Wenn sie ersatzweise über das Fenster der Besucherterrasse Kontakt aufnehmen wollen, müssen sie die Schallisolation mittels einer Sprechanlage überbrücken und eine Sichtbehinderung durch massive Spiegelungen in Kauf nehmen.

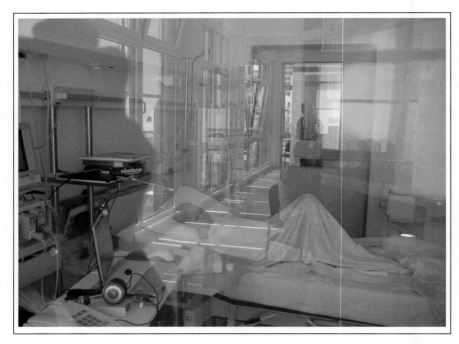

Abbildung 1:   Blick von der Besucherterrasse in den Isolierraum

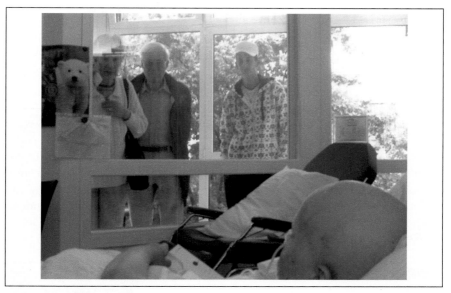

Abbildung 2: Blick vom Isolierraum auf die verglaste Besucherterrasse

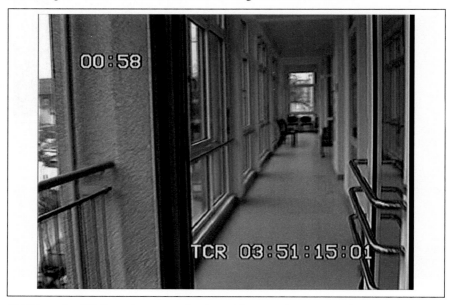

Abbildung 3: Die Besucherterrasse ist ein verglaster Außengang vor den Fenstern der Isolierräume

2.1.3.2   Soziale Umwelt im Isolierraum

Im Unterschied zur offenen Kinderstation, auf der viele Patienten zuvor behandelt
wurden, ist der Isolierraum eine Einzelzimmer-Unterbringung. Damit gehen zwar
eine größere Hygiene der Sanitäreinrichtung und ein größerer Schutz der Intimität
einher. Doch zugleich fehlen die menschlichen Kontakte, die Anteilnahme und
die Abwechslung mit anderen jungen Patienten und deren Besuchern. Die Nähe-
bedürfnisse der Kinder lassen sich fast nur mit der erwachsenen Begleitperson,
meistens Mutter oder Vater, verwirklichen.

    Die Kommunikation mit anderen Menschen im Raum ist jedoch nicht nur
quantitativ eingeschränkt, sondern auch qualitativ behindert. Die zwecks Keimre-
duktion vorgeschriebene Schutzbekleidung mit Kopfhaube, Mundschutz und
(außer Begleitpersonen) mit Latexhandschuhen verhindert mimische Kommunikation bzw. verringert Körperkontakt sehr weitgehend. Patienten sind **mit "sozialen Reizen" unterversorgt**.

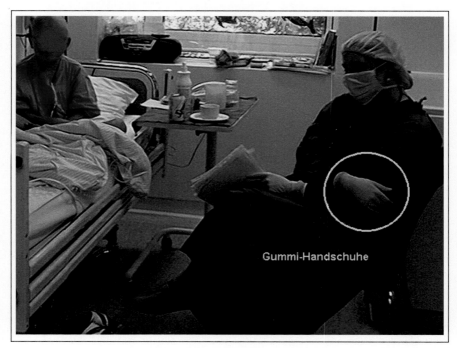

Abbildung 4:   Die vorgeschriebene Schutzbekleidung im Isolierraum schränkt die non-
                verbale Kommunikation ein

2.2 Angehörige und Freunde

Über Belastungen und Beschränkungen der Kommunikationspartner der Patienten wurde keine systematische Erhebung durchgeführt. Die Studie blieb überwiegend patienten- und klinikzentriert. Außerdem lagen die außerklinischen Standorte der Partner so weit verstreut, dass sie zu viel Zeit für systematische Besuche erfordert hätten. Daher beschränken sich die nachstehenden Hinweise nur auf einige besondere Bedingungen an diesen Standorten.

2.2.1 Im Isolierraum

Die Begleitperson und andere Besucher des Patienten sind im Krankenzimmer, genau wie der Patient, isoliert. Der "Dienst", den Begleitpersonen beim Patienten versehen, besteht streckenweise nur darin, sich in Bereitschaft zu halten. In solchen Zeiten, in denen sie nicht direkt mit dem Patienten beschäftigt sind, können Begleitpersonen versuchen, ihren Bedürfnissen nach Abwechslung oder nach Kommunikation mit Freunden und Familienangehörigen nachzugehen. Dafür benutzen sie ihrerseits Fernsehen, Computerspiele (häufig Solospiele wie „Solitär"), Handygespräche, Chat und Videokonferenz. In Einzelfällen wurde beobachtet, dass Besucher mit ihren Eigenaktivitäten zur Telekommunikation den Patienten bei weitem in den Schatten stellten. Dies könnte unter anderem den Sinn gehabt haben, eigene Gefühle der Isoliertheit zu überspielen.

Die oftmals aufopferungsvoll eingerichteten Präsenzzeiten der Begleitpersonen für die Patienten können auch an Grenzen stoßen. Manchmal erscheinen Eltern trotz Verabredung zu spät, manchmal versuchen sie, sich von einem "klammernden" Patienten loszueisen, um sich Zeit zur eigenen Erholung zu sichern. Dies hat auch Einfluss darauf, in welchem Umfang sich die Begleitpersonen außerhalb der Klinik für Telekommunikation mit dem Patienten bereithalten.

2.2.2 In Elternunterkunft

Wenn sich eine Begleitperson im Gästehaus der Elterninitiative einquartiert hat, bringt das Erleichterungen für ihre Präsenzzeiten im Isolierraum mit sich. Da der Anweg zur Station für Knochenmarktransplantation nur fünf Minuten dauert, können die Besuche flexibler werden. Kurzfristige Absprachen können per Telekommunikation getroffen werden. Andererseits fehlen im Gästehaus viele Ressourcen der Heimatwohnung. Die Begleitperson ist hier selber in der Fremde, in dieser Hinsicht in ähnlicher Lage wie der Patient. Sie erscheint zwar als leichter verfügbar, muss aber selber mehr tun, um sich ihren Aufenthalt einzurichten.

2.2.3   In eigener Wohnung

Dem Bedürfnis, auch Zeiten ohne den Patienten zu haben, können Eltern am leichtesten in der eigenen Wohnung nachkommen. Wenn sie durch ihre Verpflichtungen (Arbeit, Geschwisterbetreuung) gezwungen sind, dort mehrere Tage oder Wochen ohne Patientenbesuche zu bleiben, sind sie zum Kontakt mit dem Patienten umso mehr auf Telekommunikation angewiesen. Technisch wäre es sogar möglich, eine Dauerverbindung mit dem Patienten einzurichten. Eine Skypeverbindung zwischen Isolierraum und Elternstandort könnte Tag und Nacht passiv aufrechterhalten bleiben (vergleichbar mit einer nächtlich offen gelassenen Tür ins Kinderzimmer in der eigenen Wohnung). Manch nächtliche Angst und Not der Kinder könnten dadurch gelindert werden (vgl. die Fallstudie über nächtliche Todesangst, Bliesener 2015d, in diesem Band). Tatsächlich wurde solch eine „Schallbrücke" jedoch während der Projektlaufzeit niemals realisiert.

2.3   Möglichkeiten zur Verbesserung der Lage des Patienten

Die Einschränkungen, Entbehrungen und Belastungen, die aus Krankheit und Behandlung resultieren, lassen sich lindern und mildern. So wie die sprichwörtliche Versüßung einer bitteren Pille, so kann eine Vielzahl anderer Maßnahmen das Dasein von Patienten und Angehörigen erleichtern. Wenn man die Maßnahmen danach betrachtet, welche *Ressourcen* sie einsetzen, kann man sie grob in drei Klassen einteilen:

–   **Medien** für Unterhaltung und Kreativität

–   **Personal** für Animation und Betreuung

–   **Kommunikationsmittel** für Kontakt mit Nahestehenden

Wenn ein Patient aus seiner vertrauten physischen Umwelt und seinem sozialen Umfeld herausgenommen und ins fremde Umfeld der Klinik verbracht wird, ist er zunächst einmal – überspitzt gesagt – in einem Vakuum. Jedoch durch die Bereitstellung von Unterhaltungsmedien und den Einsatz von spezialisiertem Personal entsteht für ihn ersatzweise eine neue Lebenswelt. Komplementär dazu haben die Kommunikationsmittel die Funktion, Spuren seiner alten Lebenswelt auch in der neuen verfügbar zu machen.

2.3.1   Medien für Unterhaltung und Kreativität

Die Isolierräume der KMT-Station sind standardmäßig mit Fernsehgeräten ausgestattet, bieten den Patienten aber sonst kaum Medien und Materialien zur Abwechslung und Beschäftigung. Jedoch kommen durch zusätzliche Aufwendungen der Station oder auch durch Eigeninitiative von Patienten auch folgende Unterhaltungsmedien zur Verwendung:

- Hörbücher und Spiele auf CD und DVD
- mp3-Spieler
- Digitalkamera, Multimedia-Handy
- Brettspiele, Gameboy, Playstation, Wii
- Bücher, Landkarten
- Bildkarten, Sammelalben
- gerahmte Fotos, aufgehängte Poster
- Puzzles, Papp- und Plastikfiguren
- Papierblöcke, Malbücher und Stifte.

Wenn ein Computer (mit oder ohne Internetanschluss) benutzt wird, kann er als ein Lieferant zusätzlicher Unterhaltungsmedien verwendet werden:

- Webseiten, Texte
- Bilder, Grafiken, Animationen, Comics
- Musikdateien, Videodateien, 3D-Welten

Darüber hinaus ermöglicht der PC sogar eine eigene Produktion von Texten, Bildern, Videos und Multimediaclips. Davon machte rund ein Viertel aller Patienten Gebrauch.

2.3.2   Personal für Animation und Betreuung

So wie die Krankenzimmer zunächst weitgehend frei von Unterhaltungsmedien sind, so ist die Institution Krankenhaus zunächst weitgehend frei von persönlichen Sozialkontakten. Jedoch wird das Vakuum dadurch gefüllt, dass außer dem ärztlichen und pflegerischen Personal eine Vielzahl professioneller Personen zwecks patientenbezogener Dienstleistungen mit dem Patienten in Kontakt tritt:

- Erzieherinnen machen Spielangebote
- Sozialpädagogen oder Psychologen bieten Entlastungsgespräche
- Sozialarbeiter helfen bei Anträgen und Organisationsfragen
- Krankenhauslehrer halten die Lernaktivität in Bewegung
- Physiotherapeuten halten die Muskulatur in Bewegung

- Clownsvisiten bieten ernsthafte Zuwendung im Mantel kunstvoller Unterhaltung

- Kunsttherapeuten regen kreativen Ausdruck an

- last not least: Supporter leiten zur Nutzung von Telekommunikation an.

Auf diese Weise entsteht ein unter professionellen Gesichtspunkten eingerichtetes Ersatz-Soziotop.

2.3.3 Telekommunikation mit dem vertrauten außerklinischen Umfeld

Von ganz anderer Natur sind die Kontaktmöglichkeiten mit Angehörigen, z.B. Krankenbesuche, Briefe, Telefonate und computerbasierte Telekommunikation. Hier geht es nicht darum, dem Patienten ersatzweise etwas anderes anzubieten als das, was er zu Hause zurückließ. Sondern es geht darum, ihm Teile des zurückgelassenen Umfelds auch über die räumliche Trennung hinweg weiterhin verfügbar zu machen. Die fortbestehende ursprüngliche Lebenswelt mit ihren Räumen, Dingen und Menschen soll dem Patienten zugänglich bleiben.

Dazu werden dieselben Computer mit Internetverbindung benutzt, die auch der Versorgung mit mp3-Dateien und Videos dienen. Aber sie fungieren nun nicht mehr als Quelle monologischer Medien, sondern als Brücke für dialogische Kontakte:

- vertraute räumliche Umgebung kann erlebt, beeinflusst und genutzt werden: auch bei Klimatisierung im Isolierraum weht im übertragenen Sinne ein „frischer Wind von draußen".

- vertraute Menschen in vorbestehenden sozialen Beziehungen können Zuwendung und Anteilnahme (*social support*) geben, denn auch vermittelte „Nähe hilft heilen".

Durch Telekommunikation wird also eine eigenständige dritte Klasse von Unterstützungsmöglichkeiten verfügbar. Die Herausforderung bei der Einrichtung der technischen Möglichkeiten zur Telekommunikation besteht hauptsächlich darin, das spezifische **Potential von Telekommunikation auch tatsächlich zur Verwirklichung und Nutzung zu führen**.

2.4 Angestrebte Verbesserungen durch Verfügbarkeit von Telekommunikation

Dass die Verfügbarkeit von umfassenderen und zugänglicheren Kontaktmöglichkeiten das Leiden der Patienten an ihrer Trennung von ihrer originären Lebenswelt verringert und überdies viele ihrer Leiden infolge Krankheit und Behandlung mildert, wird in dieser Studie *nicht überprüft, sondern vorausgesetzt.* Es wird davon ausgegangen, dass sich bei besseren Kommunikationsmöglichkeiten auch die unumstritten günstigen Auswirkungen von *Selbsthilfe* und *social support* in bestehenden sozialen Netzwerken besser entfalten können. Dazu gehört auch die Vielfalt mittel- und langfristiger durchschnittlicher Effekte, die man mit diversen Konstrukten wie "Zufriedenheit" oder "Lebensqualität" nur unzulänglich operationalisieren kann. Überdies wird davon ausgegangen, dass besserer social support in den Familien, denen Patienten zugehören, einen Beitrag zur Vermeidung von Traumatisierungen und posttraumatischen Spätfolgen leisten kann. Eine Quantifizierung solcher Zusammenhänge ginge jedoch bei weitem über die Möglichkeiten und Absichten der vorliegenden Studie hinaus.

Einige aus dem klinischen Alltag bekannte krankheits- und behandlungsreaktive Problematiken, die von verbesserten Kommunikationsmöglichkeiten gemildert werden können, sollen hier aber zumindest differenziert aufgeführt werden:

Tabelle 1:   Problematiken und Kompensationen

Problematiken	Kompensationen durch Verfügbarkeit von Telekommunikation
„depressive Reaktion" mit Resignation, Selbstzweifel, Scham	social support aus angestammtem sozialem Umfeld
„sozialer Rückzug" in der klinischen Umgebung	zugehende Sozialkontakte von außen
erzwungene Passivität während stationärer Behandlung	vergrößerter Erlebnis- und Aktionsradius
Selbstaufmerksamkeit und Bedarf an supportiven Medikamenten	Ablenkung der Aufmerksamkeit auf andere Dinge und Menschen
verstärkte emotionale Abhängigkeit der Patienten von ihren Eltern	Wahlmöglichkeit bei Sozialkontakten
Marginalisierung von Patienten unter Gleichaltrigen	Erleichterung zur Pflege entwicklungsgerechter Peerkontakte
Verlassenheitsreaktion und Anklammern (z.B. Schmerzen als Ausdruck für Alleinsein)	Erreichbarkeit und Verbundenheit mit anderen: Behütetheit, Geborgenheit, Zugehörigkeit
Ohnmachtsgefühle mit den Folgen der Non-Compliance oder Rebellion	mehr Selbstbestimmungsmöglichkeiten

Die zusammengestellten Problematiken sind immer noch so komplex und vieldimensional, dass in einer Machbarkeitsstudie der Aufwand für eine Operationalisierung und Messung unangemessen wäre. Allerdings wurden klinische Beobachtungen und begleitende Gespräche mit Betroffenen so ausgerichtet, dass sie Hinweise auf diese Problematiken erbringen konnten.

Die Effekte, die am direktesten angestrebt und in der Begleitforschung überprüft werden sollten, sind die konkreten Realisierungen aus dem breiten Potential bereitgestellter Technik für Telekommunikation.

Das Ziel der Bemühungen bestand darin, die Nutzung dieser Möglichkeiten zu forcieren und die Anpassung der Realisierungen an die Absichten und Fähigkeiten der Beteiligten zu optimieren.

Da sich die Kontrolle der Kommunikationsnutzungen weitgehend auf Analysen von Mitschnitten stützt, bietet sich allerdings zugleich die Möglichkeit, das Material auf konkrete *kurzfristige* Effekte in Befinden und Motivation der Beteiligten durchzusehen. Dafür konnten Phänomene wie Lachen, Weinen, Quengeln, Schreien herangezogen werden. Eine solche Ermittlung kurzfristiger, an den einzelnen Kommunikationsprozess gebundener Effekte darf jedoch weitergehenden Einschätzungen und Bewertungen des Einzelfalls nicht vorgreifen (siehe Abschnitt 10.).

3   Anlage der Studie

3.1   *Methodische Merkmale der Studie*

Die hier beschriebene wissenschaftliche Begleitstudie wurde auf einer Krankenstation durchgeführt, deren Gegebenheiten keiner umfassenden wissenschaftlichen Kontrolle unterlagen und die sich im Projektzeitraum durchaus in unbekannter Weise verändern konnten und zum Teil in bekannter Weise verändert haben. Das praktische Modellprojekt TKK-ELF führte in dieses Feld ein Bündel **komplexer Neuerungen** ein, die man zusammenfassend als "Ermöglichung von Telekommunikation" bezeichnen kann, die sich jedoch nicht auf eine einzelne Dimension reduzieren und auch nicht quantitativ kontrollieren lassen. Die Begleitstudie ermittelte ein Bündel komplexer Folgen der eingeführten Neuerungen, die jedoch ebenso wenig eindimensional und quantifizierbar waren. Vom Forschungsdesign her handelt es sich daher weder um ein Experiment (bei dem Randbedingungen und Variablen kontrolliert wären) noch um ein Feldexperiment (bei dem Randbedingungen unkontrolliert, Variablen kontrolliert wären), sondern um eine **Feld-**

studie (in der Randbedingungen und Variablen gleichermaßen unkontrolliert bleiben).

Zudem muss über die eingeführten Neuerungen zur Ermöglichung von Telekommunikation festgestellt werden, dass sie *nicht einmalig* zu einem bestimmten Zeitpunkt eingeführt wurden und dass nicht erst danach, wie bei einer Freilandbeobachtung, ihre Folgen unter die Lupe genommen wurden. Vielmehr war es von vornherein erklärtes Ziel, die Fördermaßnahmen und das geförderte Kommunikationsangebot selbst fortwährend weiter zu entwickeln. Allein schon die rasche Fortentwicklung der eingesetzten IT-Technik ließ überhaupt keine andere Wahl. Zum Beispiel wurde von einigen Kommunikationsprogrammen (wie dem MSN Messenger) ein Upgrade *erzwungen*, was sogleich weitreichende Änderungen in der Telekommunikation nach sich zog. Daher handelt es sich bei der Feldstudie nicht um eine einfache *Interventionsstudie*, sondern um eine **Entwicklungsstudie.**

Dieser Typ eines Forschungssettings, das auf die Bedingungen selbstoptimierender Entwicklungsprozesse aufsetzt, wurde in der Epoche zahlreicher pädagogischer Innovationen der siebziger Jahre erstmals systematisch beschrieben und als „**action research**" bezeichnet, eingedeutscht zu „Aktionsforschung" (vgl. Burns 2007). Leider schützt diese Bezeichnung nicht vor dem Missverständnis, es handele sich um Forschung an Aktion als *Forschungsgegenstand*. Bis heute fehlt eine treffendere Bezeichnung, die deutlich macht, dass Aktion hier als *Bedingungsform* des Forschungsprozesses gemeint ist. In den gegenwärtig aufblühenden sozialen Projekten mit *technischen* Innovationen hat die Begleitforschung oft die gleiche Struktur wie die frühere pädagogische *action research*, wird nun allerdings als „**design-oriented**"[4] bezeichnet.

Schließlich muss man sich klar machen, dass die vom Modellprojekt TKK-ELF eingeführten Neuerungen nur selten lokale Objekte auf der Krankenstation waren (wie beispielsweise neu montierte Sonnenrollos oder neu beschaffte Kinderspiele). Vielmehr handelte es sich bei den Neuerungen um Telekommunikation, das heißt *Verbindungen* mit anderen Menschen und Räumen außerhalb der Klinik. Gerade die Überschreitung der Grenzen der Isolierstation war ja das zentrale Interesse des Projekts. Methodisch bedeutet das aber, dass **das "Feld" der begleitenden Feldstudie keineswegs die Essener Modellstation ist, sondern die Modellstation zuzüglich sämtlicher Orte, mit denen während der Projektlaufzeit telekommunikative Verbindungen hergestellt wurden.** So gesehen handelt es sich methodisch (auch) um eine **systemische Netzwerkstudie** mit

---

[4]   In manchen „design-oriented" Studien wird sogar explizit auf „action research" als Vorläufer hingewiesen (z. B. Binder 2005).

so vielen "egozentrierten Netzwerken" (Laireiter 2009: 78f.), wie Patienten in der Studie beteiligt waren.

Für die Erhebung und Auswertung von Daten folgt aus dieser unabänderlichen methodischen Konstellation, dass hier alle Forschungsbemühungen einen **explorativen** Charakter haben. Erkenntnisse können nur durch Analysen, Vergleiche, Kombinationen und Rückschlüsse gewonnen werden. Damit das so erzeugte Gesamtbild jedoch möglichst viele Chancen zur Korrektur von Einseitigkeiten bekommt, müssen möglichst unterschiedliche Datenquellen und Zugangsweisen miteinander kombiniert werden. Die mehr zählenden und die mehr vergleichenden Zugänge, die hierfür verwendet wurden, gewinnen ihren Aussagewert z.T. erst in solch einer übergeordneten Gesamtsicht.

3.2   Methoden der Erhebung

3.2.1   Filmische Dokumentation der Raumverhältnisse

Da die Möglichkeiten von Nah- wie von Telekommunikation weitgehend davon abhängen, was die Teilnehmer hören und sehen können und was sie darüber wissen können, was der andere hört und sieht, wurden die räumlichen Gegebenheiten inner- und außerhalb der Isolierzimmer durch das Medienzentrum der Universität filmisch dokumentiert. Dazu gehören auch 360-Grad-Panoramen aus der Perspektive des Patienten sowie Ansichten beidseits der Außenfenster.

Befund: Die Nahkommunikation des Patienten zum Besuchergang hin ist u. a. durch Spiegelungen, Schallisolierung und eine unausgereifte Wechselsprechanlage stärker behindert als eine technisch standardisierte Telekommunikation über PC, Mikrofon und Kamera.

3.2.2   Gruppeninterview mit Pflegepersonal

Das Pflegepersonal nimmt zwar eine wohlwollende und bis in die Pflegeplanung hinein rücksichtsvolle Haltung gegenüber den technischen Medien der Kinder ein, gibt aber nur in seltenen Ausnahmefällen PC-Tipps. Da jedoch Worte des Personals mit einer gewissen „Amtsautorität" wahrgenommen werden, kommt es darauf an, dass sie auch richtig sind. Im Berichtszeitraum kam es einige Male aus Unkenntnis zu irreführenden Hinweisen. Durch verbesserten Kontakt mit dem Pflegeteam muss sichergestellt sein, dass Hilfebedarf stets an Projektmitarbeiter weitergeleitet wird. Ein erster Schritt dazu war ein Rundgespräch mit der Pflegeleitung und ausgewählten Pflegekräften. Zugleich war es so angelegt, dass es als Gruppeninterview auch Einblick in Stationsabläufe und Umgang mit den Patienten erlaubt, wodurch mögliche Faktoren der Störung oder der Stärkung von Telekommunikation identifiziert werden können.

Beispielhaftes Detail: Die Befragten waren mehrheitlich überzeugt, sie würden von den kranken Kindern persönlich gekannt. Aus Gesprächen mit den Patienten geht jedoch hervor, dass sie sehr viele Pflegekräfte und andere vermummte Personen nicht mehr richtig identifizieren oder wegen deren kurzer Verweildauer im Isolierraum auch zunehmend als Kommunikationspartner ignorieren.

3.2.3   Begleitgespräche mit Benutzern im Behandlungszeitraum

Für die Aufklärung von Patienten über das Projekt, ihre Gewinnung als Teilnehmer und die Vergabe von Leihrechnern sowie unmittelbare Rückfragen stand bei seinen regelmäßigen Stationsbesuchen der Kinderarzt, der dieses Projekt mitinitiierte, zur Verfügung.

Um darüber hinaus die aufwändige Unterstützung bei der Rechnernutzung sicherzustellen und die Erfahrungen der Nutzer mit diesem Angebot systematisch einzuholen, wurden auch regelmäßige Besuche der Kommunikationswissenschaftler zweimal in der Woche im Isolierzimmer eingerichtet. Bedarfsweise kamen Videokonferenzen von außerklinischen Arbeitsplätzen hinzu.

Die Besuche sollten vor allem dem Patienten gelten, mussten sich jedoch zunehmend auch den Eltern und deren Unterstützungsbedarf widmen. Oft genug kamen dadurch die Projektmitarbeiter in einen Interessenskonflikt mit den Kindern. Erst im letzten Drittel der Projektlaufzeit gelang es, durch Besetzung der Termine mit 2 Mitarbeitern auch zwei parallele Supportgespräche anzubieten.

Für Angehörige und Freunde allein waren von vornherein Telefongespräche und Hausbesuche vorgesehen.

In allen Supportgesprächen machten die Betroffenen aufschlussreiche **Mitteilungen,** teilweise spontan, teilweise auf Anfrage. Den Raum dazu eröffneten die Projektmitarbeiter bereits mit ihrer Selbsteinführung:

–   *Wir sind an allem interessiert, was rund um die Telekommunikation erlebt wird und irgendwie auffällt. Nichts ist nebensächlich, alles ist wertvoll und für die Studie von Bedeutung. Wir sammeln schöne Erlebnisse wie lästige Probleme, weil das für Verbesserungen hilft.*

–   *Für uns braucht man nichts zu tun, kein gutes Benehmen, keine gute Laune. Auch Anmaulen oder Den-Rücken-Zukehren ist erlaubt und völlig in Ordnung.*

Soweit die Gespräche bei persönlichen Besuchen stattfanden, wurden sie stets zu begleitenden **Beobachtungen** der Nutzung von Raum und Technik und der Interaktionsverhältnisse zwischen den Anwesenden genutzt. Durch Besuche entstand überdies die Möglichkeit zu indirekten Mitteilungen. Oftmals entfalteten Kinder und Angehörige beim Erscheinen der Supporter vor deren Augen intensive Szenen, die Grundlegendes über ihre Lage und ihr Befinden zum Ausdruck brachten, ohne dass es in expliziten Worten berichtet worden wäre. Es handelte sich gewissermaßen um **szenische Vorführungen**, wie sie typisch sind für Menschen in Belastungssituationen und für Kinder bis zur Entwicklung der Selbstreflexion. Die Mitarbeiter wurden durch solche szenischen Vorführungen in die Rolle von Zeugen gebracht und konnten das Erlebte als weitere Erkenntnisquelle verwerten.

3.2.4   Audiovisuelle Mitschnitte der computervermittelten Telekommunikation

Über die Anfertigung und Auswertung von Mitschnitten wurden Patienten und Angehörige aufgeklärt. Auf die Möglichkeit, die Mitschnittfunktion bei Bedarf abschalten oder einzelne Mitschnitte später löschen zu können, wurden sie ausdrücklich hingewiesen; sie machten allerdings nie davon Gebrauch. Ihre Zustimmungen wurden in schriftlichen Einverständniserklärungen eingeholt.

Um aus Mitschnitten möglichst originalgetreu ersehen zu können, welche visuellen und auditiven Daten den Teilnehmern bei ihrer Telekommunikation zur Verfügung standen, muss die Mitschnittsoftware die Daten der Ursprungssituation so differenziert wie möglich registrieren. Für die graphischen Anteile, also alle Inhalte des Monitors oder Displays, lässt sich dies mit einem **verlustfreien Video-Codec** sicherstellen. Dafür wurde der TSCC der Firma Techsmith ausgewählt. Für die akustischen Anteile wurde keine Verlustfreiheit angestrebt. Sie wurden nur durch die Einstellung von Parametern bei der Aufnahme optimiert.

Eine weitere Anforderung an die Mitschnitte-Software bestand darin, dass die erzeugten Dateien kein proprietäres Format aufweisen und dass sie einen möglichst geringen Bedarf an Speicherplatz haben. Unter diesen Maßgaben fiel die Wahl auf das Programm „Techsmith Morae", das mit dem Dateiformat asf arbeitet. Es hat sich bei den Mitschnitten als zuverlässig und hochwertig bewährt. Jedoch stellte sich das Dateiformat asf bei späteren Weiterverarbeitungen als ungünstig heraus. Um die simultanen Videoaufzeichnungen zweier Rechner auch synchron abzuspielen, musste nämlich eine Synchronsteuerung eingerichtet werden. Die dafür benutzen Skripte in der Programmiersprache SMIL setzen allerdings das Videoformat rm voraus. Deswegen wurde ein Teilbestand der Mitschnitte **ins Format rm** konvertiert. Dabei erlitten jedoch 10% der Bestände

Qualitätsverluste: einzelne Passagen erscheinen verschwommen wie bei Aquaplaning.

Zum **automatischen Ein- und Ausschalten** der Mitschnittfunktion genau an den Grenzen tatsächlicher Konferenzphasen musste in einem umfangreichen Test- und Verbesserungsprozess eine eigene Steuerungssoftware programmiert werden. Eine ausführliche Beschreibung der Erfordernisse und Lösungswege ist im Anhang wiedergegeben, um - stellvertretend für die sonstigen technischen Anforderungen – den Aufwand für technische Voraussetzungen zu verdeutlichen.

Morae brachte ein weiteres Feature mit, das zwar keine definierte Anforderung erfüllte, sich aber in späteren Auswertungen als sehr nützlich erwies. Morae benutzt unabhängig davon, ob Teilnehmer in Telekommunikation eine Videoverbindung einschalten, die **Kamera für gesonderte lokale Kontrollbilder**. Durch sie gelang es bei späteren Analysen, unklar gebliebene räumliche Verhältnisse zu verstehen.

Auf jedem der beiden Rechner, die zwecks Telekommunikation verbunden sind, erscheinen die Desktopansicht und der Ton unterschiedlich. Die Teilnehmer legen nämlich unabhängig voneinander fest, welche Fenster in welcher Größe an welcher Stelle liegen und wie weit sie sich evtl. überdecken. Außerdem erscheint das Videobild eines Teilnehmers am fernen Ort meist anders als lokal. Schließlich sind die zeitlichen Verhältnisse *zwischen* Bild, Ton, Chat usw. auf dem Desktop eines jeden Teilnehmers verschieden. Deswegen wurden auf den Leihrechnern **Mitschnitte an beiden Orten** gemacht. Um sie später synchron abspielen zu können, wurden die Systemuhren beider Rechner stündlich mit der Atomuhr des Zeitservers der Physikalisch-Technischen Bundesanstalt (PTB) synchronisiert, und die Uhrzeit wurde in einer nicht überdeckbaren Anzeige auf dem Desktop eingeblendet (vgl. 2.3.4).

Die Mitschnittdateien wurden bis zu 50 GB auf der internen Festplatte gespeichert und periodisch auf externe USB-Platten oder einen projektintern zugänglichen Serverrechner übertragen. Für die Verwaltung des Bestandes von mehr als 2000 Mitschnitten erwies sich das Auswertungsprogramm „Morae Manager" als zu unkomfortabel. Stattdessen wurde auf eine weitgehend **manuelle Erfassung in Excel** ausgewichen.

In der ersten Projekthälfte entstanden ca. **60 Stunden Material**, wovon jedoch durch Festplattenschaden 20 Stunden verloren gingen. Von den verbleibenden 40 Stunden enthalten nur 4 Stunden Patientengespräche mit Webcam und nur 2 Stunden mit Webcam und Ton zugleich. Grund für diese geringe Ausbeute waren zahlreiche Störfaktoren, so etwa eigenmächtiges Herausnehmen von Soundkarten durch Patienten, Kabelknick am Kopfhörer, Treiberprobleme der Kameras, ungenaues Timing beim An- und Abschalten der Mitschnittautomatik bei den technisch sehr unterschiedlichen Messagingprogrammen. Eine erste Durchsicht der Mitschnitte brachte aber auch zahlreiche Irrtümer und Bedienfehler an den Tag, über die die Benutzer trotz Einweisungen, fortlaufender Supportangebote und persönlicher Gespräche mit den Kommunikationswissenschaftlern keine Mitteilung gemacht hatten.

In der zweiten Projekthälfte wurden mehrfach Verbesserungen an der technischen Infrastruktur vorgenommen, und der Support durch die Kommunikationswissenschaftler wurde stufenweise intensiviert (vgl. 7.3). Es entstanden **weitere 180 Stunden** Material.

Der Gesamtbestand umfasst 2.100 Mitschnitte, belegt rund 700 Gigabyte Speicherplatz und hat eine Spieldauer von 225 Stunden. Er verteilt sich wie folgt auf die Teilnehmer:

Tabelle 2:   Gesamtbestand der Mitschnitte

(Einheiten in hh:mm)	*Alle*	*Patient*
Gesamtheit	224:27	163:34
mit Audio+Video in beiden Richtungen	198:55	138:02
auf Leihrechnern außerhalb der Klinik	25:32	

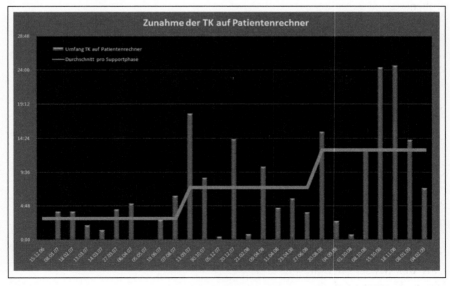

Abbildung 5:   Zunahme von Telekommunikation im Verlaufe des Projekts

3.2.5   Nachgespräche mit Benutzern über eigene Telekommunikation

Die Mitteilungen von Angehörigen über Umstände, Absichten und Folgen ihrer Telekommunikation und über persönliche Erlebnisse und Bewertungen liefern wichtige Ergänzungen im Puzzle der Projektauswertung. Sie dürfen als umso zuverlässiger gelten, je zeitnäher sie bei einer konkreten Benutzung der Telekommunikation erfolgen. Hingegen können sich in Gesprächen nach Abschluss der Behandlung die Erinnerungen sehr mit veränderten Sichtweisen und Bewertungen vermischen. Sowohl, wenn die Behandlung geglückt ist, als auch, wenn es für den Patienten keine Heilung mehr gab, wird so manches verdrängt, umbewertet oder in neuem Lichte gesehen. Deswegen wurden für das Modellprojekt **keine Nachbefragungen vorgesehen.**

Anders liegen die Dinge, wenn **Teilnehmer den Mitschnitt einer konkreten eigenen Telekommunikation vorgespielt** bekommen und sich dadurch intensiv in die zurückliegende Situation zurückversetzen. Ihre Anmerkungen zu Kommunikationsdetails können eine bestehende Analyse ergänzen oder korrigieren. In einem Fall erklärte sich eine Familie im Anschluss an intensive Unterstützung bei der Herrichtung des Heimnetzes und der Benutzung von Konferenzen bereit, sich gemeinsam mit dem Kommunikationswissenschaftler einen Konferenzmitschnitt anzusehen, Unklarheiten aufzuklären und Befunde und Hypothesen der Forschung aus ihrer eigenen Sicht zu kommentieren. Auf diese Weise ließ sich stichprobenartig sicherstellen, dass die kommunikationswissenschaftlichen Rekonstruktionen auch stichhaltig sind. Außerdem ergaben sich zusätzliche Hinweise auf die persönliche Bedeutsamkeit der computergestützten Telekommunikation, wie sie sich nur selten aus den Begleitgesprächen während des angespannten Klinikaufenthalts gewinnen ließen.

3.3   Kommunikationswissenschaftliche Auswertung

Ein Teil der kommunikationswissenschaftlichen Auswertung besteht in der Zusammenschau der Erkenntnisse aus den unterschiedlichen Datenquellen (Filmdokumente, Gespräche, Fragebögen, Beobachtungen, Mitschnitte, praktische Erfahrungen beim Support). Hierbei geht es vor allem um die Fokussierung auf Problemkonstellationen, die noch Verbesserungen zulassen, um zu einer Optimierung der Nutzung von Telekommunikation gelangen zu können.

Ein anderer Teil der kommunikationswissenschaftlichen Auswertung besteht in der viel eingeschränkteren, vorgängig erforderlichen **Erschließung des Materials der Mitschnitte** mithilfe kommunikationsrelevanter Kategorien und Verfahren. Hierbei wird das Material so grundlegend vermessen, strukturiert und aufbereitet, dass sich daraus auch noch mehr herleiten ließe, als dies mit der tatsächlich verwendeten begrenzten Zahl von Belegstellen in der vorliegenden Evaluation geschieht. Die Erschließung der Mitschnitte bereitet also zugleich den Boden für vertiefende kommunikationswissenschaftliche Auswertungen.

3.3.1   Katalogisierung der Mitschnitte von Telekommunikation

Die Mitschnitte wurden **in Gruppen zusammengefasst**. Alle Aufnahmen vom Rechner eines Patienten im Isolierraum bilden eine Gruppe und wurden mit einem Code für diesen Patienten benannt. Alle Aufnahmen vom zugehörigen Leihrechner außerhalb der Klinik bilden eine zweite Gruppe und wurden mit "Patientencode+*extern*" benannt. Da nur bei der Hälfte aller Patienten ein Leihrechner an der Gegenstelle benutzt wurde, ergeben sich 1,5x so viele Mitschnittgruppen wie Patienten, absolut gesprochen 39. Die kleinste Gruppe von Mitschnitten eines Patienten umfasst 7 Einträge, die größte 611.

Zu jedem Mitschnitt wurden mehrere Metadaten registriert, insbesondere **Datum**, **Uhrzeiten** von Beginn und Ende, errechnete **Spieldauer** und beanspruchter Speicherplatz.

Das Auswertungsprogramm Morae Manager legt jeden Mitschnitt in einem eigenen Ordner ab und weist ihm im Programmfenster eine laufende Nummer zu. Leider bleiben die beiden Ordnungssysteme völlig unverbunden. Es gibt keine Links aus dem Programmfenster in den Speicherordner.

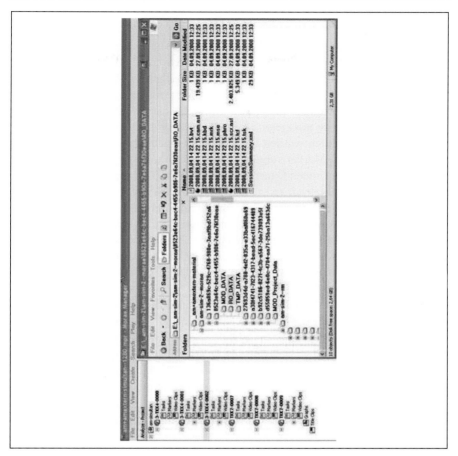

Abbildung 6:   Getrennte Ordnungen in Morae Manager und Windows Explorer

Darum muss man sich, wenn man auf die originäre asf-Datei zurückgreifen und sie beispielsweise mit einem anderen Player als Morae Manager abspielen möchte, durch die völlig sinnfrei benannten Speicherordner durchwühlen. Um diese Suche zu erleichtern, wurden bei der Katalogisierung jedem Mitschnitt auch seine *laufende Nummer* und der *Speicherordner* zugeordnet.

Schließlich wurden bei der Sichtung der Mitschnitte einige Strukturdaten ermittelt und im Katalog vermerkt: Vorhandensein eines Kontrollvideos, Zustandekommen von Audio- und Video-Verbindungen, Identität der Teilnehmer, *benutztes Kommunikationsprogramm*.

3.3.2   Markierung definierter Ereignisse innerhalb von Mitschnitten

Wenn die Mitschnitte in Morae Manager verwaltet und wiedergegeben werden, kann man von der Möglichkeit der Annotation Gebrauch machen. Man kann an beliebiger Stelle im Video ein dort abgebildetes Ereignis markieren. Die markierte Stelle kann dann mit einem einzigen Klick angesprungen werden.

Welche Art von Ereignis markiert wird, bleibt dabei völlig frei. So wäre es möglich, 500 Stellen zu markieren, die jede für sich ein irgendwie interessanter Einzelfall ist. Tatsächlich wurden bei einer ersten Sichtung der Mitschnitte des Öfteren solche ad-hoc-Marker vergeben. Sie helfen, Auffälliges in einem Bestand von mehr als 12.000 Minuten Dauer wiederzufinden. Sie haben jedoch den Nachteil, dass sie keinen Vergleich zwischen den Stellen erlauben.

Wenn man stattdessen Kategorien für Marker definiert, so lassen sich alle Stellen mit gleicher Kategorie als Varianten voneinander behandeln und auf gemeinsame kommunikative Mechanismen hin analysieren. Zu diesem Zweck wurde eine Liste mit 15 Kategorien definiert, die nach kommunikationswissenschaftlichem Verständnis und nach Vorkenntnis über Besonderheiten von Telekommunikation relevant sein können.

Mit Beteiligung der Studierenden zweier Lehrforschungsprojekte der Kommunikationswissenschaft wurden diese Kategorien an noch unerschlossenen Mitschnitten erprobt. Das Ergebnis war allerdings ernüchternd. Die Auswerter waren vom Detailreichtum und der Komplexität dieses in der Forschung ohnehin unüblichen Materials so überflutet, dass sie keinen rechten Maßstab für die Markierung relevanter Stellen fanden. Einige verloren sich in immer feineren Zuordnungen und vergaben teilweise 100 Marker auf 10 Minuten Material, andere wichen einer punktgenauen Analyse aus und verloren sich in Psychologisierungen jenseits der vorgegebenen Kategorien. Da sich eine weitergehende Auswerterschulung mit keinem vernünftigen Zeitaufwand leisten ließ, wurde der Plan, alle 220 Stunden Mitschnitte mit Markern der 15 Kategorien zu erschließen, nicht weiter verfolgt.

Die probeweise Anwendung der Marker führte jedoch zu einer Weiterentwicklung des Kategoriensystems. Die Definitionen wurden präziser und trennschärfer formuliert, die zu selten anwendbaren Kategorien wurden entfernt und neue materialspezifische Kategorien wurden hinzugenommen. Die verbesserte Kategorienliste wurde nunmehr für folgende Verwendungen benutzt:

–   Aufbauend auf dem Gesamtkatalog wurde bei vielen Mitschnitten das Vorkommen mehrerer Kategorien vermerkt, jedoch ohne Anspruch auf Vollständigkeit. Dabei wurden auch nicht die genauen Stellen vermerkt, und die Kategorien wurden auch nicht als Sprungmarken ins Video eingefügt. Diese Form der Erschließung reicht *nicht* mehr zu einer *Rasterfahndung* nach beispielsweise "allen Stellen mit Änderung der Videobedingungen und mit Auftreten mimischer Besonderheiten". Sie hilft jedoch dem Auswerter, der durch wiederholtes Ansehen der Mitschnitte viele Kommunikationsverläufe halb auswendig kennt, **eine erinnerte Belegstelle im richtigen Mitschnitt wiederzufinden**.

– Bei Feinanalysen einzelner Mitschnitte oder ausgewählter Passagen wurden in Morae Manager weiterhin Marker an einzelnen Videostellen eingefügt. Dies hilft ganz entscheidend, die *Komplexität innerhalb eines Kommunikationsprozesses aufzuschlüsseln* und seine inneren Zusammenhänge herauszupräparieren. Hier dienen die Marker also als **Instrument für eine qualitative kontextsensitive Prozessanalyse**.

	Kategorie	Marker	Anwendungs-Beispiele
2	Technikfehler	<i>	Fehler der IT: Hardware, Peripherie, Software, Netzwerk, Servern
4	Bedienfehler	<f>	Fehler der Bedienung oder Benutzung: Fehleinschätzungen, Fehlverhalten
6	Eigenhilfe	<e>	Versuch von Teilnehmern zur Abhilfe von Problemen (allein oder miteinander)
8	Support	<s>	Versuch von Profis zur Abhilfe von Problemen
10	Potentiell posit. Effekt		Lachen, Freude, Stolz, Dankbarkeit. Zuwendung trotz Schwäche und Leiden.
12	Potentiell negat. Effekt		Weinen, Ärger, Angst, Bedrücktheit, Ungeduld, Enttäuschung, Überfordertheit
14	Mimik	<m>	Kopfnicken, Lider senken, Brauen hochziehen
16	Gestik	<g>	Winken, Schulterzucken, Hasenohren, Tierschnauzen
18	Zeigen	<z>	Physikal: Blick nach draußen, Raum, Haustier, Stofftier, Papierbild. Digital: Foto, Musik, Video per Dateiübertragung
20	Audio-Bedingungen	<a>	Headset auf, ab, hinlegen, geben, nehmen. Mikrofon vor Mund, auf Tisch, auf Bett. Ton gestört, unterbrochen, Echo
22	Video-Bedingungen	<v>	Schwenk, Zoom, steiler. Display drehen. Videofenster, Vollbild, Gelber Streifen, Ablehnung Webcamübertragung
24	Desktop-Ereignis	<d>	Desktop, Arbeitsplatz, Explorer, Webbrowser, Mailprogramm, Mediaplayer
26	Chat	<c>	Chatfenster enthält besondere Ereignisse
28	Regelspiel solo	<I>	Vorbereitung, Beginn, Event, Abbruch, Beendigung
30	Regelspiel mit mehreren	<k>	Vorbereitung, Beginn, Event, Abbruch, Beendigung
32	Phantasiespiel mit mehreren	<r>	Rollenspiel, Phantasiespiel, Pantomime, improvisiert
34	Teilnehmerwechsel	<t>	Dritter wird aktiv, einbezogen oder ausgeschlossen, Zweiter wird passiv
36	Umgebung	<u>	Verhältnis zu Mitschnitt bei Gegenstelle
38	ohne bedeutenden Inhalt	<	sehr kurze Mitschnitte, nur Desktop, Standbilder

Abbildung 7:   Definitionen und Beispiele für Markerkategorien

3.3.3   Transkription von Passagen exemplarischer Mitschnitte

Bei der Sichtung von Interaktionsmitschnitten wird typischerweise versucht, die Handlungsbedingungen, Lageeinschätzungen, Wirkungsabsichten und Kommunikationsmittel der Kommunikationsteilnehmer zu verstehen. Im Falle technisch vermittelter Kommunikation wie bei den Telekonferenzen mit der Modellstation wird außerdem besonderer Wert darauf gelegt, Strategien der **Technikbenutzung** und unkontrollierte **Medieneffekte** (vgl. Bliesener 2015c, in diesem Band) zu durchschauen. Dies sei an einem Beispiel veranschaulicht:

> Wenn man in der Aufnahme hört, dass der Ton immer lauter rauscht, dann sieht, dass ein Teilnehmer den roten Knopf von Skype drückt (der zur Trennung von Verbindungen dient), und danach sieht, dass der Teilnehmer den grünen Knopf von Skype drückt (der zum Aufbau von Verbindungen dient), dann kann man dies so verstehen, dass der Teilnehmer versucht, durch Neuanwahl einen besseren Tonempfang zu erzielen. Wer sich in Telekommunikation auskennt, wird dieses Verständnis der Aktion schon beim ersten Hinsehen erlangen und mit der Sichtung der Aufnahme fortfahren.
>
> Wäre aber in unserem Beispiel nur der Druck auf den roten und den grünen Knopf zu sehen, jedoch kein Rauschen vorhergegangen, würde man nach einem Grund dafür *suchen*. Möglicherweise stieße man beim Zurückspulen auf eine Bemerkung des Partners, dass *bei ihm* ein Rauschen zu hören ist. Dann könnte man die Neuanwahl als Versuch verstehen, einen besseren *Tonversand* zu erzielen. Möglicherweise müsste man auch eine halbe Stunde suchen, bis solch eine Erklärung gefunden ist. Aufwand beim Rekonstruieren kommunikativer Zusammenhänge gehört bei der Sichtung von Mitschnitten unvermeidlich zum Geschäft. Das vorliegende Beispiel stellt einen Fall *normaler Detektivarbeit bei der Auswertung von Kommunikations-Dokumenten* dar.

Als Hilfsmittel solcher Detektivarbeit kann man ad hoc Notizen anfertigen. Diese werden aber angesichts der vielen Komponenten von Telekommunikation, die man abklären muss, (Chat, Bild, Ton, Desktop, Fenster, Maileingang, Downloadbenachrichtigungen usw.) rasch unübersichtlich. Ab einer bestimmten Komplexität einer unklaren Stelle im Mitschnitt wird es ökonomischer, die *gesamte* Passage, einschließlich der gar nicht fraglich gewesenen Elemente, systematisch und in präziser Chronologie zu notieren. Hier wird aus der Not heraus **Transkription als Ordnungsmittel** für die Detektivarbeit der Mitschnittauswertung eingeführt.

Die Entscheidung für Transkriptionen zieht es nach sich, dass spezialisierte Formen und Konventionen zur Transkription entwickelt werden müssen, die der Struktur audiovisueller Telekommunikation gerecht werden. Dies erfordert zunächst mehr Zeit, als im Vergleich zur Arbeit mit ad-hoc-Notizen gewonnen wird. Jedoch bringt danach die Erstellung systematischer Transkriptionen, sowohl durch den Prozess der Durchführung als auch durch das Ergebnis des Transkripts, wesentlich weiterreichende Einsichten in die Komplexität eines Mitschnitts, als es bloße Impressionen und Notizen vermocht hätten.

Zwar besteht ohnehin in der Kommunikationswissenschaft das methodische Gebot, aus der Unerschöpflichkeit der Mitschnitte auf kontrollierte Weise ein finites Artefakt zu erzeugen, nämlich das Transkript, das fortan als alleinige verbindliche Datengrundlage gilt (genauer in Ingenhoff/Schmitz 2000). Es war bei der Projektauswertung aber nicht ausschlaggebend. Die Anfertigung von Transkripten folgte hier vor allem der arbeitsökonomischen Erwägung, dass sich im Endeffekt mit Transkriptionen tiefergehende Einsichten erlangen lassen. Dies brachte allerdings den gern gesehenen Nebeneffekt mit sich, dass mit der Systematik für die Transkriptionen zugleich der Boden für künftige weitergehende Auswertungen bereitet wurde.

–   Für die Anlage von Transkripten wurden spezielle Gestaltungen von Excelmappen entwickelt.

–   Die Inhalte der Mitschnitte werden nach Medienkanal und Teilnehmer getrennt und in gesonderten Spalten notiert. Im untenstehenden Beispiel: Audio, Video, Desktop, Spiel bei Patient, Mutter, Bruder, Clowns.

–   Wenn in einer der Spalten ein neues Ereignis beginnt, wird es in eine neue Zeile eingetragen. In den anderen Spalten wird ebenfalls eine neue Zeile begonnen. Dadurch steht Gleichzeitiges in der gleichen Zeile (Bliesener/Köhle 1986: 39).

–   Wenn ein Ereignis in eine der definierten Kategorien fällt, wird ein Kürzel für die Kategorie in die Zelle eingefügt.

–   Durch Kontroll-Kästchen und bedingte Formatierungen können alle Zellen derselben Kategorie in einer spezifischen Farbe hervorgehoben werden. Im untenstehenden Beispiel wird eine Stelle mit Veränderung der Videobedingungen durch das Kürzel <v> in Türkis dargestellt.

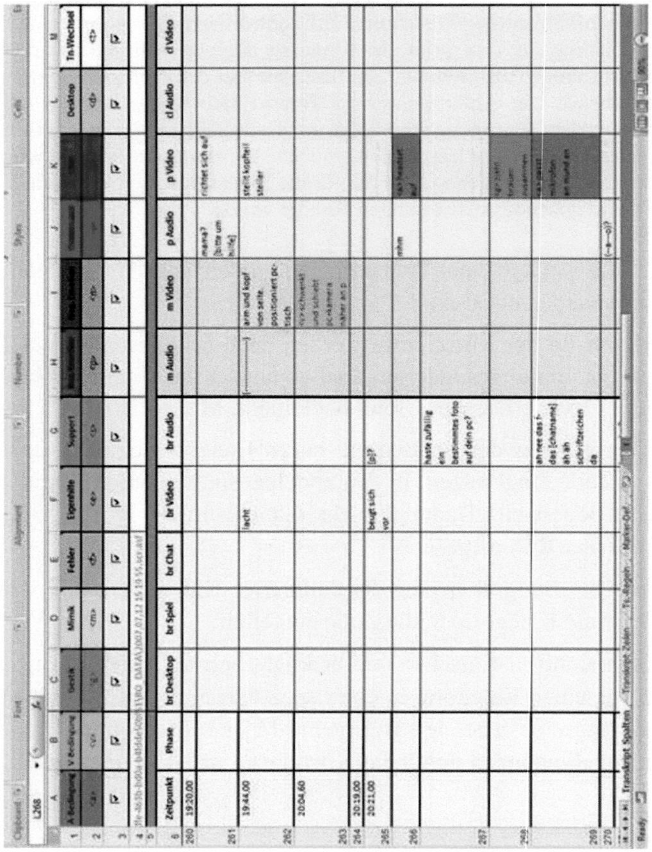

Abbildung 8:   Beispiel eines Transkripts

Die Regeln zur Notation von gesprochener Sprache und anderen audiovisuellen Ereignissen wurden auf ein Minimum beschränkt. Oberstes Ziel war dabei die *rasche Lesbarkeit eines Transkripts auch durch kommunikationswissenschaftliche Laien (wie Eltern, Ärzte, Pflegekräfte)*. Dem sollen auch der Verzicht auf Sonderzeichen und die Abkürzung von Standardbezeichnungen, zum Beispiel "o" für "oben", dienen.

Wo	Was	Wie	Beispiel
Audio-Spalten	Wortlaut der gesprochenen Äusserungen.	Fliesstext in Kleinschreibung. Da diese Spalte für wörtliche Rede reserviert ist, kann Setzung von Anführungszeichen entfallen. Dafür müssen jedoch Beschreibungen des Außenstehenden eingeklammert werden.	guten tach
		Wenn in einer der Spalten etwas Neues beginnt, wird in allen Spalten eine neue Zeile begonnen.	Zeilenwechsel
	sicher Verstandenes	Vermutete Wörter in runden Klammern	(unsicher)
	gar nicht Verstandenes	Striche in runden Klammern	(-------)
		Länge entsprechend der Dauer	
	Personennamen, Ortsnamen	Ersetzen für durch Kategorie	[nh], [nm-extern], [b-stadt]
	Pausen	sek.millisek in eckigen Klammern	[1:38]
	Lautqualitäten	Adjektiv in eckigen Klammern	[abfallend], [gedämpft], [schrill]
	Handlungsqualitäten	Beschreibung in eckigen Klammern	[Tonprobe], [zustimmend]
	Ausdrucksqualitäten	Beschreibung in eckigen Klammern	[vorwurfsvoll], [beruhigend]
	aussersprachliche Laute und Geräusche	Beschreibung in eckigen Klammern	[atmet ein], [lacht], [langt], [schnipst]
	Geräusche aus digitaler Umgebung, z.B. Chat	Benennung in eckigen Klammern	[rrringl], [tzer]
	Geräusche aus physikalischer Umgebung	Benennung in eckigen Klammern	[Rauschen], [Klappern], [Quietschen]
	Adressat bei zeitweiligem Adressatenwechsel	Benennung in eckigen Klammern	[zu m], [zu s]
Nicht-Audio-Spalten	Aktionen und Vorgänge	kurze Beschreibung als Handlung-Objekt-Attribut. Da diese Spalten für Beschreibungen des Außenstehenden reserviert sind, ist hier Einklammerung nicht nötig.	schwenkt cam zu p
Alle Spalten	Marker aus Morae Manager, z.B. Aufgliederung von Zeilenbeginn bis Zeilenende Geltung von Zeilenbeginn bis Zeilenende	Abkürzung der Markerkategorie als Kleinbuchstabe in spitzen	\<a>
	Marker aus Morae Manager, falls Geltungsende noch vor Zeilenende	Abkürzung der Markerkategorie als Kleinbuchstabe in spitzen Klammern, darin vorgestellter Schrägstrich /	\</p>
	Abkürzungen in Beschreibungen	links	li
		rechts	re
		oben	o
		unten	u
		headset	hs
		hörmuschel	hm
		mikrofon	mik
		kamera	cam
		display	dis

Abbildung 9: Notationsregeln für Transkripte

In exemplarischen Transkriptionen wurden u.a. folgende Phänomene unter die Lupe genommen:

- Missverständnisse bei gegenseitiger Hilfe der Teilnehmer
- Kooperationsprobleme bei Multitasking
- Management der Raumteilung durch audiovisuelle Endgeräte

Die hieraus gewonnenen Einsichten fanden Eingang in die Ergebnisdarstellungen der Abschnitte 4 bis 8.

3.3.4   Synchronisierung von Mitschnitten zweier Rechner

Nachdem von derselben Telekonferenz Mitschnitte auf beiden beteiligten Rechnern angefertigt wurden, kann man sie simultan nebeneinander abspielen. Dadurch erhält man einen Blick aufs Ganze, wie ihn die örtlich getrennten Teilnehmer grundsätzlich niemals haben können. Diese Vogelperspektive befreit von spezifischen (wenn auch nicht allen) Wahrnehmungsverengungen, die jeder Teilnehmer gegenüber dem anderen hinnehmen muss. Dadurch lassen sich Fehleinschätzungen, Missverständnisse und unbemerkte Ferneffekte aufklären.

Voraussetzung ist allerdings, dass sich die Ereignisse beider Orte in die richtige Abfolge wie in einem Reißverschluss zusammenfügen. Wir hatten gehofft, dazu bräuchte man nur beide Mitschnitte vom gleichen Uhrenstand an abzuspielen. Tatsächlich jedoch führte dies mehrmals in Widersprüche. Zum Beispiel konnte man im Mitschnitt eines Partners ein bestimmtes Wort im Textchat lesen, bevor man im Mitschnitt des Partners sah, wie dieses Wort erst geschrieben wurde. Für derartige Anachronismen fanden wir folgende Ursachen:

–   Die Uhr des einen Rechners lief noch kontinuierlich, während die Uhr des anderen Rechners schon vom **Zeitserver** korrigiert wurde.

–   Der Mitschnitt auf dem einen Rechner lieferte kontinuierlich 12 Frames pro Sekunde, während er auf dem anderen Rechner wegen **Prozessorbelastung** manchmal Frames ausließ.

–   Morae Recorder ordnete auf einem Rechner die Frames vom Desktop in der richtigen Reihenfolge an, speicherte aber die Frames der Uhrenanzeige in verkehrter Reihenfolge. Der Grund hat mit der **overlay-Technik der Zeiteinblendung** zu tun, wurde aber nicht letztgültig aufgeklärt. Beispiel einer Frame-Überprüfung:

Tabelle 3:   Der Frame der Systemuhr in der ersten Datenspalte gehört sachlogisch in die dritte

Zählerstand	00:32:05.476	00:32:05.584	00:32:05.927	00:32:06.013
Frame-Nr.	23105, 12.000	23107, 12.000	23111, 12.000	23112, 12.000
Systemzeit	14:34:54.**41**	14:34:54.18	14:34:54.27	14:34:54.63

Quelle: Archivordner 445094fc-3efb-46cd-affb-f57ba6164c07

Nachdem diese Fehler aufgedeckt waren, wurde kein Mitschnittpaar mehr nach der angezeigten Uhrzeit gestartet. Stattdessen wurde bei allen Mitschnitten *manuell an mehreren Stellen überprüft*, ob die Ereignisfolge so stimmt. Sagte ein Teilnehmer Hallo, so wurde der Mitschnitt des Partners so weit verschoben, bis dort das Hallo erst später zu hören war. Stieß der andere Teilnehmer eine virtuelle Billardkugel, so wurde sein Mitschnitt so weit verschoben, bis hier die Kugel erst später ans Rollen kam. Im Ergebnis waren alle Mitschnittpaare so justiert, dass keiner der beiden Mitschnitte zu früh oder zu spät abläuft.

Zur technischen Realisierung für das Abspielen simultaner Mitschnitte wurden Skripte in der Programmiersprache SMIL erstellt. Sie haben den Vorteil, dass sie auf einfachste Weise modifizierbar sind, nämlich durch Editieren als Textdatei. SMIL-Skripte lassen die einzelnen Mitschnitte unverändert, sie steuern nur ihre Darstellung der Dateien in einem Gesamt-Layout. Um auch bei diffizilerer Wiedergabe mit zwei Beamern, ggf. sogar von zwei Laptops, die Simultaneität sicherzustellen, wurden zudem einige Mitschnittpaare zu neuen, doppelt so breiten Videos („Split-Screen") zusammengeschnitten.

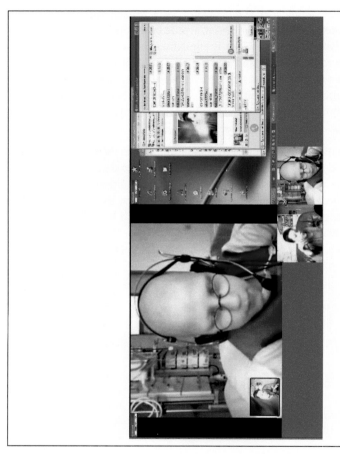

Abbildung 10: Synchrone Darstellung der beiden örtlich getrennten Desktops einer Telekonferenz. Die kleinen Kontrollbilder am unteren Rand sind nicht den
Teilnehmern, sondern nur den Betrachtern der Mitschnitte sichtbar.

4   Besonderheiten von Stichprobe und Setting

4.1   Altersschwerpunkt der Patienten

In den technisch-sozialen Supportdienst wurden 27 Patienten aufgenommen. In
die Erhebung und Auswertung aller Mitschnitte willigten 25 ein. Durch Festplattenschaden gingen von einem Patienten 100% der Daten verloren, von einem

anderen 30%. Wegen Versterbens vor Erreichen der durchschnittlichen Behandlungszeit liegen von zwei weiteren Patienten Mitschnitte nur in reduziertem Umfang vor.

Der Altersdurchschnitt der Patienten zur Zeit ihrer Behandlung liegt bei rund
10 Jahren. In die Altersgruppe der **Kinder** (6 bis 13 Jahre) fallen **21 Patienten**, in
die Altersgruppe der **Jugendlichen** (14 bis 17 Jahre) fallen **4 Patienten**. Würde
man die Altersgrenze zwischen Kindern und Jugendlichen aus psychologischen
Erwägungen auf 12 Jahre vorverlegen, so fielen 17 Patienten in die Gruppe der
Kinder, 8 in die der Jugendlichen.

Hinsichtlich Formen und Umfang der Nutzung von Telekommunikation zeigten sich zwischen Kindern und Jugendlichen keine signifikanten Unterschiede.

4.2 Geschlechtsverteilung der Patienten

Von den Patienten, für die Support geleistet wurde, sind 76% (absolut: 20) männlich. Von den Patienten, die in die gesamte Studie einwilligten, sind 74% (absolut: 19) männlich. (Zum Vergleich: Von den deutschlandweit stammzelltransplan-
tierten Kindern sind nur 39% männlich.)

**Mit drei Viertel der Gesamtheit sind Jungen also deutlich überrepräsen-
tiert.** Das durchschnittliche Aufkommen ihrer Telekommunikation liegt allerdings nahe am Gesamtdurchschnitt.

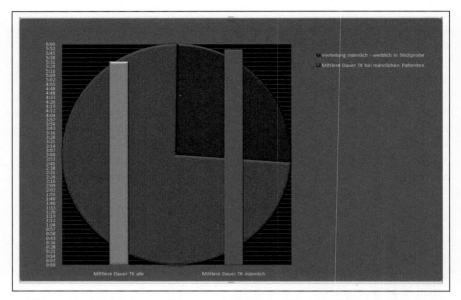

Abbildung 11:　Geschlechtsverteilung in der Stichprobe. Dauer der Telekommunikation
　　　　　　　nach Geschlecht

Zwar ist diese Ungleichverteilung angesichts der geringen Gesamtzahl nicht selber interpretierbar. Doch sie muss bei der Interpretation des Materials **als Hintergrundfaktor mit bedacht werden**.

Insbesondere zeigte sich nämlich, dass für improvisierte Phantasiespiele weit
weniger Zeit verwendet wird als für technikbasierte Regelspiele (vgl. 4.4). Da
nun aber die Phantasiespiele größtenteils von Mädchen gespielt wurden, hingegen
die computerbasierten Onlinespiele vor allem von Jungen, kann diese Verteilung
weitgehend als **Spiegelung des Geschlechterproporzes** in unserer Stichprobe
verstanden werden. Dies deckt sich mit Befunden der empirischen Jugendforschung, dass Jungen mehr zur Beschäftigung mit technischen Spielen neigen,
Mädchen mehr zu "sozialen" Aktivitäten.

4.3　Ethnischer Hintergrund der Patienten

Patienten mit Migrationshintergrund stellen gut ein Drittel unserer Stichprobe.
Somit spiegeln sie die Verhältnisse *ihrer* Altersgruppe im Bundesland *Nordrhein-
Westfalen* wider, dem die Universitätsklinik Essen zugehörig ist (Statistisches
Bundesamt 2010: 5f., 16f.). Erfasst sind unter dieser Sammelbezeichnung alle

diejenigen, die wegen ihrer eigenen Herkunft oder der Herkunft von Familienmitgliedern noch eine andere Sprache als Deutsch sprechen und in einigen Fällen
Deutsch nicht fließend oder gar nicht sprechen. Da es sich, absolut gesprochen,
aber um weniger als 10 Patienten handelt, lassen sich über sie keine Verallgemei-
nerungen anstellen.

Hinsichtlich der quantitativen Nutzung von Telekommunikation zeigten sich
keine Besonderheiten bei diesen Patienten. Das durchschnittliche Aufkommen
ihrer Telekommunikation liegt nahe beim Mittelwert. Die Vermutung, dass sie
wegen familiärer Bindungen in andere Länder vermehrt Gebrauch von Telekommunikation machen, findet sich zumindest in unserer kleinen Stichprobe nicht
bestätigt.

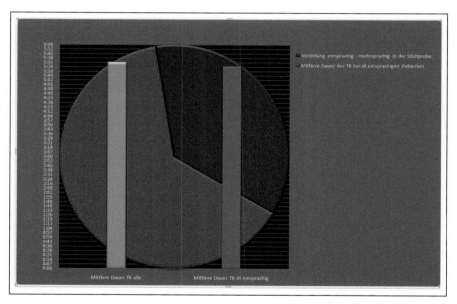

Abbildung 12: Ethnische Verteilung in der Stichprobe. Dauer der Telekommunikation
nach ethnischem Hintergrund

Bei Patienten mit **Migrationshintergrund** zeigten sich in mehreren Fällen jedoch
Besonderheiten des sozialen Umfeldes, die die Verwendung von Telekommunikation mitprägten und die deshalb **als Hintergrundfaktor** bei der Interpretation
des Materials mit bedacht werden müssen:

a)   Zum einen lag in einigen Fällen die Zahl der potentiellen Kontaktperso-
nen (Freundesliste im Kommunikationsprogramm) und der tatsächlich

kontaktierten Partner über dem Durchschnitt. Damit einher ging eine
größere Selbstverständlichkeit im Umgang mit Situationen der Telekommunikation. Andererseits waren bei den Kontaktstellen dieser Familien im Ausland die Rechnerausstattung und die Internetverbindungen
typischerweise problematisch und führten zu viel Herumprobieren und
Fehlschlägen.

b) Zum anderen übernahmen viele Mitglieder aus diesem größeren Ange-
    hörigenkreis die Funktion eines technischen Ratgebers und Helfers. Je-
    doch übernahm meist niemand die Verantwortung, an Problemen so lan-
    ge dranzubleiben, bis sie gelöst waren. So kam den Patienten zwar das
    Erlebnis versuchter Hilfeleistung zugute, jedoch seltener eine technische
    Verbesserung.

4.4   Kinderstation für Knochenmarktransplantation in Erwachsenenstation

Während der Laufzeit des Projekts wurden die Räumlichkeiten der Kinderstation
für Knochenmarktransplantation geschlossen und durch einen Neubau ersetzt. Für
die Übergangszeit wurden 4 Isoliereinheiten der Erwachsenenstation für KMT an
die Kinderstation ausgeliehen. Damit war schon vorab eine Verbesserung der
Patientenfreundlichkeit der Räume gegeben. Die Gastrolle der Kinder-KMT in
der Erwachsenen-KMT zog jedoch anfänglich Unklarheiten bei den Pflegekräften
nach sich.

Zum einen betraf das die Regeln zur Keimminimierung, die für Kinder und
Eltern anders ausgelegt sind als für erwachsene Patienten und deren Besucher.
Einige Pflegekräfte hielten sich auch bei Kindern an etwas strengere Regeln,
andere differenzierten genau zwischen den Patientengruppen, dritte (nämlich die
ins Team aufgenommenen speziellen Kinderkrankenschwestern) beachteten weiterhin nur die Kindervariante der Regeln. Daraus entstanden bei manchen Eltern
Unsicherheiten auch darüber, welche Infektionsgefahren und Desinfektionserfor-
dernisse im Zusammenhang mit der Telekommunikations-Technik zu berücksichtigen sind.

Zum zweiten kam es wegen der Belegung von Erwachsenenzimmern mit
Kindern zu Verwechslungen der PC-Netzwerke. Wenn Pflegekräfte nicht gerade
ein besonderes Verständnis für Technik hatten, wussten sie teilweise nicht, dass
für die Kinder ein eigenständiges, andersgeartetes WLAN als für die Erwachsenen eingerichtet war. So kam es vor, dass sie den Kindern bei Netzwerkproble-
men rasch helfen wollten, aber verkehrte Hilfestellungen gaben.

Schließlich zeigten sich in Einzelfällen unterschiedliche Auffassungen über den PC- und Medienkonsum. Anders als gegenüber selbstverantwortlichen Erwachsenen wurde manchmal gegenüber Kindern eine pädagogische Fürsorge empfunden, die mit der teilweise extensiven Computernutzung einzelner Patienten kollidierte. In einem Fall wurde einem Kind die Computerbenutzung nur noch in stark begrenzten Zeiten erlaubt. Dass gerade dieser Patient in besonderem Maße auf seine alten Freundschaften angewiesen war und sie gar nicht anders als über das Internet pflegen konnte, wurde Pflegern, Lehrern und Sozialarbeitern während ihrer Tätigkeiten im Isolierraum nicht offensichtlich und ließ sich ihnen auch durch Erklärungen nur schwer vermitteln.

5 Benutzung von Telekommunikation

5.1 Zeiten

Zu fast jeder Tageszeit konnte es zu einer Nutzung der Technik zur Telekommunikation kommen. Die früheste in einem Mitschnitt dokumentierte Nutzung ist der (verzweifelte) Versuch eines kleinen Patienten, **morgens um 6 Uhr** seinen Vater über Skype zu erreichen, was jedoch misslang, weil sein Vater während der Nachtruhe den Computer abgeschaltet ließ. Die späteste dokumentierte Sitzung enthält jugendliche Flirtversuche und endet erst **nachts kurz vor 2 Uhr**. Nur aus den Nachtstunden zwischen 2 und 6 Uhr liegen überhaupt keine Mitschnitte vor. Dies schließt allerdings nicht aus, dass auch in diesem Zeitraum Aktivitäten wie E-Mail, SMS oder Webchat stattgefunden haben könnten, die halt nur undokumentiert blieben, da sie ja von der Mitschnitt-Automatik ausgenommen waren.

Häufigkeit und Dauer der Telekommunikation sind allerdings über den Tageslauf sehr ungleich verteilt. Die Nutzungshöhepunkte liegen am frühen Nachmittag (1 bis 2 Uhr) und am Abend (17 bis 20 Uhr). Darin spiegeln sich deutlich der Tagesrhythmus der Krankenstation und die **Tagesrhythmen** der Kommunikationspartner außerhalb der Klinik wieder. Auf der einen Seite können sich die Patienten auf andere Menschen und auf die kontrollbedürftige Kommunikationstechnik besser konzentrieren, wenn erst einmal die vielen Aktivitäten der Pflege, Versorgung und Behandlung des Vormittags vorüber sind. Und sie können sich von ihrer oft erst nachmittags erscheinenden Begleitperson (Mutter oder Vater) bei technischen und praktischen Dingen der Telekommunikation unterstützen lassen. Auf der anderen Seite sind auch ihre Kommunikationspartner außerhalb der Klinik erst dann besser erreichbar, wenn ihre Tagesaktivitäten dies zulassen.

Bei Gleichaltrigen sind dies oft die Zeit nach dem Schulunterricht und der frühe Abend, bei Erwachsenen ist es eher der Abend. Der Zeitpunkt einer Telekommunikationssitzung folgt also nicht einfach den Bedürfnissen der Patienten, sondern ist ein **Kompromiss zwischen allen Beteiligten**.

Ob Telekommunikation überhaupt zustande kommt, wann genau und wie lange sie stattfindet, hängt von einer Vielzahl weiterer Umstände ab. So wird in den Nachmittags- und Abendstunden, wenn ein Elternteil im Isolierraum zu Besuch ist, der Patient darin nicht immer eine Unterstützung für Telekommunikation mit Dritten sehen, sondern oft genug eine Kommunikationsmöglichkeit, der er den Vorrang gibt und zu deren Gunsten er den Kontakt mit anderen lieber auf die Zeit nach dem Besuch verschiebt. Gelegentlich sieht sich ein Patient auch der Kontrolle durch seine Begleitperson ausgesetzt, oder er empfindet die Diskretion als beeinträchtigt und wartet deshalb den späteren Abend ab, bis die Telekommunikation mit anderen ungestört sein wird. So veranstaltete eine sechzehnjährige Patientin (Code O) nach der abendlichen Verabschiedung ihrer Mutter, aber durchaus mit dem mütterlichen Einverständnis, lange Nachtsitzungen mit einem Onlinefreund. Beide bewegten sich durch dieselben Chaträume und sahen im Fernsehen dieselben Sendungen, währenddessen sie mit einer Skype-Audiokonferenz verbunden waren. Direkt miteinander sprachen sie freilich nicht viel, fochten allerdings manchmal einen Beziehungsstreit aus - eine moderne Teleromanze.

In wieder anderen Fällen halten die Patienten die zeitweilige Trennung von ihren Eltern nur schwer aus und versuchen, das Vakuum der restlichen Zeit durch Telekommunikation mit Dritten zu füllen - oder durch erneute Aufnahme der **Verbindung zu den Eltern**, nunmehr jedoch per Telekommunikation. Besonders eindrucksvoll zeigte sich dies bei einem Patienten (Code J), der die nach Hause gefahrene Mutter dort wieder über ICQ anrief und mit ihr spätabends Onlinespiele spielte. Manchmal rief er sie auch mitten in der Nacht an, dann jedoch nicht auf ihrem Computer (da dieser abgeschaltet war), sondern auf ihrem Handy.

Zeitpunkt und Dauer von Telekommunikation hängen darüber hinaus von einer Reihe weiterer Variablen ab, die mit dem eigentlichen Bedürfnis nach Kommunikation kaum etwas zu tun haben, sondern nur die *Voraussetzungen* zur Kommunikation betreffen:

–   **Technische Bedingungen**, wie sie in 6.1 dargestellt werden: Dazu gehört insbesondere, dass Telekommunikation wegen einer Vielzahl akuter Störungen beendet oder unterlassen werden kann. Zum Beispiel wenn Bild oder Ton zu schlecht werden oder die Verbindung immer wieder abreißt, wird Telekommunikation meistens vorzeitig beendet. Auch wurde mehrfach berichtet, wegen erwarteter Netzlast an Freitag- und Samstagabenden habe man geplante Telekonferenzen bewusst auf einen technisch günstigeren anderen Tag gelegt.

- **Körperliche Verfassung**: Die allgemeine energetische Verfassung des Patienten, seine Wachheit und Konzentrationsfähigkeit, können durch den Krankheits- und den Behandlungsverlauf so gemindert sein, dass er den Anforderungen der Telekommunikation nicht gewachsen ist. Andererseits muss körperliche Schwächung kein absolutes Hindernis sein. Wir haben auch mehrfach erlebt, dass ein Patient sehr schlapp war und auch tagsüber viele Stunden schlief, aber zu einer Videokonferenz, auf die er sich gefreut hatte, wach und fit war.

- Eine andere Beeinträchtigung betrifft unmittelbar die **Sprechwerkzeuge**. Wenn Lippen, Mundraum oder Hals infolge der Behandlung wund sind und schmerzen, schränken die meisten Patienten das Reden ein. Dadurch verlieren auch Audiokonferenzen ihren Wert für sie. Nur für ältere Patienten, die sich mit Verbalisierung und Schriftlichkeit schon besser ausdrücken können (etwa ab 12 Jahren), bietet sich bei dieser Beeinträchtigung ein Ausweichen auf Kommunikation per Textchat an.

- **Stimmungslage**: Die Motivationslage des Patienten spielt eine noch größere Rolle dabei, wie oft und wie lange er Telekommunikation benutzt. Manchmal ist ein Patient so skeptisch und pessimistisch, dass er vor den technischen oder sozialen Anforderungen kapituliert und die Möglichkeiten der Telekommunikation auch nicht annähernd ausschöpft. Manchmal dagegen legt ein Patient so viel Zuversicht und "Biss" an den Tag, dass er auch schwierige technische Anforderungen meistert und hinderliche Umstände überwindet, so dass ihm häufige, lange und psychosozial stärkende Telekonferenzen gelingen. Für beide Haltungen finden sich in unserer Stichprobe auch extreme Beispiele.

Zusammenfassend lässt sich feststellen, dass Zeitpunkt, Dauer und Häufigkeit von Telekommunikation *nicht direkt als Ausdruck des Bedürfnisses nach Kontakt* verstanden werden können, sondern als Ergebnisse einer komplexen Kompromissbildung zwischen unterschiedlichen inneren und äußeren Voraussetzungen und Bedingungen. Dies lässt sich auch daran ablesen, dass während der Projektlaufzeit der Umfang der Nutzung von Telekommunikation genau in den Phasen und in dem Maße anstieg, wie der technisch-soziale Support erweitert und verbessert wurde (vgl. 7.3).

5.2   Orte

Während der KMT-Behandlung ist die Welt des Patienten weitgehend auf seinen Isolierraum begrenzt. Dazu gehören im engeren Sinn die Stellen im Raum, zu denen er *hingehen* kann, also der eigentliche Krankenraum und der daran angeschlossene private Sanitärraum. Im weiteren Sinne gehören noch Stellen dazu, zu denen der Patient nicht hingehen kann, von denen er jedoch einiges *sehen* oder *hören* kann. Dies sind zur einen Seite hin die Besucherterrasse und der vor der Besucherterrasse gelegene Sektor des Außengeländes, zur anderen Seite hin die Schleuse, der durchs Schleusenfenster sichtbare Sektor des Ganges und der durchs Gangfenster sichtbare Sektor des Innenhofs.

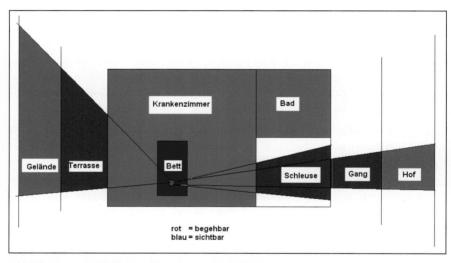

Abbildung 13: Grundriss: Nahumgebung des Patienten

In dieser Nahumwelt kann der Patient am leichtesten über Bett und Tisch verfügen, während die anderen Bereiche des Krankenzimmers und die außen liegenden Räume wie Besucherterrasse und Schleuse stärker im Wirkungsbereich anderer Menschen liegen, insbesondere Begleitperson, Pflegekraft, Arzt, Physiotherapeut, Erzieher, Reinigungskraft, Lehrkraft oder Besucher.

Durch Telekommunikation mit Gegenstellen wird die Welt des Patienten größer. Ferne Räume gelangen in seine Reichweite. Zwar kann der Patient nicht in diese Räume *hineingehen* und in ihnen *eigenhändig* handeln, aber er kann durch andere Menschen im fernen Raum Handlungen durchführen *lassen*, er kann durch Mitteilungen über den fernen Raum etwas von ihm wissen, und er kann durch

Bild- und Tonübertragung etwas von ihm *sehen* und *hören*. Durch Telekommunikation wird also nicht nur der Kontakt mit fernen Menschen ermöglicht, sondern auch eine Erweiterung der räumlichen Welt des Patienten um mittelbar erreichbare Nebenräume.

Der naheste Raum, der den Patienten durch Telekommunikation erreichbar wurde, ist der **Schleusenraum**. Durch seine unmittelbare Nachbarschaft zum Isolierraum eignet er sich ideal zu Test- und Übungszwecken. Überdies erlaubte er es, bei Gesprächen mit mehreren Personen die Isolationsregel einzuhalten, dass in den Krankenraum selbst immer nur *eine* Person Zutritt hat.

Der nächst nahe Raum ist der PC-Raum des wenige hundert Meter entfernten Hauses der Essener **Elterninitiative**. Mit ihm werden Telekonferenzen geführt, wenn es für einen Besuch der Eltern zu früh oder zu spät ist oder wenn mehr Angehörige eingebunden werden sollen, als der Isolierraum beherbergen darf.

Als Gegenstellen treten auch die **Räume des TKK-Projekts** in Erscheinung: Die Büros in der Klinik und der Universität in Essen, der Arbeitsplatz des Oberarztes, die PC-Werkstatt und die Home Offices der Mitarbeiter in Bochum und Köln.

Besonders häufig liegt die Gegenstelle in der vertrauten **Heimatwohnung** des Patienten, u. a. in Küche, Wohnzimmer, Wohnküche, Jugendzimmer, Computerkeller, Terrasse oder Garten. Bei Telekonferenzen mit Freunden und Angehörigen sind es deren Wohnzimmer und **Arbeitsräume**, aber auch Hotelzimmer und **Ladengeschäfte**. Bei Telekonferenzen mit der Heimatschule lag die Gegenstelle im **Klassenraum**.

Gelegentlich kommt es auch vor, dass durch Mehrpunktkonferenzen oder durch eine Nebenkonferenz eines fernen Partners gleichzeitig noch ein **dritter Ort** mit dem Isolierraum verbunden wird.

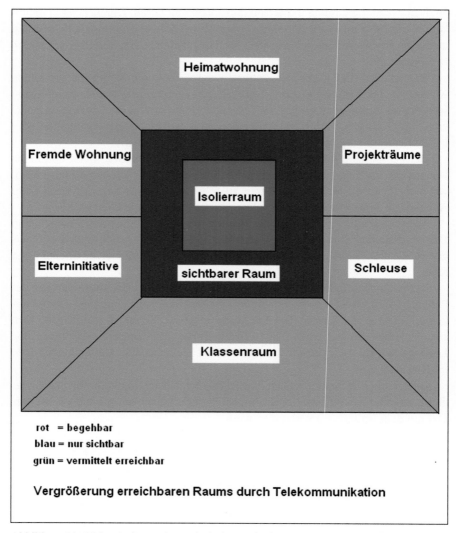

Abbildung 14: Nahumgebung plus technisch vermittelte Fernumgebung des Patienten

Die fernen Orte können dem Teilnehmer der Telekommunikation allerdings in sehr unterschiedlicher Detailliertheit und Qualität verfügbar sein; darüber sollte die Grafik mit ihren homogenen Flächenfärbungen nicht hinwegtäuschen. Denn vieles hängt von Einstellungen und Geräten ab. Zum Beispiel erscheint der ferne

Raum viel plastischer, wenn er nicht nur im Skypefenster, sondern im *Vollbild* dargestellt wird.

Außerdem wird er als präsenter erlebt, wenn auch seine *Hintergrundgeräusche* hörbar sind. Benutzt man jedoch ein Sprachmikrofon, das für kristallklare Stimmen aus einem Großraumbüro konstruiert wurde, so werden gerade diejenigen Geräusche, die das Gefühl der Ortsverbundenheit fördern würden, weggefiltert.

Auch die Möglichkeit zur Einflussnahme in fernen Räumen kann sehr variieren. Zwar nimmt *prinzipiell* der Einfluss eines Patienten auf seine Umwelt zu, wenn er mit einem zweiten Ort verbunden ist und dort mittels Sprache Aktionen in Gang setzen kann. Doch muss auch damit gerechnet werden, dass an den fernen Orten andere Teilnehmer ihren Einfluss geltend machen und dadurch den Einfluss des Patienten wieder begrenzen. Bei einer Gruppenschaltung mit Skype über mehrere Orte hinweg kann es zunächst so erscheinen, als wäre der Patient gleichzeitig an mehreren Orten vertreten und hätte dadurch viel mehr Einfluss als bloß in seinen eigenen vier Wänden in der Klinik. Doch durch die vielen einbezogenen Teilnehmer, die auch alle ihren eigenen Plänen und Absichten folgen, könnte sein tatsächlicher Einfluss in der gesamten Gruppe sogar schrumpfen. In größeren Gruppen können Kinder "untergehen".

5.3 Teilnehmer

Die Teilnehmer an Telekonferenzen im Rahmen des Projekts wurden nach Ihrem Verwandtschafts- oder Beziehungsverhältnis zum Patienten bezeichnet, soweit diese bekannt sind.

Da bei vielen Patienten im Lauf ihrer Krankheits- und Behandlungsgeschichte die Kontakte mit Gleichaltrigen seltener und wertvoller werden, wurde besonderer Wert darauf gelegt, die wenigen **Gleichaltrigen auch durch ihre Kodierung erkennbar zu machen**. So wurden Personen mit unklarem Verhältnis zum Patienten in die Gruppen Erwachsene und Gleichaltrige unterschieden.

Tabelle 4:   Abkürzungen für Kommunikationsteilnehmer

Teilnehmer-Kürzel	Definition
p	Patient, Patientin
m	Mutter
m2	Partnerin des Vaters
v	Vater
v2	Partner der Mutter
sr1	jüngste Schwester
br1	jüngster Bruder
t	Tante
o	Onkel
oma	Großmutter
opa	Großvater
f	sonstiger Verwandter oder Freund in Altersgruppe des Patienten
e	sonstiger Verwandter oder Freund im Erwachsenenalter
x,y,z	Unbekannte(r)
a,ä	Arzt, Ärztin
pf	Pflegekraft
l	Lehrkraft
sch	Schule
aw	Angelika Wirtz
tb	Thomas Bliesener
ob	Oliver Basu
vh	Volker Hilger
test	Testadresse, Testrechner

Als Teilnehmer wird jeder gerechnet, der in Sprache oder Bild in Erscheinung tritt und wahrgenommen wird. Er muss sich keineswegs die ganze Sitzung über beteiligen; auch eine halbe Minute stummen Winkens zum Patienten hin wird als Teilnahme gewertet. Für Personen, die ohne absichtlichen Bezug zum fernen Konferenzpartner sichtbar oder hörbar werden, wird in der Erfassungsliste "im Hintergrund" vermerkt.

5.3.1   Konferenzen eins zu eins

Zu Projektbeginn wurde die Ausstattung mit audiovisuellem Zubehör von der Vorstellung geleitet, dass ein Patient im Isolierraum mit einem Gesprächspartner außerhalb kommunizieren wolle. Als weitere Annahme kam hinzu, dass die Beteiligten großen Wert auf „Diskretion" gegenüber Dritten im Raum (Klinikpersonal) und gegenüber Nachbarräumen legen würden. Unter diesen Gesichtspunkten wurden ein Kameramodell und Geräte zur Tonaufnahme und -wiedergabe beschafft, die sich speziell für 1:1-Kommunikationen eignen. Insbesondere schienen Kombinationsgeräte mit Kopfhörer und Mikrofon, also **Headsets**, diesen Zwecken besonders gut zu entsprechen und zugleich der Echovermeidung zu dienen. Tatsächlich jedoch stellten Konferenzen nach diesem 1:1-Modell nur eine Minderheit dar.

5.3.2   Konferenzen mehrerer Teilnehmer mit mehreren

Die Analyse der tatsächlichen Kommunikationspraxis erbrachte, dass Telekommunikationen nur in einem kleineren Teil der Fälle 1:1 geführt werden. Außerdem ergab sich, dass der vermutete Diskretionsbedarf nur selten eine Rolle für die Teilnehmer spielte. Hingegen zeigte sich, dass es für viele Patienten und ihre Begleitpersonen im Isolierraum meistens als hinderlich empfunden wurde, wenn sie von der Telekommunikation des jeweils anderen partiell *ausgeschlossen* waren. Kinder beklagten sich mehrfach, dass sie dem nicht folgen können, was ihre Mutter am Telefon oder per Internetkommunikation mit anderen beredet. Mütter ihrerseits hätten gerne sofort gehört, was der Vater von zuhause dem Patienten in den Kopfhörer sagt. Zur Abhilfe wurde die Methode verwendet, wie sie von Telefonen ohne Lauthörer bekannt ist, nämlich dass der Teilnehmer mit Headset das Gehörte laut weitersagt. Wegen ihrer isolierenden Wirkung sind also Headsets für spontane Gespräche mit abwechselnd mehreren Teilnehmern ungeeignet.

Wenn man die beobachtete Telekommunikation *mit mehr als einem* Teilnehmer am gleichen Ort (sei es im Isolierraum, sei es bei der Gegenstelle außerhalb der Klinik) genauer klassifiziert, ergeben sich folgende Regelungen:

- *Teilnehmer reden paarweise der Reihe nach*, z.B. erst Eltern miteinander, dann Kinder miteinander.

  Soweit dies den Auftakt von Telekonferenzen betrifft, entspricht dies unserer Empfehlung, dass erst die Erwachsenen für das Funktionieren der Technik sorgen mögen, bevor die Kinder die Technik zum Kontakt nach draußen benutzen.

- *Teilnehmer reden paarweise gleichzeitig, aber in getrennten Strängen.* Hier kommt es leicht dazu, dass sich die Parallelgespräche gegenseitig stören.

- Zwischen allen *wechselt die Beteiligung unregelmäßig*, es ergibt sich also ein quasi natürliches Mehrpersonen-Gespräch. Hier kann es dazu kommen, dass zögerliche oder schwächere Partner weniger zu Wort kommen. Gerade Patienten geraten leicht ins Hintertreffen.

Weitere Kombinationen von mehr als 2 Teilnehmern können auch dadurch entstehen, dass mehrere technische Verbindungen zusammengeschaltet werden:

- mehrere gleichzeitige Zweierkonferenzen, die jedoch teilweise ohne gemeinsames Bild oder ohne gemeinsamen Ton auskommen müssen. Hier ist den Teilnehmern typischerweise unklar, wer was zu wem sagt oder wer was von wem weiß. Kinder können Spaß daran haben, mit diesen Möglichkeiten zu spielen, ähnlich wie sie am Versteckspielen Freude haben. Wenn dabei aber über ein bestimmtes Thema gesprochen werden soll, stellen die Unklarheit und Unzuverlässigkeit der Gesprächsgrundlagen rasch eine Belastung dar (Patientencode W).

- Drei-Orte-Konferenz per Skype, bei der des Öfteren wiederum mehrere Teilnehmer an jedem Ort auftreten (Patientencode R).

Die wichtigsten Effekte in Mehr-Personen-Konferenzen mit unzulänglicher Technik sind, dass die Zuverlässigkeit der Kommunikation sinkt und wegen erforderlicher Disziplin die Spontaneität leidet.
Nachdem im Verlaufe des Projekts die ungewollten Kommunikationsbehinderungen infolge der Technikausstattung erkannt waren, wurde für den *akustischen* Anteil der Telekommunikation eine neue Lösung eingeführt und in der Praxis getestet: Ein **Freisprecher** mit Echounterdrückung und einer Reichweite von Tonaufnahme und -wiedergabe, die den gesamten Isolierraum abdeckt. Das Gerät der Wahl war die Soundstation2 von Polycom (Polycom 2013).

5.4   Medienkanäle

Als "Medienkanal" werden hier mangels besserer standardisierter Bezeichnung die unterschiedlichen Komponenten moderner multimedialer Messaging-Programme bezeichnet: Textchat, Audio, Video, Onlinespiel, Dateitransfer, usw. Von den ihnen innewohnenden Möglichkeiten her eignen sich die Komponenten unterschiedlich gut für unterschiedliche kommunikative Verwendungen.

–   **Textchat**: Zwar steht Chat im Ruf, oberflächlich, unverbindlich und unehrlich zu sein. Doch stehen dem die langjährigen Erfahrungen entgegen, dass Chat in einer 1:1-Konstellation und ohne konkurrierende Anforderungen aus simultanen Aktivitäten gut geeignet ist, persönlich bedeutsame, ja existenzielle Themen miteinander zu teilen. Psychosoziale Beratung und Seelsorge per 1:1-Chat sind keine minderwertigen Behelfsmittel, sondern eignen sich wegen des Zwangs zur Kürze und der erzwungenen Wartepausen besonders gut, Nachdenken und Fühlen von Klienten zu aktivieren (Beranet 2013). Dies ist allerdings an Voraussetzungen gebunden: **Die Fähigkeit zu Verbalisierung, Reflexion und schriftlichem Ausdruck müssen genügend weit entwickelt sein. Bei der Zielgruppe "kranke Kinder" ist dies jedoch gewöhnlich erst ab einem Alter von 12 bis 14 Jahren gegeben (Patientencodes Q, U).**

–   **Audio und Video** zur fortlaufenden Übertragung von Bewegtbild und Ton, insbesondere gesprochener Sprache, eignen sich besonders gut für spontane Kommunikation. Je besser bei Auswahl und Installation der Endgeräte dafür gesorgt wurde, dass sie große und überlappende Raumsektoren abdecken, umso ungezwungener können die Benutzer gesprochene Sprache, Gestik, Mimik und Aktionen entfalten und wechselseitig wahrnehmen. **Daher eignen sich ausgebaute Audio-Video-Konferenzen besonders gut für Kinder, die (noch) nicht gut verbalisieren und schreiben können und die sich (noch) nicht gut disziplinieren können, um komplizierten Raumverhältnissen (vgl. 4.2) Rechnung zu tragen, also besonders für Kinder zwischen 6 und 14 Jahren.**

–   **Onlinespiele**: Web- oder messenger-basierte Onlinespiele sind oft so angelegt, dass sie auch bei mäßiger Verbindungsqualität und mit nur wenig Begleitkommunikation auskommen. Sie ziehen deswegen nicht nur ein eigenständiges Interesse auf sich, sondern eignen sich auch als **Ersatz, wenn andere Formen der Telekommunikation aus Gründen der Technik, der Kompetenz oder der sozialen Beziehung zu schwie-**

rig werden. Allerdings bestätigte sich auch in unserem Feld der bekannte Trend, dass sich mit digitalen Spielen vorwiegend Jungen beschäftigen, während Mädchen mehr zu Phantasiespielen mit Improvisationen in ihrer physischen Umwelt neigen (vgl. Abschnitt 4.2).

Wenn die PCs so eingerichtet sind, dass alle Medienkanäle verfügbar sind, haben die Benutzer grundsätzlich die Freiheit der Wahl. Aus Support- und Begleitgesprächen wissen wir, dass bei der Wahl des Medienkanals die vielfältigsten Bedürfnisse, Absichten und Erwägungen eine Rolle spielen können. Das größte Gewicht haben dabei jedoch zwei Kriterien: die Qualität der Internetverbindung und die Beherrschung der technischen Anforderungen.

In der Praxis führte dies in vielen Fällen dazu, dass die Wahl auf Medienkanäle fiel, die nicht gut geeignet sind. Oft wurden Verbindungen über Textchat versucht, weil die Internetverbindung dies am besten hergab, weil die Fähigkeiten zum Umgang mit Textchat schon am meisten ausgeprägt waren oder weil über Textchat der größte Kreis von Partnern ansprechbar war. Und umgekehrt arbeiteten sich manchmal Eltern und ältere Patienten zielstrebig in Audio-Video-Konferenzen ein, obwohl sie mit ihrem Entwicklungsstand schon von bloßem Textchat viel profitiert hätten. **Die Wahl des Medienkanals führte also des Öfteren zu paradoxen Verhältnissen.** Dies soll beispielhaft an zwei Kommunikationsprogrammen erläutert werden:

–   ICQ hat traditionell seine Stärke im Textchat, ist hingegen (bis Version 6.5) audiovisuell noch unausgereift. ICQ ist das in der Altersgruppe unter 20 Jahren am weitesten verbreitete Kommunikationsprogramm und wird von jüngeren Kindern oft als einziges beherrscht. Verbreitet ist auch die Gewohnheit, sich während der Hausaufgaben in einem Gruppenchat mit Bemerkungen ohne große persönliche Tiefe abzulenken. Die Bindung an ICQ kann so groß sein, dass sich technikkompetente Patienten (Codes I und T) heldenhaft daran versuchten, ICQ um die Audio-Video-Funktionen zu erweitern.

–   MSN Messenger, sein Nachfolger Windows Live Messenger sowie Skype sind für audiovisuelle Kommunikation technisch viel besser gerüstet. Beide sind jedoch mehr bei Erwachsenen, Jugendlichen und älteren Kindern verbreitet, und diese Altersgruppen verfügen auch häufiger über Mikrofon und Webcam und die Erfahrung im Umgang damit. Dass Audio und Video vor allem Erwachsenen zugedacht sind und Kinder mit Textchat auskommen sollen, zeigt sich in einer Spezialentwicklung des "Windows Live Messenger für Kids", die zwischen 2009 und 2012 verfügbar war. Dort wurde die Videokomponente „aus Sicherheitserwägungen" gänzlich deaktiviert (Chip.de 2009).

So können diejenigen am ehesten chatten, die am meisten von Videokonferenzen profitieren würden, und diejenigen am ehesten videokonferenzieren, die am besten mit Chat auskämen.

Ein zehnjähriger Patient (Code W), der Mühe mit dem Schreiben und der deutschen Sprache hatte, widerspricht der Verschiebung eines Besuchs auf den nächsten Tag mit den Worten „NISCHOKE KOM OIT" (Das ist nicht ok, komm heute) und mit dem Versand von Emoticons, die Ärger symbolisieren. Die Einrichtung einer Audio-Videoverbindung, in der er seine Enttäuschung einfach hätte sagen können, war zuvor gescheitert.

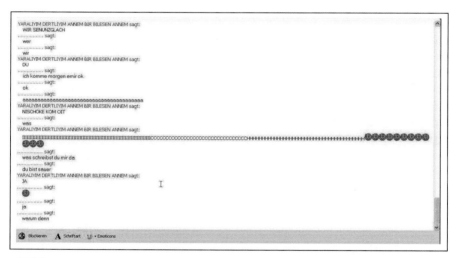

Abbildung 15: Emoticons statt gesprochener Sprache

In den Mitschnitten lässt sich beobachten, dass Patienten und Eltern an Stellen, wo die Grenze des Machbaren erreicht ist, zu Ersatzlösungen greifen. Hierfür drei Beispiele:

–   Ein Vater, der sich mit der Aussteuerung des Mikrofons an seinem Heimrechner schwer tat, verabredet sich mit dem Patienten (Code I) fortan nur noch zu Onlinespielen.

–   Ein achtjähriger Patient (Code L) ergänzt den ICQ-Chat nicht mit Bordmitteln um Bild und Ton, sondern mit Skype. Dies erfordert jedoch die Kunst, beide Programme richtig zu koordinieren. Es stellen sich mehrfach Fehler ein, die niemand durchschaut und die Ärger auf den Partner auslösen.

- Ein experimentierfreudiger zwölfjähriger Patient (Code T) kommt seinen Partnern dadurch entgegen, dass er alle Kommunikationsprogramme gleichzeitig laufen lässt. Dies führt jedoch dazu, dass er Bild- und Tonprobleme gleich in mehreren Programmen lösen muss, auch in solchen, die wenige Erfolgsaussichten bieten. So "kommt er vom Regen in die Traufe".

5.5   Aktivitäten

Aus einer Sichtung der Mitschnitte ergab sich, dass praktisch das ganze Spektrum an Aktivitäten, die in Face-to-face-Kommunikation vorkommen, auch in der Telekommunikation auftritt. Ausgeschlossen bleibt naturgemäß das Hantieren an einem gemeinsamen physischen Objekt. Insbesondere fehlt bei Feierlichkeiten der typische physische Kern des Rituals, z.B. Umarmung, Übergabe von Geschenken und Anstoßen mit Gläsern. Dagegen tritt das Hantieren an *digitalen* Objekten (etwa Spielsteinen, Figuren, Dateien), das es in Face-to-face-Kommunikation nicht gibt, regelmäßig hinzu. Erstaunlicherweise sind jedoch digitale Mittel zur Imitation von Geschenkübergabe oder Gläseranstoßen noch nicht verfügbar oder zumindest nicht gebräuchlich. Die folgende Liste soll die Breite des Spektrums veranschaulichen; sie erhebt dabei allerdings keinen Anspruch auf Trennschärfe und Vollständigkeit:

- Präsenz zeigen und erleben (markant bei Codes A, J, U)
- Neuigkeiten austauschen, insbesondere häusliche und medizinische
- Erlebnisse erzählen
- Befinden und Empfinden erfragen und mitteilen
- Einschätzungen abgleichen, ggf. Diskussion, ggf. auch konfliktär
- Absprachen, Planungen, Aktionen, ggf. mit Diskussion, ggf. auch konfliktär
- Lernen von Unterrichtsstoff (Codes B, T)
- Scherzen (zahlreich bei Codes L, Y)
- Improvisiertes freies Spiel
- an Medien gebundenes Regelspiel
- eigenen Leib, Dinge, Räume, Ausblicke zeigen

- Austausch und Konsum von Unterhaltungsmedien:
  animoticons, Surftipps, Fernsehtipps, Fotos, Videos, Musikdateien
- Computerarbeiten
- Weihnachtsfeier, Geburtstagsfeier, Karneval

5.6 Wessen Bedürfnisse und Zwecke bestimmen die Telekommunikation?

Die Dienste und Infrastrukturen des Modellprojekts wurden ursprünglich unter dem Leitgedanken eingerichtet, dass sie den kommunikativen Bedürfnissen des Patienten möglichst gut entgegenkommen sollten. Tatsächlich jedoch ist dies mit Ressourcen, die von mehreren Partnern zugleich genutzt werden, nur in Grenzen möglich. Denn sobald andere Menschen außer dem Patienten beteiligt oder auch nur anwesend sind, geschieht die Nutzung der neuen Möglichkeiten *auch nach deren Bedürfnissen*.

Zwar stellten wir jedem Patienten Netzwerk und Rechner zur Verfügung, doch der Patient befindet sich nur am einen Ende eines Kommunikationspotentials. Das gesamte Potential hingegen wird nicht vom Patienten allein in Besitz genommen, sondern von allen Beteiligten seines sozialen Feldes mit dessen bestehender Kräftedynamik. Plakativ gesagt: Während man ein Stofftier weitgehend in die Verfügung eines Kindes geben kann, unterliegt ein PC, der u.a. von außen angerufen werden kann, auch *der Verfügung* durch den Anrufer, ja sogar *sämtlicher potentieller Anrufer*.

Erkenntnisse und Empfehlungen: 1

Über dem Potential der Telekommunikation reproduzieren sich die Kommunikationsstrukturen des bestehenden sozialen Feldes. Schon innerhalb des Isolierraums können Interessenskonflikte zwischen den Begleitpersonen und dem Patienten bezüglich der Telekommunikation aufkommen, und erst recht bei Nutzung der Telekommunikation mit Partnern außerhalb der Klinik kommen – gewissermaßen über die Leitung zurückgeflossen – auch die Bedürfnisse und Interessen der anderen zum Zuge.

5.6.1 Bedürfnisse von Partnern in Telekonferenzen

Zwar sind die Patienten am stärksten und längsten von der Außenwelt und den Meisten ihrer Bezugspersonen getrennt, nämlich im keimarmen Überdruckraum isoliert. Sie haben von daher das größte Bedürfnis zur Milderung der Isolation. Aber sobald Patienten mit Partnern in Kontakt stehen, geht es auch um deren

Bedürfnisse und ihr Verhältnis zu den Bedürfnissen des Patienten. Typischerweise versuchen Patienten, andere Menschen für sich zu gewinnen und an sich zu binden, und typischerweise versuchen die anderen Menschen, daraus einen Kontakt entstehen zu lassen, der auch ihren Vorstellungen und Bedürfnissen entspricht. Im äußersten Fall kann dies auch darin bestehen, sich der Bindung gänzlich zu entziehen.

Patienten benutzen auch die Möglichkeiten zur Telekommunikation, um ihre Wünsche an andere heranzutragen. Was die anderen damit machen, bestimmt den Fortgang des Prozesses. Hier drei (völlig undramatische) Beispiele für gegensätzliche Bedürfnisse:

Tabelle 5:   Weitere Möglichkeiten zur Telekommunikation

Patient	Partner
Patient L will mit br5 spielen	m will Videobild von p sehen
Patient L will mit br weiterspielen	br will Gitarre spielen und gibt Spiel an Dritten ab
Patient J will m dabehalten	m will auch mal frei haben, bringt Dritten ins Spiel

5.6.2   Bedürfnisse von Nahestehenden außerhalb der Klinik

So, wie ein Patient von seinem sozialen Feld isoliert ist, so sind die Geschwister, Verwandten, Freunde und Lehrer vom Patienten isoliert. Sie haben daher ihrerseits bestimmte Bedürfnisse, mit dieser Trennung umzugehen. Manchmal möchten sie während der Behandlung gar keinen Kontakt mit dem Patienten, wie dies des Öfteren über Mitschüler berichtet wurde. Manchmal möchten sie den Kontaktbedürfnissen des Patienten entgegenkommen.

Tabelle 6:   Kommunikationsofferten von Angehörigen an den Patienten

Patient G	br versucht, den Patienten zu unterhalten und aufzumuntern
Patient B	Schulklasse versucht, der Patientin Anteil am Schulleben zu geben und sie zu ermutigen
Patient L	sr erscheint (mangels PC-Fähigkeiten) mit Puppentheater auf Besucherterrasse

---

[5]   Teilnehmerkürzel entsprechend der Liste in Abschnitt 5.3

Außerdem können Angehörige und Freunde auch ihre eigenen Kontaktbedürfnisse haben. So legte in einem Nachgespräch der **Vater** einer Patientin großen Wert auf die Feststellung, dass er seine aufwändigen **Bemühungen um die Kommunikationstechnik in erster Linie nicht für die isolierte Patientin unternommen hätte, sondern für die gesunde ältere Schwester zu Hause, die mit der Patientin spielen wollte.**

Allgemein bekannt ist, dass Geschwister und nahe Angehörige von Patienten sehr an Krankheit und Isolation der Patienten mitleiden und/oder an den Auswirkungen aufs Familienleben leiden. Sie erfahren jedoch in den meisten Fällen keine besondere Unterstützung, weil sich Krankenhäuser vorrangig für ihre stationierten Patienten zuständig sehen und deshalb oft keine Ressourcen für Angehörige bereitstellen.

Mit dieser Einsicht können wir nachträglich feststellen, dass das Anliegen des Modellprojekts, den Patienten das Leben zu erleichtern, noch sehr von der patientenzentrierten Sicht des Krankenhauses bestimmt war. Mit dem erweiterten Blick auf das ganze soziale Umfeld des Patienten ist hingegen festzustellen: Einrichtung und Support von Telekommunikation ist eine Maßnahme, die dem Umfeld als ganzem zugutekommt und deren Sinn, Nutzen (und auch eventueller Schaden) von den Bedürfnissen und Bestrebungen *aller* Beteiligten, auch von deren Konflikten, bestimmt wird.

5.6.3   Bedürfnisse von Begleitpersonen im Isolierraum

Auch wenn ein "Patientenrechner" nebst Kamera und Mikrofon dem Patienten übergeben wird, unterliegt die Benutzung dieser Geräte auch sehr dem Einfluss der erwachsenen Personen, die in seinem Isolierraum anwesend sind. In manchen Momenten sorgen Pflegekräfte oder Krankenhauslehrer dafür, dass der PC vorübergehend oder für den Rest des Tages abgeschaltet wird.

Während langer Abschnitte des Tages ist gewöhnlich auch eine Begleitperson des Patienten mit ihm im Isolierraum. Meist ist dies die Mutter oder der Vater, die einander teilweise sogar in "Schichten" ablösen. Die Begleitperson nimmt unter anderem übergeordnete soziale Regelungen wahr, achtet auf Besuchs- und Stundenpläne, macht Absprachen mit Dritten außerhalb der Klinik, vermittelt pflegerische Erfordernisse usw. Unter diesen Maßgaben kann sie auch die Benutzung des PCs *regulieren*, beispielsweise zu einem Chat ermuntern oder zur Beendigung eines Spiels auffordern.

Außerdem kann die Begleitperson, soweit sie sich mit dem Rechner besser auskennt als der Patient, bei technischen Fragen und Problemen helfend einspringen, ggf. auch Maßnahmen am Rechner selber in die Hand nehmen. Oft haben

sich Eltern trotz begrenzten Knowhows intensiv für Ton-, Video- und Verbindungstests eingesetzt, bis an beiden Enden der Leitung stabile Kommunikations-
bedingungen erreicht waren. Mit solch einer *Servicefunktion* entlasten sie die
Patienten von technischen Anforderungen, die deren Verständnis oder Ausdauer
übersteigen würden. Auch kleinere oder größere Unterstützungen während einer
laufenden Telekonferenz gehören zu solch einer Servicefunktion, z.B. ein Kopf-
hörerkabel entknoten oder die Kameraposition nachjustieren, aber auch regelrech-
te *Regieführung* einschließlich Kameraschwenks, wenn die Konferenz durch
multiple Teilnehmerschaften zu komplex wurde.

Tabelle 7:   Aktivitäten von Begleitpersonen am Patienten-PC

Patient M	Service: technische Vorbereitung für Konferenz des Patienten
Patient P	Kontrolle, Beschränkungen auf feste PC-Zeiten, Verbote
Patient G	Regie bei Clownsvisite
Patient C, Y	Regie bei Kontakt mit Schulklasse

Schließlich hat die Begleitperson auch eigene Bedürfnisse und Interessen, die
sich manchmal auch auf die Möglichkeit zur Telekommunikation erstrecken
können. Daraus kann sich eine Konkurrenz um die Rechnerbenutzung ergeben.
Während der Patient beispielsweise Lust auf das Ansehen von Youtube-Videos
hat, möchte seine Mutter mit einer berufstätigen Freundin, die zum Telefonieren
keine Zeit hat, einen Chat nebenbei führen. Hier drei typische Konstellationen, in
denen zwischen Patient und Begleitperson ein Konflikt um die Rechnernutzung
entsteht:

Tabelle 8:   Beispiele für Konflikte um die Rechnernutzung

| v von Patient T | unterbeschäftigt neben Patienten |
	möchte sich mit Telekommunikation oder Spiel (Solitär) die Zeit vertreiben
br von Patient D	überbeschäftigt durch p, weil p selbst Spiele mit WII „alleine doof" findet
o von Patient W	möchte Ansprüchen des Patienten entkommen
m von Patient L	getrennt von Familie oder Freunden, also im weiteren Wortsinn *isoliert*
m von Patient G oma von Patient R	möchte durch Telekommunikation eigene Trennung mildern oder einem Kontaktinteresse von Außenstehenden entgegenkommen

Selbst wenn die Begleitperson gar nicht selber den Antrieb hat, den PC für eigene Telekommunikation zu benutzen, können ihre Bedürfnisse und Interessen mit der Telekommunikation des Patienten in Konflikt geraten:

Tabelle 9: Weitere Beispiele für Konflikte um die Rechnernutzung

Begleitperson will fernsehen	Patient will Onlinespiel in Raumlautstärke
Für Begleitperson geht ein ICQ-Anruf ein	Patient will Onlinespiel fortsetzen
Begleitperson will zusammen mit Patient surfen	Für Patient geht ICQ-Anruf eines Freundes ein

Diese Hinweise auf vielfältige Konfliktmöglichkeiten um die Telekommunikation des Patienten bedeuten nicht, dass es im Isolierraum dauernd zu Streit käme. Interessenskollisionen können auch in bestem Einvernehmen und völlig routiniert geregelt werden. Die in Mitschnitten dokumentierten Fälle von Streit um Rechnerbenutzung bleiben Einzelfälle und liegen zahlenmäßig weit hinter den Fällen, in denen gelacht wird. Auch ließen sich während der Besuche im Isolierraum zum Zweck der technischen und sozialen Unterstützung weitaus mehr Konflikte mit weitaus höherer Intensität beobachten, die sich alle an ganz anderen Umständen entzündeten als an der PC-Benutzung.

Untermauern sollen die Hinweise jedoch, dass der Patient sogar innerhalb der Isolation in einem sozialen Umfeld lebt, das über Art und Ausmaß seiner Telekommunikation mit Dritten wesentlich mitbestimmt. Für künftige Projekte zu Einrichtung und Support von Telekommunikationsdiensten muss man daraus den Schluss ziehen, dass alle Überlegungen zu Auswahl, Anordnung und Anschluss der Telekommunikationstechnik die Bedürfnisse und Einflüsse aller Beteiligten mit bedenken müssen. Wenn man z.B. den Standort eines Kommunikations-PCs optimieren will, dann nicht nur im Hinblick auf einen im Bett liegenden Patienten, sondern auch im Hinblick auf eine Rechnerübergabe an die Mutter auf dem Besuchersessel.

6 Leistungen von Telekommunikation

Die Technik zur Telekommunikation wurde den Patienten vor allem deswegen bereitgestellt, weil sie Ersatz für fehlenden Besuch durch nahestehende Menschen des sozialen Umfelds erlaubt. Sie sollte **Verbindung zwischen getrennten Menschen** ermöglichen. Tatsächlich jedoch steckt in ihr das weitergehende Potential, auch Elemente der physischen und technischen Umgebung am jeweils anderen Ort verfügbar zu machen. Sie ermöglicht auch **Verbindung zwischen den Umwelten der Menschen**. Dies betrifft mehr oder weniger isolierbare Objekte, aber auch größere Zusammenhänge zwischen Objekten ("Räume") oder sogar Zusammenhänge zwischen Objekten, Räumen und den darin anwesenden Menschen.

6.1   Verbindung mit Objekten

Die bekannteste Form, Verbindung zu fernen Objekten herzustellen, ist das Zeigen. Damit ist gemeint, dass ein Kommunikationspartner dafür Sorge trägt, dass der andere das Objekt besser sehen kann. Falls das Objekt vor allem akustischer Natur ist, wie z.b. eine CD, kann er in einer vergleichbaren Aktion dafür sorgen, dass der andere das Objekt besser hören kann. Von den Möglichkeiten des Zeigens machen sowohl die Patienten und ihre Begleitpersonen im Isolierraum als auch ihre Partner außerhalb der Klinik rege Gebrauch. Mehr als 60 Situationen des Zeigens und Vorführens sind in den Mitschnitten dokumentiert.

a)   **Patienten** zeigen ihren Telekommunikationspartnern u.a. folgende 23 Objekte ihrer Umwelt:

– keimverminderte Überschuhe
– medizinische Geräte
– Bestrahlungsmarkierungen
– Löffel
– Malzbier
– Schmuckkette
– eigene Malerei
– Bildkarten
– Spielekarton
– Pappfigur „Superman"
– Hörbuch
– bunte Uhr
– Gameboy
– Fotos
– Schnappschüsse
– Animationen
– Desktopoberfläche

- Headset
- Drehbewegung der Kamera
- Eingang zum Bad
- ganzes Krankenzimmer
- Schmusetiere
- Kunsttherapeutin
- Mama

b) **Begleitpersonen** des Patienten im Isolierraum zeigen ihren Kommunikationspartnern außerhalb der Klinik u.a. folgende 11 Objekte:

- eigene Bekleidung
- eigenen Bauch
- Babysocken
- Fotos
- ganzes Krankenzimmer
- Gemälde am Fenster
- Spielsachen des Patienten
- Haarwuchs des Patienten
- Patient im Schlaf
- Patient beim Fernsehen
- Patient bei Gameboyspiel
- Patient auf Weg ins Bad

c) **Kommunikationspartner außerhalb** der Klinik zeigen dem Patienten
   u.a. folgende 22 Objekte ihrer Umgebung:

- Mathematikaufgaben
- Schulformular
- Essenstisch
- Wurst
- Glühbirne
- Buchdeckel
- Spielkarten
- Zeichnung
- eigene Malereien
- gebastelte Muttertagsherzen
- Konzertkarte
- Gitarre

- Kaffeemaschine
- neues Handy
- PC-Arbeitsplatz
- Hausgarten
- benachbarte Ortsteile
- Insekt am Fenster
- Raupenzucht
- Haushund
- Hauskatze
- Ehefrau im Garten

Die externen Partner sind dabei die einzigen, die auch von einer akustischen Präsentation Gebrauch machten. Sie ließen den Patienten u.a. folgende Geräusche hören:

- Testansagen
- Anrufannahme
- Kaffeemaschine
- Gitarrenspiel
- Vogelgesang

Das herausragende gemeinsame Merkmal der Zeigeaktionen ist, dass sie unmittelbar die Sinne ansprechen und meist auch ohne sprachliche oder gar schriftliche Begleitkommunikation verständlich sind. Sie haben szenischen Charakter und knüpfen darin an frühkindliche Welterfahrungen an. Von daher sind sie besonders erlebnisintensiv, entlastend und *kindgemäß*.

6.2   Verbindung von Räumen

Wenn durch audiovisuelle Endgeräte und Netzwerke eine hinreichende *technische Verbindung* zwischen mehreren Räumen besteht (vgl. 4.2), kommt es gewöhnlich dazu, dass die Teilnehmer der Telekommunikation *die fernen Räume subjektiv als verbunden erleben*. Das heißt, sie entwickeln die innere Modellvorstellung eines mehr oder weniger gleichartigen, **zusammenhängenden Erlebnis- und Handlungsraums**. Verstärkt werden kann die Vorstellung eines solchen Gesamtraums noch dadurch, dass spezielle Zeigeaktionen vorkommen, wie sie in 5.1 dargestellt wurden. Jedoch sind solche Zeigeaktionen nicht zwingend vorausgesetzt. Vielmehr kann die Vorstellung der Verbundenheit schon beim Augenschein kurzer Telekommunikationsproben entstehen, ja sie kann schon bei bloßer

Unterstellung einer funktionierenden Verbindung wie eine magische Phantasie aufkommen.

Besonders von Patienten wird Verbundenheit mit telekommunikativ angebundenen Räumen möglicherweise deshalb relativ leicht empfunden, weil sie auch mit ihrer nächsten Umgebung nur schwach verbunden sind. Die Nachbarräume zu ihrer Rechten und Linken können sie nämlich nicht betreten, fast nicht hören und nur in Ausschnitten sehen:

a) In die Schleuse können Patienten durchs Türfenster sehen, jedoch nur bei geöffneter Tür hinein hören.

b) Auf die Besucherterrasse können Patienten durchs Fenster sehen, jedoch nur durch eine Wechselsprechanlage hören oder reden. Die Fensterscheiben isolieren so schalldicht, dass Patienten wiederholt darüber klagten und sogar eventuellen Baulärm als eine Milderung der Isolierung begrüßen würden.

Bei Patienten mit körperlicher Schwäche kommt hinzu, dass sie nicht einmal im zugänglichen Innenraum ihrer Isoliereinheit viel herumgehen oder viel hantieren mögen, sondern auch diesen Raum großenteils nur hörend und sehend erleben. Dadurch verringert sich der Unterschied zu den nur mittelbar erreichbaren fernen Räumen.

Tabelle 10: Telekommunikation in ferne Räume

Räume außerhalb des Isolierraums	Phänomen	Belegstellen
Außenwelt des Isolierraums	Patienten wünschten, Geräusche von draußen hören zu können, und sei es nur über eine technische Verbindung	Patient A, L, W
Bad	fast nie in Telekommunikation einbezogen	
Schleuse	halboffene Tür; Testkonferenzen	Patient G: Clownsbesuch
Besucherterrasse	Gestikulation; stummes Puppenspiel; Wechselsprechanlage	Patient L, F, N, I
Haus der Elterninitiative	Geschwisterüberwachung per Webcam	Patient I
Heimatwohnung und Umgebung	Wohnzimmer, Esstisch, Küche; Dächer, Gärten, Straßen, Stadtviertel	Patient B, M, L, Y
Schule	Klassenraum, PC-Nische	Patient B, Y

Schließlich muss bei allen Telekommunikationsteilnehmern damit gerechnet werden, dass ihre Vorstellungen von einer "Verbundenheit" mit fernen Räumen **durch das Fernsehen geprägt** sind. Fast täglich können sie in Nachrichtensendungen ansehen, wie Korrespondenten in fernen Ländern über eine Konferenzschaltung mit dem Moderator reden, als seien sie am gleichen Ort. Dass dahinter eine hochwertige Spezialtechnik steckt, wie sie vom Heimbenutzer mit DSL und Skype auch nicht annähernd erreicht wird, ist kaum jemandem bewusst und kann daher die Entstehung von Illusionen begünstigen.

In den Videokonferenzen unseres Projekts finden sich **Indikatoren** dafür, wie stark die Verbundenheit erlebt wird. Sie reichen von spontanen Impulsen über Phantasien bis zu regelrechten **Illusionen**.

–   Mehrmals fühlen sich die Teilnehmer so intensiv verbunden, dass bei ihnen der Impuls aufkommt, sich zu umarmen, zumindest zu berühren (Patient B, M). Angesichts der tatsächlichen Trennung stellen sie dann fest: „Schade, dass wir uns nicht drücken können".

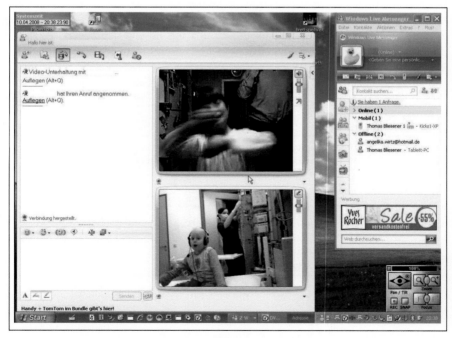

Abbildung 16: "Schade, dass wir uns nicht drücken können"

– Wenn ein Konferenzpartner in der Ferne im Bild erscheint, wird er typischerweise so behandelt, als könnte er auch alles hören. Dies passiert selbst dann, wenn er keinen Lautsprecher angeschaltet hat und auch kein Headset trägt, ja sogar dann, wenn ein anderer ferner Partner neben ihm sichtbar das Headset aufgezogen hat. (Beispiel: Patient G sagt zum sichtbar werdenden br2 laut *Hallo*). Er wird nach der Gleichung „sichtbar = ansprechbar" behandelt. Diese Gleichung gilt zwar oft im gleichen physikalischen Raum, jedoch in getrennten Räumen ist sie eine Täuschung.

– Bei Teilnehmern, die sich mit Geste und Geräusch für "Küsschen" verabschieden, kam es in Ausnahmefällen dazu, dass sie sich (entgegen den ihnen bekannten Hygienevorschriften) vor der Kamera den Mundschutz abnahmen.

– Als während des Eingangstests einer Konferenz die Patientin (Code M) erst zu einem Drittel im Bild zu sehen ist, möchte ihre 12jährige Schwester am anderen Ende der Leitung herausfinden, ob sie schon aufmerksam (und eventuell sogar mit dem Kopfhörer ausgestattet) ist. Dies kann man als Ausdruck des realistischen Bewusstseins werten, dass der ferne Raum unter anderen Bedingungen steht als der eigene Raum. Jedoch geht die Schwester dabei so vor, dass sie ihr Gesicht der Kamera nähert und dann *um die Ecke* zu schauen versucht. Dies ist eine Methode, die nur bei einem Fenster in einen anschließenden Raum funktionieren könnte, jedoch nicht bei einer Kamera in einen getrennten Raum. Die Schwester hat also teilweise eine zutreffende, teilweise gleichzeitig eine illusionäre Raumvorstellung.

Zusammenfassend kann festgestellt werden, dass die bereitgestellte Kommunikationstechnik nicht erst bei zwischenmenschlicher Kommunikation Verbindungen herstellt, sondern bereits durch die Verbindbarkeit der Räume. Die Benutzer nehmen diese Möglichkeit als gegeben in Besitz bis hin zu illusionären Verkennungen der Brüche zwischen getrennten Räumen. Die Verbundenheit von Räumen erfordert von den Nutzern keine entwickelten Sprach-, Denk- oder Schreibfähigkeiten. Ihre szenische Qualität ist für Kinder zwischen 6 und 14 Jahren angemessen.

Erkenntnisse und Empfehlungen: 1

Die Eingewöhnung bzw. Umgewöhnung von Patienten und Angehörigen in audiovisuelle Telekommunikation ist erforderlich.

Die Verstärkung der Telepräsenz eines fremden Raums durch Weitwinkel-mikrofone und Beamerprojektion („Immersion") ist vorteilhaft.

6.2.1   Problem: audiovisuelle Raumspaltung führt zu Teilnehmerausschluss

Für alle technischen Einrichtungen zur Verbindung zwischen zwei Räumen gilt: sie erzeugen inner-halb jedes einzelnen Raums neuartige Spaltungen, die es vor ihnen nicht gab. Das liegt daran, dass kein Aufnahme- und Wiedergabegeräte den Raum in seiner Ganzheit erfassen kann, sondern jeweils nur selektiv. Kopfhörer, Mikrofon, Kamera und Display decken den Raum jeweils nur in Ausschnitten ab, die sich auch untereinander alle unterscheiden können. Durch die audiovisuellen Endgeräte wird jeder Raum in Sektoren zergliedert, die für die Einbeziehung in Telekommunikation unterschiedlich gut geeignet sind.

Komplementär dazu erzeugt jedes Endgerät seine eigenen *blinden Flecken* und *toten Winkel*. Dadurch werden bestimmte Einzelheiten und Qualitäten oder Menschen an bestimmten Raumpositionen benachteiligt und ggf. von der Tele-kommunikation gänzlich ausgeschlossen. In Analogie zu dem bekannten Begriff der „digital divide" könnte man diesen Effekt auch als „audiovisual divide" be-zeichnen.

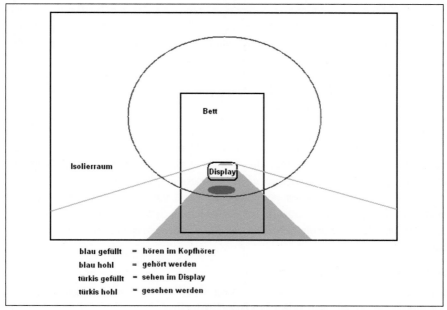

Abbildung 17: Entstehung von Raumsektoren durch unterschiedliche Reichweite der
                       Endgeräte

Wie man in der Grafik erkennt, können die entstandenen Sektoren deutlich voneinander abweichen. So ist die Zone, in der man per Kopfhörer zuhören kann, viel kleiner als die Zone, in der man übers Mikrofon verstanden wird. Darum müssen Kommunikationsteilnehmer, um Verluste zu vermeiden, besonders scharfsinnig mitdenken und ihr Verhalten fortwährend disziplinieren.

Durch Telekommunikation wird also einerseits der wahrnehmbare und beeinflussbare Raum um ferne Räume vergrößert, andererseits der lokale physische Raum auf technisch erfasste Zonen geschrumpft.

In den Mitschnitten lässt sich beobachten, wie Telekommunikationsteilnehmer, wenn sie von Effekten der Raumspaltung betroffen sind, ihnen spontan mit allerlei Notbehelfen zu begegnen versuchen. Besonders Menschen mit gutem technischem Verständnis können dabei viel Kreativität entfalten, die Ausgrenzungen im Raum wieder abzumildern. Allerdings haben ihre Bemühungen meist ihrerseits einen Preis oder ziehen wiederum bestimmte Folgeprobleme nach sich. Hier einige Beispiele:

Tabelle 11: Effekte der Selbsthilfe

a. Behelf gegen auditive Raumspaltung	Preis, Folgeprobleme	Beispiel
laute Wiedergabe an danebenstehende Dritte	Sonderlast bei primärer 1:1-Beziehung, Missverständnisse	Patient I
Mikrofon des Headsets in Raummitte legen	für entfernte Teilnehmer zu schwach, behindert Hören	Patient G u. Clowns
Mikrofon des Headsets an mehrere herumreichen	bindet alle ans Kabel, behindert Hören	Patient R
Mikrofon des Headsets zu Drittem hinbiegen	behindert Hören des Dritten	Patient R: sr, oma
Boxen statt Headset	Echo bei Gegenstelle	Patient M
Telefon parallel zu Konferenz	Zeitdruck bei Kostendruck, Verwirrung, wer was hört	Patient M
mehrere PC, parallele Programme	erfordert von jedem Bericht über Dritten	Patient L
Dreierkonferenz in Skype aus dem selben Haus	komplizierte Regeln, Video von 1:1 geht verloren, erschwerte Koordination untereinander	Patient L, R
Wechselsprechanlage	komplizierte Kopplung mit Headset, Ausschluss der Mittelsperson	Patient H
3x 1:1 im Dreieck	erfordert von jedem Bericht über Dritten	Patient J

Tabelle 12: Weitere Effekte der Selbsthilfe

b. Behelf gegen visuelle Raumspaltung		
im Hintergrund dabeistehen	bei Sprecherwechsel benachteiligt	Patient R: oma
von der Ecke hineinsehen	ferner Partner abhängig	Patient M: m, sr
Kameraschwenks	kein Dreiergespräch, von Regie abhängig	Patient H
auf Hauptplatz abwechseln	ferner Partner abhängig	Patient I, R

Mit allen Abhilfeversuchen ist ein Umstand verbunden, der die Spontaneität des Sprecherwechsels in einem Gruppengespräch unnötig einschränkt.

6.2.2   Lösung: inklusive audiovisuelle Technik für soziale Gruppen

Die allgemeine Lösungsrichtung zur Ermöglichung spontaner Gruppengespräche besteht darin, Endgeräte mit größerer Raumabdeckung und mit größerer Übereinstimmung ihrer Abdeckungsbereiche zu wählen. Nach unserer Einsicht in die hohe Diversität von Familien-Kommunikationsstrukturen lässt sich vorhersagen, dass diesem Erfordernis wohl nur audiovisuelle Raumsysteme gerecht würden, wie sie für Telekonferenzen in Managementteams entwickelt wurden. Die Umsetzung solch einer Lösung erscheint allerdings bei unserem Ansatz ergänzender low-budget-Technik und der niedrigen Priorität kommunikativer Erfordernisse bei der Raumgestaltung der Krankenzimmer als utopisch. Tatsächlich erprobt wurde daher nur eine relativ einfache partielle Lösung für die Akustik.

a)   Für den auditiven Teil von Telekommunikation wurden neue Endgeräte bereitgestellt, die einen gleichrangigen Zugang für mehrere Teilnehmer ermöglichen: Ein Freisprecher mit drei eingebauten weitreichenden Mikrofonen und mit hardwaremäßiger Echounterdrückung. Das Modell der Wahl war eine Polycom Soundstation.

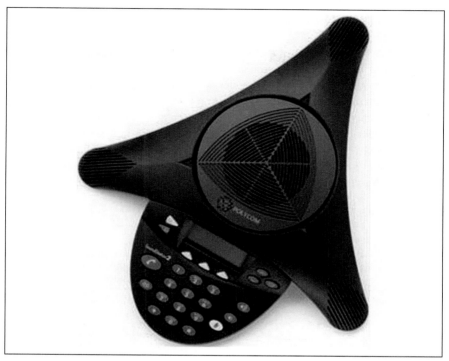

Abbildung 18: Freisprecher „Soundstation2" von Polycom

Wegen seiner großen Grundfläche erfordert die Polycom Soundstation viel Platz. Auf dem Konferenztisch eines Meetingraums stellt dies kein Problem dar, jedoch ein kleiner Beistelltisch am Krankenbett, der auch für Essen, Medikamente, CDs, Uhren, Handy, Spielzeug und Mitbringsel benutzt wird, ist damit eigentlich schon überfordert. Wegen der vielen sonstigen Tischfunktionen kam nur eine Positionierung des Geräts in der Nähe des Kopfendes nahe der Rückwand in Frage. Tests ergaben, dass dabei eine dritte Person im Isolierraum von fast jeder Stelle und mit fast jeder Sprechrichtung deutlich aufgenommen wird. Jedoch stellte sich heraus, dass das hochgestellte Kopfteil des Krankenbetts den Patienten vom Mikrofon abschneiden kann. Daher blieb letztlich nur eine Geräteposition auf ca. 1 m Höhe rechts oder links des Betts, jedoch nicht zwischen Kopfende und Wand.

Die eingebauten drei Mikrofone können eine Ungleichheit der Sprechlautstärken nur sehr begrenzt ausgleichen. Daher kommt es vor, dass eine gesunde Begleitperson im Raum sehr klar zu hören ist, jedoch ein geschwächter Patient gerade an der Grenze der Verständlichkeit. Manchmal bleibt nichts anderes übrig, als die Sprechlautstärke willentlich anzupassen oder den Freisprecher vorübergehend neu zu positionieren.

Bei Tests im Isolierraum und an außerklinischen Gegenstellen hat der Freisprecher insgesamt die Erwartungen erfüllt, dass Gruppengespräche reibungsloser und ungezwungener verlaufen. Aller-dings zeigte sich nun, dass es in einigen speziellen Situationen praktischer wäre, wenn man den Toneingang auf verschiedene Teilnehmer aufteilen könnte. Die Qualitäten eines Headsets, zumindest eines Kopfhörers, bleiben also manchmal doch noch erforderlich. Als Bilanz aller Tests lässt sich festhalten: Beide Lösungen, **ein individuelles Headset wie ein gemeinsamer Freisprecher, bringen den Beteiligten manchmal Vorteile, manchmal Nachteile.**

Tabelle 13: Vorteile von Headsets und Freisprechern

Vorteile von Headsets	*Vorteile von Freisprechern*
Hemmschwelle gegen Einmischung/ Unterbrechung durch dritte Person	zwangloses gemeinsames Gespräch aller Anwesenden
individuelles Hören von PC-Spiel, Hörbuch, Musik	individuelles Hören von Musik mit Raumqualität
Abschirmung gegen gleichzeitigen Fernsehkonsum anderer Anwesender	gemeinsames Hören von PC-Spiel, Hörbuch oder Musik durch alle Anwesenden

Erkenntnisse und Empfehlungen: 2

Wahlmöglichkeit zwischen individuellem Headset und gemeinsamen Freisprecher mit einfacher Umschaltung bereitstellen.

b)   Für den visuellen Teil von Telekommunikation wurde noch keine verbesserte Technik bereitgestellt, die dem Mehrpersonen-Erfordernis Rechnung trägt. Mögliche Lösungen sind Kameras mit Weitwinkel-Charakteristik, Schwenk- und Zoom-Mechanismen sowie Fernsteuerung durch die Gegenstelle (=PTZ).

Erkenntnisse und Empfehlungen: 3

Zumindest für die Gegenstellen zum Isolierraum, also für Heimatwohnung und Schule, sollten PTZ-Füße bereitgestellt werden.

6.2.3   Auswirkungen von inklusiver AV-Technik

Die Erleichterungen zur Beteiligung mehrerer Teilnehmer bringen dem Patienten durchaus auch Nachteile:

- Je mehr Service durch Begleitpersonen geleistet werden muss, umso wahrscheinlicher wird auch der Übergang zur Mitverfügung über die Medien.

- Je mehr Orte und Personen beteiligt sind, umso mehr „Leben in der Bude", aber auch umso geringer wird der Einfluss des Patienten.

Erkenntnisse und Empfehlungen: 5

Bei jedem Patienten ist individuell zu ermitteln, wie viel Einfluss ihm sein soziales Feld in Sitzungen mit mehreren Beteiligten lässt. - Den Beteiligten ist zu einer Zahl und Zusammensetzung der Konferenzteilnehmer zu raten, die dem Patienten möglichst großen Spielraum einräumt.

6.3   *Verbindung von Menschen*

Dass die Audio- und Video-Komponenten von Messengern eine Verbindung "von Mensch zu Mensch" ermöglichen, ist gängige Auffassung und auch nicht verkehrt. Damit einher geht jedoch oft die verengte Vorstellung, der Nutzen von Video liege darin, aus dem Gesicht des Partners seine *Gefühle* abzulesen.

Tatsächlich jedoch werden aus dem Gesicht u.a. auch die *Verarbeitungen* des laufenden Kommunikationsprozesses erschlossen, z.B. das Ausmaß von Verständnis und Einverständnis des Zuhörers, von dessen Wahrnehmung ein Sprecher abhängig ist, wenn er nicht bloß monologisiert. Außerdem werden viele weitere visuelle Erscheinungen zu Schlussfolgerungen über den Partner, seine Verfassung und seine Absichten benutzt, insbesondere Mimik, Gestik, Kopfhaltung, Kopfbewegungen, Blickrichtung, Körperhaltung, Positionsveränderungen, Handbewegungen usw. Besonders in Situationen mit mehreren Teilnehmern hilft dies zur Vorhersicht, wer wann etwas sagen möchte, so dass sich nicht alle Teilnehmer dauernd ins Wort fallen (was bei reinen Audiokonferenzen ein typisches Problem ist, das erst durch einen Gesprächsleiter gelöst wird).

Für Kinder, die sich über Situationen wenig Gedanken machen, dabei tendenziell den Erwachsenen den Vortritt lassen (auch wenn sie manchmal sehr rebellisch sein können), sind die Informationen des Audio- und des Videokanals besonders wichtig, um sich ihren Platz im Gespräch, besonders in einem Gruppengespräch, zu sichern. Sofern die Wahrnehmungsverhältnisse günstig eingerichtet sind, können Audio und Video den Kindern dazu verhelfen, mehr Gewicht als Kommunikationspartner zu erlangen.

Wiederholt lässt sich in Telekonferenzen beobachten, dass ein Kind (sogar noch bis zum Alter von zehn Jahren) beim Schreiben im Chat unsicher ist, zögert, Buchstaben sucht, Wörter korrigiert usw. und damit beim Partner – trotz der Ermutigung, sich Zeit zu lassen – auf Ungeduld stößt. Hingegen nimmt es in derselben Telekonferenz durch Hören, Sehen und Sprechen mehr "Raum" ein und hat auf den Fortgang mehr Einfluss (Beispiele bei Patient I).

Es müssen allerdings auch zwei **Einschränkungen** erwähnt werden, bei denen die Videoübertragung dem Kontakt zum Partner abträglich sein kann.

Scham: In mehreren Fällen zeigten und berichteten Patienten (Code J, H), dass es ihnen unangenehm ist, von anderen schwach und krank gesehen zu werden. Insbesondere bestand bei zwei Kindern große Scham, ohne Haare gesehen zu werden.

Eines der Kinder war ein achtjähriges Mädchen und ging in seiner Reaktion so weit, dass es männliche Besucher ablehnte und auch vom männlichen Projektmitarbeiter (TB) nicht mehr besucht werden wollte. Bei Videokonferenzen mit ausgewählten Partnern ließ sich diese Patientin vorm Einschalten der Kamera eine Mütze aufsetzen. Dann allerdings beteiligte sie sich lebhaft wie immer.

Das andere Kind war ein zwölfjähriger Junge, dessen Lieblingsmütze beim Desinfizieren geschrumpft und unbenutzbar geworden war. Er entwickelte eine so große Angst davor, Freunde könnten ihn ohne Mütze erblicken, dass er vorsorglich stets die Verschlusskappe vor der Kamera ließ. Außerdem setzte er tagelang den Präsenzstatus des MSN-Messengers auf "offline", damit ihn Freunde gar nicht erst anchatten und dann vielleicht nach einer Videoverbindung fragen könnten, die er nur mit einer Erklärung ablehnen können würde, die ihm bereits peinlich wäre. Vielleicht ist es kein Zufall, dass dieser Patient nach einigen Wochen, als er sich doch zu einer Videokonferenz mit Schulfreunden entschloss, überdurchschnittlich viele technische Schwierigkeiten erlebte und letztlich scheiterte. Zugleich benutzte dieser Patient mehr als jeder andere einen Webchat, der einen Umstieg in Videokonferenz gar nicht erst bereitstellte und ihm damit die Sicherheit bot, unerkannt zu bleiben.

Ausgeliefertheit: In einem Einzelfall konnten wir in mehreren Mitschnitten beobachten, dass ein Patient (Code R) kaum noch selbst über die Kommunikationstechnik verfügte, sondern stattdessen seine Mutter mit den Konferenzmöglichkeiten nach ihren eigenen Vorstellungen schaltete und waltete. Dazu gehörte auch, dass sie wiederholt die Kamera auf ihn richtete, um ihn anderen Familienmitgliedern zu zeigen, obwohl er dies nicht wollte. In einer Sitzung gab es ein regelrechtes Gerangel darum, in dessen Verlauf der Patient viermal die Kamera mit dem Fuß wegstieß.

Um die durch Video bedingten Kontaktstörungen zu beseitigen, bieten sich mehre Auswege an:

- **Einstellungsänderung**: Angst und Scham lassen sich durch unterstützende Gespräche mildern.

- **Mütze bereitstellen**: Ein Wunsch nach Bedeckung sollte mit höchster Priorität erfüllt werden.

- **Eigenbild abschalten**: Patienten und Angehörige sollten instruiert werden, dass Patienten auch ohne Eigenbild oder ganz ohne Kamera teilnehmen dürfen, während sie andere per Kamera sehen dürfen.

- **Eigenbild verfremden**: Patienten sollten die Möglichkeit haben, ihr eigenes Bild kreativ zu verfremden, so wie es z.b. die Software YouCam ermöglicht. Der erwähnte Patient, der sich überwacht fühlte, entfaltete bei der Bildverfremdung mit YouCam regelrecht künstlerische Talente.

Erkenntnisse und Empfehlungen: 6

Der technisch-soziale Support muss individuelle Hemmungen und soziale Konflikte ansprechen und für den jeweiligen Einzelfall Auswege finden. Den Patienten sollten Möglichkeiten geboten werden, zwar zu sehen, aber bei Bedarf mehr oder weniger ungesehen bleiben zu können.

6.4   Verbindung von Menschen-in-ihren-Umwelten

Es ist das Natürlichste auf der Welt, dass Menschen zusammen mit einer Umgebung in Erscheinung treten und dass Räume nicht menschenfrei sind, sondern als menschliche Umwelt fungieren. Dies ist in der alltäglichen Erfahrung derart selbstverständlich, dass sich eine Feststellung darüber geradezu umständlich anhört. Bei technischen Verbindungen zwischen getrennten Orten ist dies aber von großer Bedeutung, weil es partiell scheitern kann. Wenn Audio-Video-Konferenzen gut funktionieren, verbinden sie nicht *nur* zwei Menschen oder *nur* zwei Räume jeweils für sich, sondern zwei Mensch-Raum-Systeme. Je besser die Technik übermittelt, wie die *Bezüge* zwischen Mensch und Umgebung an jedem der verbundenen Standorte sind, umso mehr werden die getrennten Orte "verbunden". Beispiel: Wenn die Kamera nur den Blick des Partners nach links übermittelt, fehlt der Bezug zur Umwelt. Wenn die Kamera nur die linke Wand mit der daran aufgehängten Uhr einfängt, fehlt der Bezug zum Menschen. Erst wenn übertragen wird, dass der Blick des Partners auf die Uhr gerichtet ist, wird auch am fernen Ort dieser Bezug erkennbar und kann Gegenstand einer Reaktion werden. **Audio-Video-Konferenz ermöglicht demnach mehr als Tele-Kommunikation, nämlich Tele-Kooperation. Sie erlaubt die praktische Teilhabe an der Welt des jeweils anderen.** Dies ist die grundlegende Voraussetzung dafür, dass sich Menschen auf eine gemeinsame Sicht und Behandlung ihrer Umgebungen einstimmen können. Es ist auch die Voraussetzung für Phantasiespiele, wie sie Kinder typischerweise gemeinsam erfinden und mit denen sie ihre Umwelt vorübergehend verzaubern. Alle Kontakte zwischen allen Benutzern der Telekommunikationstechnik können von diesem Potential profitieren.

6.4.1   Verbindungen zwischen Angehörigen

Wenn Angehörige von Patienten dadurch getrennt werden, dass sich einer von Ihnen im Isolierraum aufhält, während der andere zu Hause bleibt, können auch sie ein Bedürfnis nach Verbindung entwickeln. Dies ist mehr, als nur Neuigkeiten und Absprachen auszutauschen. Es ist, genau wie für den Patienten, die Überwindung der Abgeschnittenheit. Der gemeinsame Bezug auf Objekte trägt dazu bei. Beispiele:

Tabelle 14: Gemeinsamer Bezug auf Objekte

m begutachtet neue Weste des v	Patient L
m und v versuchen einander vom Patienten zu verdrängen	Patient I
m und v1 versichern einander, mehr als mit Worten, ihre Liebe	Patient F

6.4.2   Verbindungen von Angehörigen mit Patienten

Wenn Audio-Video-Konferenzen zwischen dem Isolierraum und außerklinischen Orten von Angehörigen geschaltet werden, stehen des Öfteren nicht die persönlichen Erzählungen im Mittelpunkt, sondern die Teilnahme an der Lebenswelt des jeweils anderen. Weil für Außenstehende meist unbekannt ist, wie es in einem Isolierraum aussieht und was man darin machen kann, hat der Blick ins Krankenzimmer auch informatorischen Charakter. Aber auch wenn das Krankenzimmer bereits bekannt ist, werden des Öfteren Partner von draußen mit viel Aufwand in den Raum und das Geschehen im Raum eingebunden. In all diesen Fällen geht es nicht um die Erkundung eines neuen Raums für sich, sondern um das Miterleben dessen, was der *Patient in seinem Raum* als seiner Lebenswelt erlebt. Die **Verbundenheit der getrennten Lebenswelten** stellt hier den Hauptwert dar.

So wird in einem Fall ein kompliziertes Arrangement getroffen, damit die Mutter aus der Heimatwohnung per Videokonferenz miterleben kann, wie ihre Tochter auf der Besucherterrasse ein Puppenspiel für den Patienten im Isoraum aufführt und wie der Patient und der ihn betreuende Vater aus dem Isoraum heraus diese Vorführung erleben.

In einem anderen Fall wird unter Ausreizung aller technischen Möglichkeiten und mit permanenter Regie durch die Mutter möglich gemacht, dass ein Bruder des Patienten von zu Hause aus miterleben kann, wie die Krankenhausclowns in der Schleuse eine Vorführung für den Patienten im Isolierraum geben, in dem er von seiner Mutter betreut wird.

Auch ein ganz unspektakulärer Fall gehört dazu: Ein Patient hat mit dem abendlichen Kleidungswechsel Schwierigkeiten. Sein Vater sieht teilnahmsvoll zu, wie sich der Patient mit Schläuchen, Kabeln und dem Sweatshirt abkämpft. Hier geht es ihm weder darum, das Gesicht des Patienten zu ergründen, noch das Aussehen des Sweatshirts zu betrachten, sondern die *Interaktion* des Patienten (Code I) mit dem Sweatshirt zu verfolgen.

Tabelle 15: Teilnahme an der Lebenswelt des Patienten

Teilnahme an der Lebenswelt des Patienten	
Mitschüler sehen Isolierraum und Bewegungsfeld der Patientin	Patient B, Y
m sieht von zu Hause Puppenspiel vor dem Isoraum	Patient L
br sieht Clowns in der Schleuse neben Isoraum	Patient G
v sieht Probleme des p beim Anziehen neben dem Bett	Patient I

Das Gemeinsame an diesen Beispielen, die Übermittlung zusammenhängender **Mensch-Lebenswelt-Szenen**, macht den größten Unterschied zum Telefon aus. Beim Telefon werden die Menschen durch die Beschränkung auf Hörbares aus ihrer Lebenswelt herausgeschnitten und als isolierte Individuen ohne Umweltbezüge vermittelt. In der Videokonferenz werden ganzheitliche Szenen mit ganzheitlichen Szenen in Verbindung gesetzt. Dies **kommt dem kindlichen Erleben besonders entgegen.** Hierin könnte einer der Gründe liegen, dass von Patienten die pc-vermittelte Telekommunikation gegenüber dem Telefon (trotz dessen besserer Tonqualität) bevorzugt wird.

Auf eine Kehrseite der szenischen Vermittlung muss jedoch hingewiesen werden. Gerade durch die Umfassendheit der Vermittlung können auch Umstände erlebbar werden, die keine Freude auslösen. Es kann auch zu dem paradoxen Effekt kommen, dass durch die Realitätsnähe der Telekommunikation die Unerreichbarkeit der äußeren Realität umso schmerzlicher empfunden wird. (Weitere Diskussion in 10.2.1). Beispiele:

Tabelle 16: Teilnahme an der Lebenswelt von Angehörigen

Teilnahme an der Lebenswelt von Angehörigen	
Ein Patient sieht ohnmächtig zu, wie sein Spielzeug von seinem Bruder benutzt wird	Patient I
Eine appetitlose Patientin sieht Angehörigen beim Essen zu	Patient M
Ein Patient sieht Weihnachtsbaum und Katzen in der Ferne, bekommt aber gerade dadurch mehr Heimweh	Patient A

6.4.3   Verbindungen von Patienten mit Gleichaltrigen

Telekommunikation von Patienten mit Kindern der gleichen Altersgruppe (gleiches Alter plus/minus 3 Jahre) macht nur einen kleinen Teil der gesamten Telekommunikation aus. Je nachdem, wie genau man solche Kontakte abgrenzt, nehmen sie 15 bis 25 Prozent der Gesamtzeit für Telekommunikation ein. Am eindrucksvollsten sind darin die Verbindungen von Patient-in-Lebenswelt mit Peer-in-Lebenswelt. Solche Zusammenschaltung von zwei räumlich getrennten Szenen wird von den Kindern mit großer Selbstverständlichkeit und mit technischer Raffinesse realisiert.

Beispielsweise nutzt ein neunjähriger Patient die nur wenige Minuten dauernde Abwesenheit der Mutter am fernen Standort, um sich mit seinem fünfjährigen Bruder zusammenzutun. Er arrangiert es, dass in seinem Isolierraum dieselbe Fernsehsendung wie am fernen Ort läuft, so dass die beiden Kinder mit sehr wenigen sprachlichen Kommentaren zur Sendung auskommen, um sich in *derselben* Situation zu wähnen.

Eine herausragende Sitzungsreihe mit frei improvisierten Phantasiespielen einer Patientin und ihrer Schwester basiert auf derselben Grundlage: An beiden Standorten kann erlebt werden, wie der Partner am anderen Standort in seiner Umgebung agiert. Es werden zwei pantomimische Szenen zusammengeschaltet (vgl. Rudzinski 2015 in diesem Band).

Auch die einzigartigen Fälle, in denen Freunde von außerhalb zum Patienten Gitarrenmusik übertragen (vgl. 5.1.), sind keine isolierten Zeigeaktionen, sondern Bestandteil von Szenen der Interaktion zwischen Mensch und Objekt. Beide Male spielen die Freunde auf der Gitarre, und der Patient kann die Szene per Tele-

kommunikation miterleben. Gewiss kann sich der Patient nicht mit einer gleichwertigen Aktion revanchieren, denn ihm stehen im Isolierraum weniger Handlungsmöglichkeiten zu Gebote. Doch er kann das **Gitarrenspiel als ein Stück
aus dem Leben seiner Freunde miterleben** und dadurch an deren Lebenswelt
teilhaben.

Tabelle 17: Teilnahme des Patienten an der Lebenswelt von Freunden

p und br sehen dieselbe Fernsehsendung	Patient I
p turnt und spielt im Bett, ihre sr ist beim Abendessen	Patient M
p isst zu Mittag, sein br spielt Gitarre und redet mit Freund	Patient L
p hat Clownsvisite, sein br geht in den Musikkeller	Patient G
Freund bildet mit Wohnküche, Katze, Zweitrechner, Spielfreunden und virtuellen Spielewelten eine hochkomplexe Szene, die mit der Szene des Patienten verbunden ist	Patient P

6.4.4   Verbindungen von Angehörigen und Patienten mit Supportern

Wenn Telekommunikation als Medium für Support benutzt wird, werden meist
nicht einfach Inhalte verbal ausgetauscht (wofür das Telefon ausreichen könnte),
sondern es finden an beiden Standorten Interaktionen mit Objekten statt. Patienten oder Angehörige vollziehen Handlungen an ihrer Kommunikationstechnik,
und der Supporter vollzieht Handlungen an der seinigen. Kameras und Headsets
werden gerichtet, kontrolliert und optimiert, Programme und Einstellungen werden modifiziert, usw. Die interaktiven Szenen des einen Orts werden jeweils dem
anderen Ort vermittelt. Damit erreicht Telesupport eine ähnliche Komplexität wie
die oben beschriebenen szenischen Verbindungen mit Fernsehen und Gitarrenspiel.

Eine weitere Intensivierung entsteht dann, wenn eine Fernwartungssoftware
mit Desktopsharing benutzt wird (z.B. UltraVNC oder Teamviewer). Hier müssen
nämlich Aktionen auf dem PC zwischen beiden Benutzern abgesprochen und
koordiniert werden. Insgesamt wird Telesupport dadurch besonders erlebnisintensiv und gewinnt einen hohen Eigenwert im Alltag der Patienten.

Außerdem weist Telesupport über sich hinaus. Mit ihm ist die Hoffnung verbunden, dass er Verbesserungen schafft, die sich auch in zukünftiger Telekommunikation mit anderen auswirken. In Mitschnitten kann öfters beobachtet werden, dass einmal vorgemachte Handgriffe in späteren Sitzungen originalgetreu
nachgeahmt werden. So hat ein Patient beim Einbinden der Kamera in DVdriver
wiederholt einen Bildtest vorgeschaltet, bevor er seine Auswahl mit OK abspei-

chert, obwohl dies eigentlich nicht jedes Mal erforderlich wäre. Telesupport erhält durch diese "Depotwirkung" eine zusätzliche Wichtigkeit.

Schließlich wissen Kinder und Angehörige, dass sie bei den Supportern
Chancen haben, noch andere Dinge als den technischen Fortschritt in den Kontakt
mit einzuflechten: Erzählungen, Fragen, etwas zeigen, sich etwas zeigen lassen,
etwas zusammen spielen, Anteil nehmen und Anteilnahme erfahren. Generell gilt:
Support mit Kindern lässt sich nicht strikt auf technikbezogene Unterstützung
einschränken. Support mit Kindern ist immer *auch*, manchmal sogar *überwiegend*, sozialer Kontakt (auch bekannt als Hawthorne-Effekt). Wenn man es bei
reinem Techniksupport belässt, wendet sich das Kind nach einer Weile anderen
Dingen zu (Fernsehen, Gameboy, Schlafen) und lässt die Teilnehmerschaft an
seine Begleitperson übergehen, die ihrerseits den Kontakt gerne übernimmt und
ihrem eigenen Gesprächsbedürfnis nachzugehen versucht.

Support und Telesupport mit Angehörigen gewinnt oft neben der Unterstützung zur Telekommunikation den Charakter psychosozialer Unterstützung. Dies
geschieht jedoch nicht unter der Zwecksetzung und mit der Bezeichnung "psychosoziale Betreuung", sondern nur *en passant*. Dadurch kann diese Nebenfunk-
tion für Angehörige, die gegen offizielle psychosoziale Beratungsgespräche Vorbehalte haben, sehr geeignet sein.

Erkenntnisse und Empfehlungen: 7

**Der technisch-soziale Support für Telekommunikation wird im Begleiteffekt
zu psychosozialer Betreuung. Für Patienten mit wenig Freunden online kann
der Support überdies zum Ersatzkontakt in Telekommunikation werden.**

7   Voraussetzungen zur Telekommunikation

Die technischen Voraussetzungen zur Telekommunikation wurden von vornherein so geplant, dass sie so weit wie möglich **mit den mitgebrachten Kompetenzen der Patienten und Angehörigen benutzt werden** können. Es entfielen
daher Lösungen mit unbekannten Endgeräten, festgelegten Servicezeiten oder
eingeschränkter Administrierbarkeit. Insbesondere kamen keine Sonderdienste
für Videokonferenzen in Frage, wie sie sich in vielen Universitäten zum E-
Learning etabliert haben oder wie sie mit manchen öffentlichen Hotspots und
Internetstationen (als modernen Nachfolgern von Telefonzellen) auf den Markt
kommen. Die Lösung der Wahl waren voll funktionsfähige Windows-PCs, die
sich als komplette Geräte auch den Patienten in die Hand geben lassen.

Oberstes Leitziel bei Auswahl und Einrichtung der technischen Infrastruktur war die Gewährleistung von

- *gleichartiger Benutzbarkeit* durch das ganze Feld, also inner- wie außerklinisch
- *Schutz* und *Stärkung* der Spielräume des Patienten
- *Individualisierbarkeit* zwecks Maximierung des Nutzens für die Teilnehmer

Telekommunikation kann dann am besten einen Ersatz für Gespräche und Unternehmungen bieten, die durch die Isolation verhindert sind, wenn sie ähnlich leicht realisiert werden kann. Zwar ist es für eine Mutter wohl noch leichter, durch die geöffnete Küchentür ihren Sohn im Nebenzimmer nach Essenswünschen zu fragen, als den Patienten über eine Skypekonferenz mit dem Isolierraum nach seiner Klinikkost. Aber wenn Leitungen und Geräte jederzeit verfügbar sind, ist doch schon ein hohes Maß an *Spontaneität* möglich. In ähnlicher Weise können auch *Verabredungen* getroffen und zu gegebener Zeit leicht realisiert werden. Dass in diesem Sinne eine spontane oder verabredete Nutzung leicht realisierbar ist, ist daher eine weitere Maßgabe für die Einrichtung der Infrastruktur:

- *Verfügbarkeit* bei Bedarf

7.1   Technische Infrastruktur

7.1.1   Hardware

Da die Hardware einschließlich der audiovisuellen Peripheriegeräte an mindestens zwei verschiedenen Standorten verwendet wird, muss sie den besonderen Erfordernissen und Beschränkungen beider Seiten gerecht werden, insbesondere folgenden Faktoren:

– Raum: hier Isolierraum, dort außerklinischer Standort

– Benutzer: hier Patient, dort Angehörige

Im **Isolierraum** kamen folgende Geräte zum Einsatz:

– **Tablet-PC** „Siemens-Fujitsu T4210" hat sich wegen handlicher Abmessung und **Drehbarkeit des Displays** um 360 Grad bewährt. Trotz eingeschränkter Beweglichkeit des Rechners im Krankenbett wird ein rascher Desktop-Einblick durch Unterstützer (meist die Mutter) möglich.

– **Kamera** „Lifecam NX-6000" erwiesen sich nach Gewicht, Befestigung und minimaler Bildverzögerung als sehr geeignet für den Einsatz im Krankenbett. Vorteilhaft ist ihre freie Beweglichkeit (im Gegensatz zu fester Verbauung im Display wie bei den Tablet-PCs der Gerätegeneration um 2012).

– **Headset** Marke „Genius". Ist für 1:1-Konferenzen zwischen Patient und Gegenstelle vorgesehen. Wegen Kabellänge (Infektionsgefahr am Boden) und Bruchanfälligkeit nicht optimal; jedoch drahtlose Lösungen mit geeignetem Verhalten der Treiber in der Rechnerkonfiguration ließen sich nicht finden.

– **Freisprecher** "Polycom Soundstation". Kabel zu kurz. Hoher Platzbedarf, dadurch Positionierung für optimale Akustik schwierig.

Hardware und Zubehör für die Telekommunikation der Patienten:

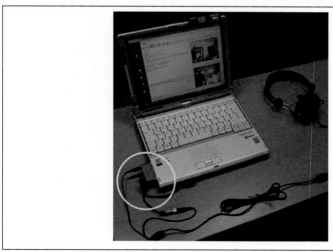

Abbildung 19: Rechner und Peripheriegeräte

Positionierungen[6] im Bett zur Kommunikationstechnik:

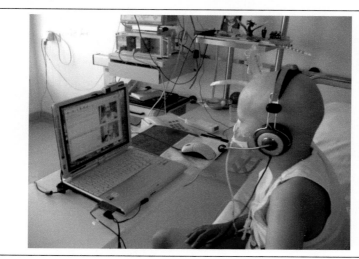

Abbildung 20: Frontalposition, auf Bettkante sitzend

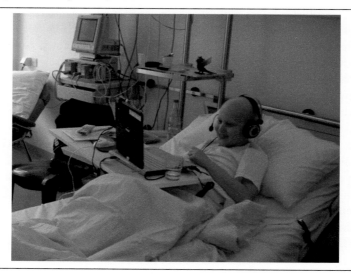

Abbildung 21: Frontalposition mit Schwenktisch, im Bett liegend

---

[6] Eine Klassifizierung aller Körperhaltungen und Positionierungen der Patienten entwickelte Bliesener (2015b, in diesem Band)

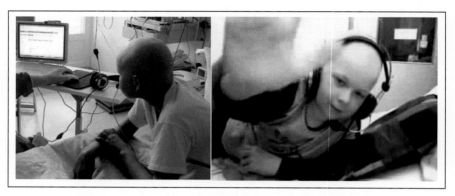

Abbildung 22: Lateralposition an Beistelltisch, im Bett sitzend oder im Bett aufgestützt

Der Isolierraum ist primär nach Erfordernissen der medizinischen Versorgung eingerichtet und lässt für Anschluss und **Aufstellung** der Kommunikationshardware nur wenige Nischen. Ein Allzweck-Rolltisch neben dem Krankenbett wird von den meisten Patienten zur Aufbewahrung des Headsets und des ausgeschalteten PCs benutzt, seltener für einen PC-Dauerbetrieb im Hintergrund oder für eine aktuelle Telekonferenz. Die häufigsten Orte des PCs für Konferenzen von Patienten sind der Kopfbereich des Betts oder die Knie der Patienten im Bett.

Bei Positionsänderungen des Rechners muss der Benutzer stets darauf achten, dass die **Kabel** für Stromversorgung, USB-Kamera und Headset- oder Lautsprecheranschluss lang genug, frei von Knicks, Knoten oder Quetschungen (Räder des Rollwagens!) und getrennt von Versorgungsschläuchen liegen. Eine gesonderte Steckerleiste für alle Elektrogeräte des Patienten und ein beweglicher Kabeltunnel wären sehr nützlich.

Wenn der Patient den Rechner im Bett benutzt, sucht er sich typischerweise Körperhaltungen, die ihn entspannen und ggf. von Druck, Schmerz und Übelkeit erleichtern sollen. Dadurch entstehen leicht Positionierungen, in denen der Patient zwar das Display noch beobachten kann, aber selber aus dem günstigsten Aufnahmewinkel der Kamera verschwindet. Dies könnte sich dadurch verhindern lassen, dass Kamera und Display voneinander abgekoppelt werden, z.B. durch Benutzung einer fernbedienbaren Raumkamera und/oder einer fernbedienbaren Beamerprojektion, zum Beispiel auf die Wand am Fußende.

An den **Gegenstellen** kamen folgende Geräte zum Einsatz:

–   **Notebook** „Maxdata pro 600iw". Leidet an Ausstattungsschwächen bei Tastatur und Standbymanagement. Touchpads funktionierten erst nach einer Rücksendung an den Kunden-dienst.

- **Private Laptops** oder **Desktoprechner** unterschiedlichster Art, oft mit technischen Mängeln.
- **Kamera** „Lifecam NX-6000" erwiesen sich nach Gewicht und Befestigung und wegen geringer Bildverzögerung auch an Laptops als optimal.
- **Headset** Marke „Genius" sind für 1:1-Konferenzen zwischen Patient und Gegenstelle vorgesehen.
- **Freisprecher** "Polycom Soundstation". Nur wenige Male im Einsatz in Heimatwohnungen, da vertraute private Technik meist bevorzugt.

Der Raum der Gegenstelle gehört meist zur privaten Wohnung der Angehörigen und Freunde, in einigen Fällen zum Gästehaus der Essener Elterninitiative und in ganz wenigen Fällen zur Heimatschule des Patienten. Für die **Aufstellung** der Hardware gibt es dort meistens viel Spielraum.

Anders als im Isolierraum hat ein Benutzer in außerklinischen Räumen bei Positionsänderungen oft genug Spielraum für die beteiligten Kabel.

Angehörige am Heimatstandort haben im Gegensatz zum bettlägerigen Patienten meist viele Möglichkeiten der Körperhaltung. Typisch ist außerdem, dass sie ihre **Bewegungsfreiheit** im eigenen Raum ausnutzen. Ähnlich wie der Patient durch Schonhaltungen, so verschwinden sie durch Ortwechsel aus dem Bild. Dieses Problem ließe sich durch Entkopplung von Kamera und Display beheben. Es könnte eine gesonderte Raumkamera (beispielsweise ein Camcorder) auf einem beweglichen Schwenk-Drehfuß aufgestellt werden. Eine Zusatzsoftware könnte dafür sorgen, dass die Kamera automatisch dem Gesicht des Sprechers nachschwenkt (face-tracking).

Wenn die technische Ausstattung im Isolierraum und an den Gegenstellen stärker an die Umstände angepasst würde, könnten die Teilnehmer allerdings noch weniger von ihrer eigenen Lage ausgehen, um sich die technischen Verhältnisse am anderen Ort vorzustellen. Sie könnten sich zum Beispiel nicht mehr so leicht bei den Einstellungen der Webcam helfen, wenn diese ganz verschiedene Geräte wären. Umso wichtiger würde es, zumindest auf den Desktop des jeweils anderen per Teamviewer zugreifen zu können.

7.1.2   Software

Damit Patienten und Angehörige möglichst eng an das anknüpfen können, was sie schon kennen und können, wurden auf den Rechnern die gängigen Programme der Telekommunikation vorinstalliert:

MSN Messenger bzw. sein Nachfolger Windows Live Messenger, Yahoo Messenger, ICQ, Skype. Patienten konnten außerdem dank Administratorrechten weitere Programme ihrer Wahl hinzu installieren, z.B. Add-ons für diverse Web-chats oder das Multiplayer-Audioprogramm „Teamspeak".

Während der Projektlaufzeit erschienen von allen Programmen neue Versionen, die zum Teil erhebliche Funktionsänderungen mit sich brachten. Manchmal war ein Upgrade auf die neuere Version sinnvoll, manchmal wurde jedoch auch ein Downgrade auf eine ältere Version erforderlich.

Windows Live Messenger verwendet eine veränderte Methode der Einwahl beim MSN-Server, die jedoch an nicht identifizierbaren Einstellungen der Firewall der Universitätsklinik scheitert. Damit man dem Messenger eine alternative Einwahlmethode vorschreiben konnte, musste auf die wesentlich ältere Version 7.0 des MSN Messengers zurückgegriffen werden. Dadurch ergaben sich allerdings Probleme des Zusammenspiels mit neueren Versionen bei Gegenstellen, aber auch der gegenseitigen Hilfe der Teilnehmer mit verschiedenen Versionen.

ICQ wurde um Audio- und Videofunktionen erweitert, die mit manchen Kameras in manchen Netz-werken funktionieren. Mit den gegebenen Firewallbedingungen und bestehenden Rechnerkonfigurationen wurde ICQ allerdings nicht immer audio-video-fähig.

Skype hatte schon immer die beste Audiofunktion und verbesserte 2008 auch die Videokomponente so sehr, dass es zum Programm der Wahl aufrückte. Dafür verzichteten die Projektteilnehmer immer mehr auf MSN Messenger, obwohl er eine viel brauchbarere Größe des Video-Selbstbilds ermöglicht. Eine weitere Versionsänderung von Skype brachte es mit sich, dass die unmittelbare Wiedergabe des Mikrofoninputs automatisch abgeschaltet wird. Da die Mitschnitte jedoch diese Funktion voraussetzen, sind alle Aufnahmen bis zur Aufdeckung dieses Fehlers nach vielen Wochen unvollständig. Die Fortentwicklung von Skype nach Projektabschluss brachte 2012 sogar das Feature „Gruppenkonferenz" mit sich.

Betrachtet man die Benutzung der unterschiedlichen Kommunikationsprogramme über die Projektlaufzeit hinweg, so zeigt sich eine **zunehmende Diversifizierung** (nachstehendes Diagramm). Einige Patienten benutzten mehrere Messenger abwechselnd oder sogar gleichzeitig nebeneinander. Dass sie sich dies trotz der damit verbundenen erheblichen Koordinierungserfordernisse zutrauten, kann man als weiteren Ausdruck dessen verstehen, wie viel Gewinn die Intensivierung des Supports mit sich brachte.

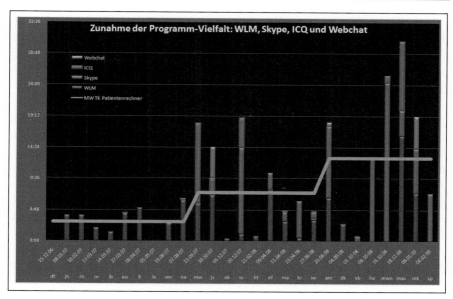

Abbildung 23: Zunahme der Vielfalt benutzter Kommunikationsprogramme

7.1.3   Netzwerk

Das Netzwerk der Universitätsklinik bietet **ausreichende Übertragungsraten** für alle Komponenten, die ein Messengerprogramm unter seiner einheitlichen grafischen Benutzeroberfläche beherbergt, also vom Textchat bis zu Audio-Video-Verbindungen. Insbesondere reicht die Bandbreite für Daten, die aus der Klinik heraus geschickt werden.

Die letzten Meter des Netzwerkanschlusses wurden drahtlos überbrückt. In jedem Isolierraum stand wenige Meter vom Bett entfernt ein Accesspoint mit WLAN-Standard 11g. Wie bei den meisten Routern im Dauerbetrieb kam es ein paar Mal im Jahr dazu, dass sich ein **Accesspoint "aufhängte"** und erst nach Neustart wieder funktionierte. Nach mehreren solchen Ereignissen wurden Angehörige stets vorsorglich auf diese Möglichkeit zur Selbsthilfe hingewiesen.

Eine andere, völlig unregelmäßig auftretende Störung im WLAN-Betrieb bestand in einem **Leistungsabfall** für ausgehende Daten auf fünf bis zehn Prozent der Standardleistung. Dadurch wurde der Ton in Telekonferenzen unverständlich. Eine klare Ursache wurde bis heute nicht identifiziert. Die Abhilfe bestand in mehrfachen Neustarts und Tests von Router und Rechner. Patienten und Angehörige waren damit in der Regel überfordert.

Die **Firewall** des Kliniknetzwerks verursachte über mehr als die Hälfte der Projektlaufzeit das oben beschriebene Problem, dass sich Windows Live Messenger nicht online anmelden konnte. Da dieses Problem jedoch stundenweise völlig ausblieb, führte dies bei mehreren Patienten zu Hoffnungen und Bemühungen, ihren vermeintlichen eigenen Fehler zu beheben.

Die übliche administrative Sperrung der meisten **Ports** außer den Standardports für Webseiten und E-Mail wirkte sich beim Telesupport sehr hinderlich aus. Die oft erforderliche Desktop-Fernsteuerung mittels VNC konnte lange Zeit nur dadurch geleistet werden, dass die Patienten von ihrem Rechner her eine *ausgehende* Verbindung zum Supportrechner aufnahmen. Für viele Angehörige und Patienten war dies zu mühevoll, Telesupports wurden in der Folge gemieden. Erst mit Einführung von Teamviewer, der durch Nutzung des Ports für Webseiten möglich macht, sich von außerhalb der Klinik auf einen Patientenrechner einzuwählen, wurden Telesupports leichter und effizienter.

Mit Einführung einer **Zugangskennung** für die Benutzung des WLANs konnte sichergestellt werden, dass es nur von bekannten registrierten Usern benutzt wurde. Jedoch stellte der Support bei Besuchen auf der KMT-Station des Öfteren fest, dass Angehörige ihr Kennwort vergessen hatten oder mit den vielen anderen Kennwörtern verwechselten und dass die Systemhilfe bei Kennwortverlust nur unzuverlässig funktionierte. Wie bei vielen anderen Problemen, bestand die Reaktion der Betroffenen häufig darin, Hilfeanfragen zu unterlassen und ggf. auf Internetnutzung zu verzichten (vgl. 7.3).

Die Netzwerkbedingungen der **Gegenstellen** erwiesen sich als sehr vielfältig. Zwar gab es unter Angehörigen in Deutschland keinen Anschluss ohne DSL, aber bei DSL 2000 in der Hauptverkehrszeit oder bei DSL 1000 zu jeder Zeit können die tatsächlichen Raten für ausgehende Audio- und Videodaten so niedrig ausfallen, dass der Ton kein geordnetes Gespräch mehr erlaubt. Weil aber stets das schwächste Element in einem Netz das Qualitätsniveau bestimmt, müsste künftig mehr getan werden, um den Heimanschlüssen bessere Upstreams zu ermöglichen. Andere erwähnenswerte Hindernisse in der Praxis sind vergessene Routerpasswörter und vergessene WLAN-Schlüssel.

7.2   Technische Wartung

Rechner und Peripheriegeräte erleiden schon bald nach der ersten Nutzung Schäden. Defekte an Touchpad, Tastatur, USB-Buchse, Audiobuchse, Soundkarte, Akku, Kühlergebläse, Festplatte, Display, Kabeln, Hörmuscheln usw. wurden festgestellt. Es kann nicht davon ausgegangen werden, dass Patienten und Angehörige diese Schäden frühzeitig oder überhaupt melden. Mehrmals erfolgte erst nach Wochen der Benutzung die Mitteilung, dass eine der beiden Hörmuscheln des Headsets schon immer stumm war. Da die Betroffenen ohnehin genug damit zu tun haben, mit den Möglichkeiten und Tücken der Telekommunikation zurecht zu kommen, müsste vor jeder Neuausgabe der Geräte ein Techniker eine Funktionsprüfung durchführen.

Bei Privatgeräten an den Gegenstellen muss grundsätzlich mit einer ähnlichen Störanfälligkeit gerechnet werden. Um den Patienten die dadurch bedingten Pannen zu ersparen, sollte nach Aufnahme einer Gegenstelle in das Freundesnetz des Patienten als erstes eine Generalprobe mit dem professionellen Support durchgeführt werden. Bisher konnte dies nur in Einzelfällen geleistet werden. Aus Bemerkungen in Mitschnitten und aus Begleitgesprächen lässt sich erschließen, dass mehrmals auf Telekommunikation verzichtet wurde, weil ein technischer Defekt der Gegenstelle zu viel Verdruss bereitete. **Eine Linderung der Isolation von Patienten kann nur in dem Maße gelingen, wie auch am fernen Ort das Funktionieren der Technik sichergestellt wird** (ausführlicher im Beitrag über Telesupport, Bliesener 2015c, in diesem Band).

Als Sonderfall müssen die Heimatschulen genannt werden. Die Ausstattung der Schulen mit Rechnern, Programmen und Netzwerkbedingungen unterliegt so vielen Einschränkungen und Störmöglichkeiten, dass sich Telekonferenzen in die Schulen nur mit erheblicher Unterstützung durch die Schule selbst planen lassen. Unser Erfahrungswert: Damit eine solche Telekonferenz zustande kommt, müssen Überprüfungen und Vorbereitungen in einem Umfang durchgeführt werden, der vier Wochen Patientensupport entspricht.

8   Bedingungen für Telekommunikation

8.1   Medienkompetenz der Benutzer

Dass Internetbenutzer über Medienkompetenz verfügen sollen, ist ein Gemeinplatz. Doch viele Diskussionen darüber, besonders wenn sie pädagogisch motiviert sind, behandeln schwerpunktmäßig nur das, was Benutzer *unterlassen* sollten: keine minderwertigen Inhalte konsumieren, nicht zu lange am Bildschirm bleiben, keine riskanten Privatmitteilungen machen, usw. Außerdem beziehen sie sich oft nur auf das *world wide web*, also nur auf Webseiten und deren Foren, Chats und Videoclips.

In unserem Projekt hingegen haben es die Anwender mit Programmen für synchrone multimediale *dialogähnliche Kommunikation* zu tun, und in der Praxis stehen sie vor der Aufgabe, diese Mittel für ihre persönlichen Zwecke möglichst *erfolgreich zu benutzen*. Darum umfasst die Medienkompetenz, die sie unter diesen Bedingungen benötigen, eine Menge mehr, als man landläufig unter diesem Begriff versteht.

Allerdings soll hier durchaus am Begriff der Medienkompetenz festgehalten werden und nicht etwa ein neuer Spezialbegriff wie *Telekommunikationskompetenz* eingeführt werden, weil sonst Tür und Tor zu unübersichtlich vielen neuen Spezialbegriffen geöffnet würde, etwa Multimediakompetenz, Spielekompetenz, Skype-Kompetenz, ICQ-6.5-Kompetenz usw.

Kompetenz ist gleichbedeutend mit dem Gesamtumfang der Fertigkeiten des Benutzers, sich weitgehend selber zu helfen, eine angestrebte Leistung auch über unerwartete Hürden hinweg zu verwirklichen.

Zur Verwirklichung von Telekommunikation sind besonders viele Teilfertigkeiten erforderlich, da Telekommunikation von sehr vielen Teilfunktionen abhängig ist. Diese Teilfunktionen bauen meistens aufeinander auf, so dass der Ausfall einer von ihnen zum Erliegen der Gesamtfunktion führt. Beispielsweise ist das Videobild in Skype unter anderem von *jeder* der folgenden Komponenten abhängig:

- WLAN-Verbindung zum Router,
- DSL-Verbindung zum Provider,
- Firewall-Einstellungen des Routers,
- Einwahl beim Messagingdienst,
- Fenstergröße von Skype,
- Fensterposition im Vordergrund,
- Bedienbarkeit des Videobuttons,
- Hardwarebeschleunigung der Grafikkarte,
- Gesamtbelastung des Prozessors,
- Lichtstärke und Vermeidung von Spiegelungen auf dem Display,
- Ausleuchtung des Gesichts des fernen Partners, usw.

Darum hilft es einem Benutzer wenig, wenn er nur den Videobutton von Skype bedienen kann, während er jedoch eine falsch eingestellte Hardwarebeschleunigung, die zur Schwarzfärbung des Bildes führt, nicht zu korrigieren weiß.

Insgesamt umfasst das Spektrum der Fertigkeiten, die zum Gelingen synchroner Telekommunikation erforderlich sind, folgende Untergruppen:

1) Allgemeine PC- Kompetenz, zum Beispiel:

Wie handhabt man mehrere Fenster?
Wie nimmt man Einstellungen vor und speichert sie ab?
Was macht man bei Fehlermeldungen oder partieller Unbedienbarkeit ("Abstürzen")?

2) Kommunikationsspezifische PC-Kompetenz, zum Beispiel:

An welchen voneinander unabhängigen Stellen kann man die Tonqualität regeln?
Was muss man bei der Kamera für eine Bildaufnahme einstellen?
Wie vermeidet man, dass sich Teilfunktionen, z.B. Audio und Onlinespiel, gegenseitig stören?

3) Programmspezifische Messagingkompetenz, zum Beispiel:

Wo schaltet man das Partnervideo ein?
Wie reagiert man bei gleichzeitiger gegenseitiger Anwahl?
Wie vermeidet man Bildverlust beim Übergang zur Dreierkonferenz?

4) Allgemeine Messagingkompetenz, zum Beispiel:

Bei welcher Ausleuchtung und in welcher Größe wirkt ein Videobild am günstigsten?
Wie stellt man sich realistisch vor, was der andere von einem selber hört und sieht?
Wie stellt man sich darauf ein, dass alle Beteiligten wegen der erforderlichen Techniküberwachung nur "ein Ohr" für den Partner offen haben?

Dass viele Kinder und Jugendliche gewöhnlich nur über Teilmengen dieser erforderlichen Kompetenzen verfügen, liegt auf der Hand. Die vor Behandlungsbeginn kursorisch abgefragten Selbsteinschätzungen erlaubten keine haltbare Vorhersage ihrer technischen Gewandtheit bei späteren Anwendungsproblemen. Auch die Kompetenzen der meisten Angehörigen erwiesen sich in der Praxis als begrenzt. Nur ein Zehntel der Patienten und der Angehörigen dieser Studie brachte so viel Verständnis und Fertigkeiten aus dem gesamten Spektrum mit, dass sie die meisten Probleme selbständig lösen konnten. Dabei brachten die Spitzenkönner unter den Angehörigen durchweg berufliche Erfahrungen aus dem Bereich Technik oder IT mit. In Begleit- oder Nachgesprächen legte über die Hälfte der Angehörigen Wert auf die Feststellung, dass sie selten im Leben so viel über Computer dazu gelernt hätten wie während der Behandlungszeit des Patienten.

In mehreren Fällen lernten die Patienten praktisches Knowhow für Telekommunikation mit einer frappierenden Leichtigkeit und Dauerhaftigkeit, womit sie manchmal ihre Angehörigen rasch überholten. Besonders eindrucksvoll sind Stellen in den Mitschnitten, an denen Patienten ihre Eltern beraten oder ihnen aus vergeblichen Bemühungen mit einem treffsicheren Tipp heraushelfen. Es ist sogar dokumentiert, dass ein Patient (Code F) die richtige Lösungsidee hatte, sich damit aber nicht gegen die Erwachsenen durchsetzen konnte.

Diese Beobachtungen dürfen jedoch nicht zu der Einschätzung verleiten, Kinder hätten in technischen Dingen generell einen Lernvorsprung vor Erwachsenen. Wohl hat sich in dieser Studie bestätigt, welch gute Auffassungsgabe und Merkfähigkeit sogar schon Sechsjährige an den Tag legen können. Sie lernen, plakativ gesagt, mit einem Blick den richtigen Klick. Doch mit der Meisterung langwieriger Prozesse und mit dem Verständnis unanschaulicher Zusammenhänge, zum Beispiel der Auswirkung einer Firewall auf die Einwahl beim MSN-Server, sind Kinder bis zum Alter von etwa zwölf Jahren überfordert. Hingegen brachten die meisten Erwachsenen mehr Ausdauer mit, und sie konnten auch abstrakten Erklärungen (vorausgesetzt in einfacher Sprache) leicht folgen und die Schlussfolgerungen für die Praxis sinngerecht umsetzen. Insgesamt ergibt sich das Bild, dass die unterschiedlichen Stärken von Kindern und Erwachsenen bei der Erweiterung ihrer Medienkompetenzen einander gut ergänzen.

Erkenntnisse und Empfehlungen: 8

Vorbereitende Einweisung und Einübung in Telekonferenz zwecks Lernverfestigung ist möglichst frühzeitig zu leisten.

Einschränkung: Außerdem ist Lernen auf Vorrat nur in begrenztem Umfang möglich.

Begleitende Unterstützung während erster Telekonferenzen (organisations- und zeitaufwändig) ist wichtig.

Getrennter Support für Patienten und Begleitpersonen ist ratsam, weil Anforderungen sehr unterschiedlich sind.

Von besonderem Interesse ist die Frage, wie sich im Laufe des Projektfortschritts die Anforderungen an die Medienkompetenz der Teilnehmer entwickeln. Zu diesem Zweck wurden zwei Arten von Problemen ermittelt, soweit sie punktuell auftreten und sich isolieren lassen:

1) Fehlfunktionen, die sich aus der Komplexität der technischen Infrastruktur ergeben

2) Fehlfunktionen, die aus fehlerhafter Einschätzung oder Bedienung durch Teilnehmer resultieren

In der Gesamtheit der Mitschnitte wurden 228 Technikfehler und 145 Bedienfehler registriert. Das Übergewicht technischer Fehler über die Bedienfehler blieb über den Beobachtungszeitraum hinweg erhalten. Beide Problemarten kommen in der zweiten und dritten Phase der Supportmethodik zwar etwas häufiger vor, dies kann jedoch auf den zunehmenden Umfang der Nutzung von Telekommunikation zurückgeführt werden. Der statistische Ausreißer ist darauf zurückzuführen, dass bei diesem Patienten ausnehmend viele und komplexe Neuerungen in der technischen Infrastruktur durchgeführt wurden. Es zeigte sich *nicht*, dass mit den wesentlichen Verbesserungen des Supports eine Abnahme der Probleme einhergegangen wäre. Dies lässt sich so deuten, dass Support zwar günstigere Bedingungen und höhere Motivation für Telekommunikation mit bedingen kann, jedoch viele neue Fehler und Probleme (die zum Teil erst durch den gestiegenen Mut der Teilnehmer zustande kommen) nicht verhindern kann, zumindest nicht in der relativ kurzen Lern-zeit einer KMT-Behandlung.

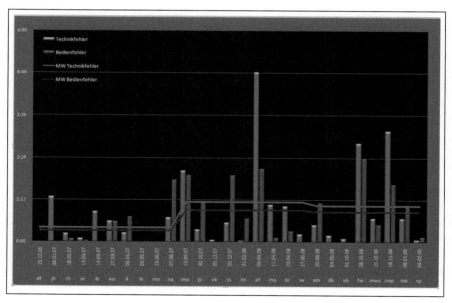

Abbildung 24: Fehler der Technik, Fehler der Bedienung

8.2 Eigenhilfe der Benutzer untereinander

8.2.1 Hilfe durch Anwesende in Rufnähe

Wenn die Kompetenz eines Patienten oder Angehörigen nicht ausreicht, um aufgetretene Probleme zu überwinden, sind die Personen in der unmittelbaren Umgebung oder in Rufnähe oft die erste Adresse zur Hilfe (vgl. 4.6.3). Im Isolierraum der KMT-Station wendet sich der Patient zunächst an die Begleitperson, die Begleitperson zunächst an den Patienten, beide ggf. an weitere Angehörige in der Schleuse oder auf der Besucherterrasse. Nur einmal wurde beobachtet, dass über Telefon ein außenstehender Angehöriger zur Unterstützung herangezogen wurde. Wenn Anwesende nicht weiterhelfen können, werden Fragen und Probleme auch für einen späteren Zeitpunkt aufgehoben und z.b. einem Stationsarzt oder pc-erfahrenen Pfleger vorgetragen, wenn er den Isolierraum besucht.

Tabelle 18: Hilfe durch Anwesende

Vater hilft Patient	Patient L
Patientin hilft Mutter	Patient M
Besucher helfen von Terrasse aus	Patient F, I
Pfleger bemüht sich um Lösung	Patient W
Ärztin/Pfleger leitet Hilfeersuchen an Support weiter	Patient H

Die Hilfe durch Menschen in der Umgebung stößt dann an ihre Grenzen, wenn es dem Unterstützer an **Motivation** oder **Kompetenz** fehlt oder wenn die gemeinsame Lösungsplanung und das **Zusammenspiel von Lehren und Lernen** zwischen den Beteiligten misslingen.

Zum Beispiel weist eine Patientin (Code I) ihren Helfer auf der Besucherterrasse darauf hin, dass ihr Selbstbild zu klein ist und dass sie meint, gehört zu haben, man könne es vergrößern. Der Helfer stellt dies jedoch in Abrede und unterlässt eine (kooperative) Überprüfung. In der Folge verzichtet die Patientin auf eine Lösung und erträgt während der ganzen Sitzung ihr zu kleines Selbstbild.

Darüber hinaus können leicht die **Grenzen der Zuständigkeiten** und **Verantwortlichkeiten** verschwimmen.

Zum Beispiel übernahm es der Vater eines Patienten (Code L), während der Essenspause die Verbindungen von Skype *und* von ICQ zu trennen. Er teilte dies dem Patienten jedoch nicht mit und beteiligte sich nach der Pause auch nicht mehr an der Wiederaufnahme der Verbindung. Der Patient stellte nun zwar die erkennbar getrennte Skypeverbindung wieder her, unterstellte jedoch den Fortbestand einer ICQ-Verbindung. Daraus entstanden zahlreiche, letztlich unaufgeklärte Verwicklungen in der weiteren Konferenz mit dem fernen Partner.

Schließlich kann es dann, wenn die Hilfe zu schwierig wird oder zuletzt ohne Erfolg bleibt, bei den Beteiligten zu Überforderung oder Enttäuschung kommen und in der Folge zu Konflikten miteinander.

Erkenntnisse und Empfehlungen: 4

Eltern sollten Unterstützung für ihre Unterstützerrolle erhalten. Um ihnen ein Vorbild zu zeigen, sollten sie beim professionellen Support mit Patienten zuschauen können und Erläuterungen erhalten. Dabei ist jedoch darauf zu achten, dass sie nicht anstelle des Patienten reden und auch nicht den Support oder die Umsetzung an sich ziehen.

8.2.2   Hilfe durch Partner in Telekommunikation

Der Kommunikationspartner am fernen Standort kann, wenn die Qualität der Telekommunikation dies zulässt, ebenfalls Unterstützungen leisten. Zur Sicherstellung einiger **Grundbedingungen** der Telekommunikation wird seine Unterstützung sogar **bei jeder Sitzung** *benötigt*. Da nämlich die Wahrnehmungsbedingungen der Standorte getrennt sind, fehlt beiden Beteiligten die Grundlage zur Einschätzung, wie sie am andern Ort wahrgenommen werden. Diese Einschätzung ist aber wiederum Voraussetzung dafür, sich aufeinander einzustellen und abzustimmen. Darin liegt der tiefere Grund für die sprichwörtlichen Testfragen **"Hörst du mich?"** und **"Siehst du mich?"** Erst durch das Feedback hierüber entstehen Handlungsbedingungen, wie sie in unmittelbarer Kommunikation von Angesicht zu Angesicht normalerweise schon immer gegeben sind.

Sicher äußern Teilnehmer mit wachsender Routine in Telekommunikation solche Fragen und Rückmeldungen immer seltener so explizit. Es lässt sich aber in Mitschnittanalysen zeigen, dass sie sich oft stattdessen durch andere Hinweise gegenseitig signalisieren, wie gut sie einander hören und sehen. So wird die Unterstützung der Partner bei ihrer Orientierung oft zum integralen Bestandteil von Telekommunikation.

> In einigen Konferenzen eines 11jährigen Patienten (Code P) mit einem 12jährigen Freund kommt es sogar regelmäßig vor, dass sich beide dieser Unterstützungserfordernisse bewusst sind, mit ihnen gezielt Scherze treiben und sie – zum großen Vergnügen beider - parodieren.

Auch bei Kommunikationsproblemen, die über das Grunderfordernis der Koorientierung hinausgehen, können sich Gesprächsteilnehmer gegenseitig unterstützen. So etwas ist ja schon in der herkömmlichen Kommunikation von Angesicht zu Angesicht gängige Praxis. Wenn zum Beispiel dem einen Partner bestimmte Namen oder Bezeichnungen nicht mehr einfallen, kann sie ihm der andere, soweit er sie kennt, in Erinnerung rufen. Wenn der eine von ihnen in einer Fremdsprache redet und nach Vokabeln oder grammatischen Formen sucht, kann ihm der andere als Muttersprachler mit Tipps und Minilektionen über die Sprachlücken hinweghelfen.

In ähnlicher Weise wird auch in Telekommunikation verfahren. Wenn zum Beispiel der lokale Teilnehmer danach sucht, an welcher Stelle er die Kamera auswählen muss, kann ihm der ferne Partner, soweit er sich damit auskennt, den Hinweis geben, dass man über das Menü "Extras" dorthin gelangt. Oder wenn sich der lokale Teilnehmer an der Unschärfe des Videobildes stört, kann ihm der ferne Partner anbieten, gemeinsam die möglicherweise ursächlichen Fehleinstellungen zu suchen und durchzuprüfen. Mit dieser zuletzt genannten Hilfe allerdings setzt er einen Prozess in Gang, der weit über einen bloßen Hinweis hinausgeht. Es entsteht nämlich ein arbeitsteiliger Kooperationsprozess, der von der fernen Seite her angeleitet und ausgewertet wird, aber auf der lokalen Seite unter getrennten Wahrnehmungsbedingungen durchgeführt und mit verbalen Beschreibungen telekommuniziert wird. Hier lassen sich die Teilnehmer zwar von derselben kooperativen Grundhaltung wie in Nahgesprächen leiten, gelangen aber unversehens in ein Gebiet, das in der Regel weitaus komplexer und vertrackter ist, als sie es vorhersahen. Es entsteht ein Missverhältnis zwischen guter Absicht und problematischer Ausführung, ähnlich wie wenn sich jemand mit Sandalen auf den Weg macht, unterwegs aber einen Fels erklimmen muss.

Die Schwierigkeiten bei der Durchführung wechselseitiger Kommunikationsunterstützung via Telekommunikation hängen insbesondere mit folgenden Umständen zusammen:

1)   Verbindungsstörungen

Die Unterstützung des fernen Partners ist selbst Telekommunikation und unterliegt den Behinderungen und Störungen der Telekommunikation. Wenn zum Beispiel in der Tonverbindung Echos auftreten, hat auch der Hinweis auf die Stelle, an der man Echos unterdrücken kann, selbst ein Echo. Wenn bei einem Teilnehmer die Verbindung zum MSN-Server stets nach einer Minute abreißt, werden auch die Anleitungen zur Korrektur der Online-Einstellungen nach einer Minute unterbrochen (Patientencode M, N).

2) Fernblindheit

Schon bei normaler Telekommunikation werden viele Probleme der anderen Seite nicht gesehen und nur unzulänglich geahnt. Kinder geben meistens nicht darauf acht, ob der andere sie gut im Bild sieht. Und Erwachsene geben meistens nicht darauf acht, ob der andere sie ohne Echo hört. Und selbst wenn sie sich bemühen, sich eine genauere Vorstellung von den Bedingungen der anderen Seite zu machen, kommen sie damit nicht weit. Es ist wie ein Stochern im Nebel. Die gleiche Unkenntnis der Wahrnehmungsbedingungen des Partners wird auch bei der wechselseitigen Hilfe spürbar. Beispiele:

- Eine Mutter hat die Vorstellung, sie könnte die Größe des Videobilds steuern, in welchem sie vom Kommunikationspartner (Code I) in der Ferne gesehen wird. Sie vermutet irrigerweise, das ferne Video erschiene in derselben Größe, in der sie ihr Selbstbild auf ihrem eigenen Rechner sieht. Da sie aber das Display des Partners nicht selber sehen kann, fragt sie ihn, ob ihre Größenänderungen auch bei ihm erscheinen. Allerdings vermag sie diesen Zusammenhang nicht genau genug auszudrücken und bekommt auch keine Antwort, die genau genug ist, so dass sie zuletzt bei ihrer verkehrten Auffassung bleibt.

- Eine Mutter will den Patienten (Code I) in der Ferne dazu anleiten, den Knopf zum Einschalten des Videobildes zu drücken. Sie beschreibt ihm den Knopf und seine Position im Programmfenster. Dabei hat sie jedoch vergessen, dass der Patient eine andere Programmversion benutzt als sie selber und dass dort die Videoaktivierung anders realisiert ist als bei ihr. Außerdem unterstellt sie, dass es dem fernen Partner bloß an der Aktivierung des Videos mangele. Tatsächlich jedoch hat auf dem fernen Rechner ein akuter Programmfehler verhindert, dass die bereits gestartete Videoaktivierung ausgeführt werden konnte. Mangels Ansicht des fernen Displays hat sich die Mutter also sowohl bei der Diagnose als auch bei der Lösung geirrt. Die Problembeschreibungen des 9jährigen Patienten waren weit davon entfernt, der Mutter zu einer korrekteren Lageeinschätzung zu verhelfen.

3) Versprachlichungszwang

In beiden Beispielen unter Punkt 2. liegt die ganze Last zur Klärung der Problemsituation beim fernen Partner. Er muss rein sprachlich vermitteln, was er auf dem Bildschirm sieht und was für Aktionen er unternimmt. In den meisten Fällen fehlen ihm dafür die nötigen Worte und die Genauigkeit der Darstellung. Selbst Erwachsene mit Computerkenntnissen sind davon oft genug überfordert, umso mehr Kinder, die zudem noch schwer krank sind. Ein Teilnehmer kann selten mit Beschreibungen ausgleichen, was seinem fernen Partner an Wahrnehmungen fehlt.

4) Aufwandsverschätzungen

Selbst für erfahrene Computerbenutzer ist es nicht leicht, den Aufwand für bestimmte Einstellungen und Korrekturen realistisch abzuschätzen. Wenn nun hinzukommt, dass der problematische PC außer Sichtweite ist, der Partner nur unzureichende Beschreibungen liefert und die Kooperation mit dem Partner noch nicht gut eingespielt ist, werden die Dauer und die Mühe der Fernhilfe typischerweise stark unterschätzt.

In unseren Mitschnitten fanden wir allerdings einen Ausnahmefall, in dem es ein Vater nicht bei den Mühen und Unwägbarkeiten der Fernhilfen beließ, sondern ein Testnetzwerk aus Projektrechner und Privatrechner einrichtete und den Zusammenhängen und Effekten auf die Spur ging. Seine heroischen Anstrengungen trugen dazu bei, dass spätere Fernhilfen entspannter verliefen und leichter zum Erfolg kamen und dass in den Videokonferenzen der Patientin (Code M) mit ihrer Schwester außerordentlich lebendige Spielsequenzen möglich wurden.

5) Eigenmächtigkeit

Eine Alternative zu verbesserten Aufwandsschätzungen besteht darin, aus einer kooperativen Unterstützung wieder auszusteigen und die Bemühungen in eigener Regie fortzuführen. Dies steht sowohl dem Helfer als auch dem Hilfeempfänger offen. Beispiele:

– Nachdem mehrere Versuche des Patienten (Code L) zur Einwahl in ein Spiel trotz Hinweisen seines Bruders misslangen, beendet der Bruder die Unterstützung und führt stattdessen selber die Aktion der Verbindungsherstellung von seiner Seite her durch. Damit kam der praktische Erfolg in diesem Einzelfall beschleunigt zustande. Jedoch lernte der Patient nicht hinzu, woran er gescheitert war und wie er beim nächsten Mal erfolgreicher vorgehen kann.

– Ein Patient (Code W) schafft es in einer langen Reihe von Einstellungs- und Verbindungstests unter Fernanleitung durch seinen Vater nicht, sein Kamerabild sichtbar zu machen. Schließlich zieht er aus eigenem Antrieb den USB-Stecker der Kamera heraus. Dadurch brechen die Konferenz und der Mitschnitt ab. Aus dem Fehlen eines Fortsetzungsmitschnitts lässt sich schließen, dass an diesem Tag keine weiteren Bemühungen unternommen wurden.

- Ein Patient (Code K) führt die Hinweise zur Programmkonfiguration nicht zu Ende, sondern macht stattdessen ein Update mit einer neuen Programmversion. Da diese (wie dem Support bekannt) nicht lauffähig ist, kommt es danach zu keiner Telekommunikation mehr.

Unterstützungen via Telekommunikation kommen gehäuft in Telekonferenzen vor, an denen auch Erwachsene beteiligt sind. Nur seltener werden sie auch zwischen Kindern untereinander praktiziert. Insbesondere finden sie sich auch in denjenigen Abschnitten von Telekommunikation, die von Angehörigen zum Aufbau einer reibungslos funktionierenden Telekommunikation übernommen werden, so wie es einer Empfehlung des Supports entspricht. Oft genug nehmen Begleitpersonen ihre Verantwortung so gewissenhaft wahr, dass sie auch Telekonferenzen im Blick behalten, an denen sie zeitweilig nicht beteiligt sind, und bei Bedarf Unterstützung geben oder anfordern.

Wenn es bei Unterstützungen via Telekommunikation des Öfteren zu Misserfolgen, Frustrationen oder Konflikten kommt, so ist dies nur teilweise auf die Schwierigkeit des zugrundeliegenden Problems zurückzuführen, teilweise aber auf die dargelegten Umstände dieser Hilfeform, insbesondere auf Fernblindheit und Versprachlichungszwang. Ein Vater, der in einer solchen Situation seiner Frau verzweifelt zurief "Ich kann doch nicht sehen, was du probierst", traf damit ins Schwarze und gab Anlass zu nachstehender Empfehlung.

Erkenntnisse und Empfehlungen: 5

Angehörige sollten nicht nur besser zur Hilfe befähigt werden, sondern auch mit professionellen Mitteln ausgestattet werden, um sich wechselseitig leichter helfen zu können, z.B. Desktop-Steuerung durch Teamviewer.

8.3   Fremdhilfe durch technisch-sozialen Support

Der professionelle technisch-soziale Support hat die Aufgabe, alles Erforderliche zu unternehmen, damit es zwischen (a) dem Patienten im Isolierraum und (b) seinen diversen Kommunikationspartnern außerhalb der Klinik zu Telekommunikation kommen kann. Ergänzend gibt er Hinweise zur Sicherheit im Internet und zum Vorgehen in Zweifelsfällen. Zu diesem Zweck muss er das soziale Feld rund um das kranke Kind so weit wie nötig bearbeiten, bis die verschiedenen Partner mit ihren jeweiligen technischen Voraussetzungen (PC-Konfiguration, audiovisuelle Endgeräte, Netzwerke), mit ihrer PC- und Medienkompetenz, Motivation und Terminplanung in den Stand versetzt sind, als Gegenstellen mit dem isolierten Kind zu telekommunizieren. Typische Gegenstellen für Patienten sind: seine

Eltern, Geschwister, Verwandten, gelegentlich Lehrer und Schulen, oft Freunde seiner Eltern sowie gleichaltrige eigene Freunde.

Damit in dieser Vielfalt unkontrollierbarer technischer und sozialer Bedingungen wenigstens ein technischer Faktor bekannt und beherrschbar ist, wird **jedem Patienten ein vorkonfigurierter Laptop für eine ausgesuchte Gegenstelle mit verliehen.** Allerdings sind bereits bei der Einbindung dieses Gegenstellen-Rechners in das Netzwerk seines jeweiligen Zielstandorts (Elternwohnung, Verwandtenwohnung, Tagungshotel) bei jedem neuen Patienten wieder andere Schwierigkeiten zu überwinden und Lösungen zu finden.

In der Praxis wird die Möglichkeit eines Leihrechners, die dem Support die Arbeit vereinfachen könnte, nur **von knapp der Hälfte der Angehörigen von Patienten genutzt.** Bei der anderen Hälfte der Patienten benutzen die Angehörigen lieber vorhandene eigene PCs zur Telekommunikation. Gründe dafür sind die Vertrautheit mit ihrem vorhandenen privaten PC, aber auch zutage getretene Eignungsmängel der vom Projekt angebotenen Leihgeräte. Es liegt auf der Hand, mit welcher Vielfalt von Routerkonfigurationen, Treiberproblemen, Versionskonflikten, Echobildungen, Rückkopplungspfeifen, Bildverschattungen usw. sich der Support deshalb im Umfeld eines jeden Patienten aufs Neue zu befassen hat.

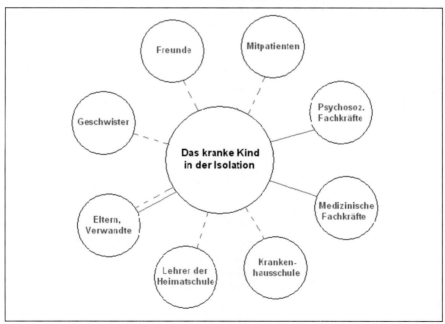

Abbildung 25: Patient und Bezugspersonen

Auch aus diesem Grund ist der technisch-soziale Support in drei viertel seiner Einsatzzeit mit der Unterstützung des sozialen Umfeldes des Patienten beschäftigt. Ohne diese professionelle Feldarbeit könnte der Patient den (mit Freude und Stolz) entliehenen Tablet-PC kaum zur Telekommunikation benutzen. Supportbemühungen, die sich vor allem auf das kranke Kind konzentrierten, würden dessen soziale Isolierung nicht mildern können.

Von daher geht auch die Bezeichnung „*pädagogisch*-technischer" Support, die in einigen kindzentrierten Reportagen über das TKK-Projekt verwendet wurde, am wichtigsten Erfolgsfaktor des Supports vorbei. **Die Isolation des kranken Kindes kann nur durch massiven technischen und sozialen Support** *in seinem Umfeld* **überwunden werden**. Darum wird in diesem Bericht ausschließlich die umfassendere Bezeichnung „**technisch-***sozialer* **Support**" verwendet.

Die Arbeitsweise des Supports durchlief im Laufe des Projekts eine Fortentwicklung. Die ursprüngliche Absicht war, den Patienten und Angehörigen in den Wochen **vor der Aufnahme auf die KMT-Station Einweisungen** in Telekommunikation zu geben und sie miteinander Übungen durchführen zu lassen. Da die Vorlaufzeit für solche Vorbereitung bei fast jedem Patienten zu kurz ausfiel, wurden viele Hinweise notgedrungen auf die Besuche im Isolierraum und Gespräche oder Telefonate mit den Angehörigen verschoben.

Als sich herausstellte, dass bei den Besuchen Probleme nur ungenügend berichtet wurden und zwischen den Besuchen nur wenige Hilfeanfragen beim Support eingingen, während in der Praxis gravierende Probleme fortbestanden, wurde die "Gangart" des Supports geändert. Damit Unter-stützung an den Gegenstellen besser griff, wurde bei den Angehörigen für Termine zum Telesupport aktiv nachgehalten. Damit das Funktionieren der Verbindung mit dem Isolierraum unabhängig von Einschätzung und Bereitschaft der Betroffenen ermittelt werden konnte, wurden die sporadischen **Testkonferenzen zur Regel** gemacht und stets mit *zwei* **Supportern** besetzt. Nach dieser Änderung der Supportpolitik nutzten die Betroffenen die Möglichkeit zur Telekommunikation im Durchschnitt deutlich länger.

Warum die Hilfeanfragen an den Support hinter dem tatsächlichen Hilfebedarf zurückblieben, kann unterschiedlich erklärt werden. Drei Gruppen von Gründen liegen nahe:

–   Mehrere Angehörige erklärten, sie hätten nicht zur Last fallen wollen oder sich nicht die Blöße geben wollen, dass sie für den PC "zu blöd" seien. Andere legten, vielleicht ebenfalls aus Gründen des **Selbstwertgefühls**, großen Wert darauf, PC-Probleme alleine zu meistern.

– Einige Angehörige erklärten, dass sie mit einer weiteren Problemfront
   neben der Krankheit ihre **Energien überbeansprucht** sähen. Dies wird
   durch die Beobachtung ergänzt, dass mit einer weniger kämpferischen
   Einstellung gegenüber der Krankheit auch ein geringerer Einsatz gegen
   PC-Probleme einherging.

– Die meisten Patienten und Angehörigen waren mit einer analytischen
   Sichtweise auf komplexe Technik überfordert und konnten erlebte **Probleme nur schwer in Beschreibungen fassen**.

Nachdem die technischen Voraussetzungen zu zeitnahem Einblick in Mitschnitte
geschaffen worden waren (u.a. ein Glasfaseranschluss im Home Office eines
Mitarbeiters), wurde die Supportmethode abermals verstärkt. Mehrmals in der
Woche wurden **aktuelle Mitschnitte auf Probleme durchgesehen**. In den Testsitzungen und zusätzlichen Fernwartungen wurden genau diese Probleme ange-
gangen. Soweit dabei Kompetenzlücken von Patienten oder Angehörigen eine
Rolle spielten, wurden aktiv geeignete Hinweise gegeben. Nach dieser Änderung
der Supportpolitik stiegen die Benutzungszeiten für Telekommunikation abermals
an.

**Zusammenfassend ergibt sich das Bild, dass die Funktionen vorbereiten-
den Trainings zunehmend ersetzt wurden durch die Funktionen begleitender
Kontrollen. Support folgte immer weniger dem Ansatz eines "Empowerment" und immer mehr der Arbeitsweise einer Dienstleistung. Die Organisation des Supports glich sich zunehmend den instrumentellen Handlungs-
strukturen an, nach denen sowieso schon immer die medizinische
Behandlung organisiert ist.**

Tabelle 19: Arbeitsformen und Bewertungen

Phase der Support- politik	Arbeitsform	Bewertung
1, 2, 3	Zugehende **Einweisung** und Übung mit Angehörigen und/oder Patienten	Zeit bis zu Beginn des Einsatzes zu kurz Pensum dessen, was sich vorweg lernen lässt, zu beschränkt Lerninhalte nicht genügend angepasst an Kompetenzprofile
1, 2, 3	Reaktion auf erfragten **Hilfebedarf** der Betroffenen	Mitteilungen oft selektiv und verzerrt, da unklare Wahrnehmung der Probleme, blasse Erinnerung, fehlende Worte
1, 2, 3	Reaktion auf aktive **Hilfeanfragen** durch Betroffene	Mitteilungen oft selektiv und verzerrt, da unklare Wahrnehmung der Probleme, blasse Erinnerung, fehlende Worte. *Betroffene machen Anfragen zu selten*
1, 2, 3	Zugehendes **Angebot** aufgrund Hinweis Dritter auf Hilfebedarf	Mitteilungen oft selektiv und verzerrt, ggf. sachfremde Motivationen im Spiel
1, 2, 3	**Testkonferenz und Fernwartung** von einem Supporter mit Betroffenen	Problemdiagnosen eingeschränkt, abhängig von Kooperation der Betroffenen
2, 3	**Testkonferenz und Fernwartung** mit zwei Supportern, verteilt auf Isolierraum und Außenstelle	Ermöglicht Einschätzung räumlicher Bedingungen. Erst bei solchen Tests vor Ort wurde entdeckt, dass Freisprecher nicht höher als Mund des Patienten stehen darf.
3	**Testkonferenz mit zwei Supportern, verteilt auf Isolierraum und Schleuse.** **Fernwartung auch ohne Betroffene**	Ermöglicht Einschätzung räumlicher Bedingungen. Ermöglicht auch kollegiale Korrektur und Kontrolle. Trennung Support für Patient und für Begleitperson
3	**Mitschnitte von jüngsten Konferenzen** eines speziellen Betroffenen. Zeitnah darauf aufbauend **Testkonferenz und Fernwartung**	Realistisches Bild von Problemen und Kompetenzgrenzen. Lässt aber Bedingungen des Raums im Unklaren. Gibt genaue Hinweise für Hilfemaßnahmen bei speziellem Betroffenen

(4)	*Raumbeobachtung durch die vorhandenen Überwachungska-meras. Umsetzung der Erkennt-nisse in zeitnahen Testkonferen-zen und Wartungen*	*Überwindung des blinden Flecks der Mitschnitte. Einblick in räumliche Zusammenhänge der Techniknutzung. Wegen Bedenken aus dem Pflegeper-sonal **nicht verwirklicht**.*

Erkenntnisse und Empfehlungen: 11

Technisch-sozialer Support für Telekommunikation ist am effektivsten mit Stations- und Hausbesuchen, Testkonferenzen mit zwei räumlich verteilten Supportern sowie Fernwartung mit und ohne Beteiligung der Betroffenen, basierend auf Erkenntnissen aus aktuellen Konferenz-Mitschnitten.

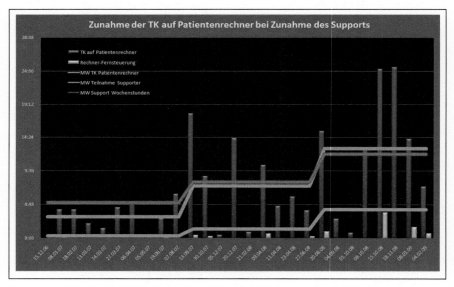

Abbildung 26: Zunahme der Telekommunikation bei Zunahme des Supports (Patienten-rechner)

Der Patientenrechner im Isolierraum wird umso länger für Telekommunikation benutzt, je mehr die Aufwendungen für technisch-sozialen Support zunehmen. Die Stufen entsprechen den beiden Änderungen der Supportpolitik.

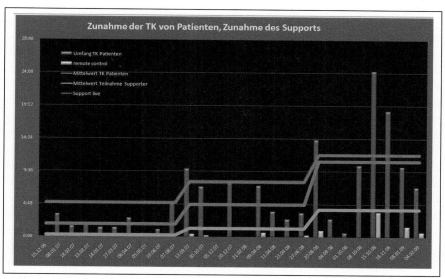

Abbildung 27: Zunahme der Telekommunikation bei Zunahme des Supports (nur Patien-
                ten)

Der Patientenrechner wird speziell vom Patienten umso länger für Telekommunikation benutzt, je mehr die Aufwendungen für technisch-sozialen Support zunehmen.

9   Wirkungen von Telekommunikation

In diesem Abschnitt sollen einige Effekte benannt werden, die sich im Anschluss
an unsere Fördermaßnahmen zur Nutzung von Telekommunikationstechniken
feststellen ließen. Sie wurden nicht durch Abfragen zuvor definierter Fragen
gefunden, weil es solch einen Fragenkatalog zuvor gar nicht gab. Sondern sie
wurden durch das Prinzip der *offenen Evaluation* gefunden, also weil wir, anschaulich formuliert, die Augen nach möglichen sozialen Folgen unseres Projekts
offen hielten, die wir vorher in dieser Weise nicht bedacht hatten. Es handelt sich
in gewissem Sinne um *Entdeckungen*. Sie sollten zu weiteren Überlegungen und
Forschungen Anlass geben, und sie sollten in die Gespräche zur persönlichen
Unterstützung und Betreuung von Angehörigen Eingang finden - auch wenn
damit zu rechnen ist, dass dort wieder weitere, zuvor nicht bedachte Umstände
und Effekte in den Blick gelangen.

Einem möglichen Missverständnis sei vorgebeugt. Hier soll nicht die volks-
tümliche Frage "Und, hat's was gebracht?" beantwortet werden. Denn diese kann
zwar bei allem und jedem, worum sich Menschen bemühen, unterschiedslos ge-
fragt werden. Doch ist sie nur unter sehr speziellen Bedingungen überhaupt beantwortbar. Man kann bestenfalls unter strikt kontrollierten Bedingungen mit
wohldefinierter, eindimensionaler Eingangsvariable und wohldefinierter, eindimensionaler Ausgangsvariable von "der" Wirkung und "dem" Nutzen reden, etwa
bei halbierter Jahresrechnung nach Providerwechsel oder halbierter Infektionsrate
nach Impfaktion. Doch selbst hier verschwimmen die scheinbar einfachen Ergebnisse rasch, wenn man auch Nebenwirkungen mit bedenkt: Der neue Provider ist
vielleicht billiger, aber in der Leitung rauscht es mehr; die Erkrankungsrate sinkt
vielleicht, aber Schocks, Lähmungen und Fieberanfälle (Liste beliebig verlänger-
bar) nehmen vielleicht zu.

Von vornherein viel zu komplex für einfache Wirkungsforschung ist unser
Projekt: Wir arbeiten in einem völlig unabgegrenzten und unkontrollierten sozialen Feld, intervenieren mit einer Vielfalt unterschiedlicher Maßnahmen, fördern
die Benutzung modernster komplexer Multifunktionsgeräte und werden Zeugen
von vielschichtigen Folgen, die komplexer sind als die meisten bekannten Listen
von "Nebenwirkungen". Und selbst wenn sich die Maßnahmen und Folgen in
Dimensionen aufgliedern ließen, könnte man sie immer noch nicht beziffern,
geschweige denn miteinander verrechnen. Die Frage "Welche Wirkung und welchen Nutzen hat die Förderung von Telekommunikation?" ist zwar sprachlich
verständlich formuliert, aber der Sache nach so viel oder wenig beantwortbar wie
die Frage "Welche Wirkung und welchen Nutzen hat die Erfindung des Rades in
der menschlichen Zivilisation?"

Die folgende Auswahl von Hinweisen hat daher nur die Funktion, den Blick
zu weiten und zu schärfen und das Nachdenken über soziale Zusammenhänge
anzuregen, die durch die vermehrte Benutzung von Telekommunikation beeinflusst, ja mehr oder weniger transformiert werden.

9.1   Auswirkungen von Telekommunikation auf Angehörige

9.1.1   Problematische Auswirkungen auf Angehörige

Wenn dem Patienten im Isolierraum Telekommunikationstechnik zur Verfügung
steht, kann er sich bei unlösbaren Benutzungsproblemen an andere Menschen um
Hilfe wenden. Bei den Vorbereitungen und Einweisungen ist ihm zwar mitgeteilt
worden, dass er jederzeit Projektmitarbeiter zwecks Support anrufen kann, aber in
der Praxis wurde von dieser Möglichkeit nur wenige Male Gebrauch gemacht.

Auch ausdrückliche Ermutigungen und die Hinterlegung aller Kontaktdaten auf Visitenkarten, Notizzetteln oder Dateien auf dem Desktop der Kommunikations-PCs änderten daran nichts. Die Hauptperson, an die sich Patienten zur Unterstützung wenden oder die von sich aus versucht, dem Patienten weiterzuhelfen, ist seine Begleitperson. In der Regel sind dies Mutter oder Vater. Die Begleitpersonen ihrerseits machten, wenn sie keinen Rat mehr wussten, von Supportanfragen durchaus öfter Gebrauch. Sie schalteten auch gelegentlich befreundete Eltern in Nachbarräumen, den Stationsarzt oder einen pc-erfahrenen Pfleger in die Lösungsversuche ein. Faktisch steht und fällt der Patientensupport mit dem Engagement seiner Begleitpersonen. Ursprünglich waren die Eltern für diese Rolle gar nicht vorgesehen. Sie wurden vor allem darauf vorbereitet, selber als Kommunikationspartner in Videokonferenzen klarzukommen. Erst im Laufe des Projekts wurden die Eltern auch mehr und mehr darin unterstützt, wie sie ihrerseits den Patienten unterstützen können. Doch das Zeitbudget des Projekts reichte bei weitem nicht aus, um Eltern einen Grundkurs in Mediendidaktik für den Gebrauch in ihrer eigenen Familie zu bieten. So blieben manche ihrer Hilfeversuche für den Patienten unverständlich oder führten zu Frustration oder Konflikten. In der Bilanz ist festzustellen:

Auf die Begleitpersonen entfällt eine erhebliche Verantwortung für die PC-Schulung ihrer Kinder.

Verwandt mit dieser Aufgabe ist die Erwartung, dass die Begleitperson selber für das Funktionieren der Technik und der sozialen Organisation Sorge trägt. Teilweise hatten Patienten von sich aus die Erwartung, dass Eltern das leisten, was ihnen zu schwer fällt. Teilweise wurden Eltern von den Projektmitarbeitern eigens gebeten, die schwierigen Konferenzvorbereitungen und Verbindungsaufbauten in die Hand zu nehmen, um dem Patienten Frustrationen und Überforderungen zu ersparen. In einer Handreichung mit praktischen Hinweisen werden **Eltern ausdrücklich um solche *Serviceleistungen* für ihre Kinder gebeten.**

Wenn Videokonferenzen zwischen dem Isolierraum und der Heimatwohnung geplant sind, entfallen oft auf *beide* Elternteile die Aufgaben der Serviceleistung für die Verbindung und die Unterstützung ihrer Kinder bei den Fährnissen im Laufe des Konferenzprozesses. **Die Begleitpersonen müssen bei beiden Aufgaben über die Ferne hinweg miteinander *kooperieren*.** Man kann sich leicht ausmalen, dass hierin eine Quelle vielfältiger Belastungen und Konflikte liegt, besonders wenn eine oder beide Begleitpersonen der Patienten (besonders Code B, I, M) mit den technischen Anforderungen selber überfordert sind.

Schon die bloße Verfügbarkeit der Möglichkeit zur Telekommunikation hat Folgen für die Betroffenen. Auf die Angehörigen kann sich die Erwartung richten, dass sie von der Möglichkeit auch Gebrauch machen. Manchmal ist es der

Patient, der diese Erwartung äußert, manchmal sind es auch andere Beteiligte im sozialen Umfeld. Wenn ein Angehöriger wegen mangelhafter Technik, mangelnder Kompetenz oder auch vielfältiger anderer Gründe den Erwartungen nicht entspricht, kann er dies durchaus als Druck empfinden. Bei mehreren Patienten (Code I, W) lässt sich aus Mitschnitten entnehmen, dass dem unwilligen Kommunikationspartner auch explizit *Druck* **zu mehr Kommunikation** gemacht wird.

Wenn in einem bestehenden sozialen Umfeld eines Patienten manche Personen mit der Möglichkeit zur Telekommunikation ausgestattet sind und damit auch umgehen können, sind sie gegenüber den anderen im Vorteil. Zum Beispiel hatten es in mehreren Fällen die großen Brüder von Patienten leicht, den Kontakt mit dem Patienten via Telekommunikation zu pflegen. Demgegenüber geraten die anderen Personen des Umfelds ins Hintertreffen. Wenn sie diesen **Wettbewerbsnachteil** ausgleichen wollen, müssen sie sich etwas einfallen lassen. Wir konnten feststellen, dass in mehreren Fällen Angehörige bei der Technisierung aufzuholen versuchten. Einige Tanten und Großeltern schafften sich Webcams an und machten PC und Netzwerk für Videokonferenzen fit, teilweise unter Aufbietung großer Mühen. Andere Großeltern, denen diese Hürde zu hoch war, versuchten sich als Zaungäste ins Spiel zu bringen und stellten sich wenigstens bei einer laufenden Konferenz im Hintergrund auf. Möglicherweise gehört auch in diesen Zusammenhang, dass sich eine solche Hintergrund-Oma mit einem Geldgeschenk beim Patienten in Erinnerung brachte. Schließlich ist auch die Reaktion dokumentiert, dass sich die Schwester eines Patienten mit einer ganz anders gearteten Kontaktform wieder ins Rennen bringt (ähnlich der Nischenkonkurrenz von Delikatessläden gegen Lebensmitteldiscounter): Sie kreiert eigens für den Patienten ein Puppenspiel und präsentiert ihm vor der großen Fensterscheibe der Besucherterrasse eine Live-Vorstellung. Bei all solchen Reaktionen ist nicht gesagt, dass sie mühevoll und problematisch sein müssen. Sie können es allerdings im Einzelfall sein, und sie rufen in Erinnerung, dass es Dritte geben kann, die mangels Telekommunikation ganz aus dem Kontakt verschwinden, gewissermaßen zum Opfer einer **"digital divide"** im Kleinen werden.

Schließlich ist auf einen weiteren Effekt hinzuweisen, den die bloße Möglichkeit zur Telekommunikation nach sich ziehen kann. Wenn sich die Hoffnungen, die die Benutzer in die Telekommunikation setzten, nicht erfüllen, wenn die Benutzung zu oft scheitert, die Beanspruchung zu belastend wird oder die Beziehung zu den Partnern zu unergiebig bleibt, kann der ganze Versuch als Misserfolg empfunden werden. Die negative Bilanz kann **Enttäuschung** auslösen und in die Bilanz anderer Bemühungen **mit einfließen, insbesondere in die übergeordnete Bilanz des Kampfs gegen die Krankheit.** Die Gefühle der Ohnmacht und Re-

signation können verstärkt werden, besonders wenn die Erwartungen an die Telekommunikation allzu unrealistisch waren. In vereinzelten Fällen schienen Angehörige der kritischen Frage von Erfolg oder Misserfolg der Telekommunikation
eine sehr große Bedeutung beizumessen. Es muss dahingestellt bleiben, wie weit
hierin auch Energien mitspielten, die primär zur Frage von Gesundung oder
Nichtgesundung gehörten.

9.1.2   Günstige Auswirkungen auf Angehörige

Übereinstimmend wurde von vielen Angehörigen berichtet, dass ihnen die Möglichkeit zur Telekommunikation etwas an die Hand gab, mit dem man "etwas
machen" kann, während ihr Leben ansonsten sehr stark davon bestimmt sei, dass
die Krankheit schicksalhaft auftauchte und sie zur Ohnmacht verdammte. Der
Wert des Kommunikationsangebots läge demnach zum Teil gar nicht in seiner
konkreten Nutzung, sondern in seiner grundlegenden Benutzbarkeit. Dies steht in
Übereinstimmung mit der Forschung zur "self-efficacy", durch die gut belegt ist,
dass bei Übermacht der äußeren Situation die verbleibenden oder hinzugewonne-
nen kleineren **Handlungsfreiheiten stabilisierend und ermutigend wirken**.

Damit verwandt ist ein anderer unspezifischer Effekt des Angebots zur Telekommunikation. Angehörige registrieren sehr genau, dass ihnen und den Patienten mit dieser freiwilligen Zusatzleistung etwas geschenkt wird und dass sie in
dieser Hinsicht einmal nicht Versorgende, sondern **selber Versorgte** sind. Viele
legten eine große Dankbarkeit selbst dann an den Tag, wenn ihre Benutzung der
Technik nur einen geringen Umfang erreichte und auch wenn sie dabei mit gra-
vierenden Einschränkungen zu kämpfen hatten. Die Versorgung durch technische
Infrastruktur, Zuwendung, **Support** und stets offene Ohren der Feldforscher haben offenbar eine **entlastende Funktion für die Angehörigen**. Dieser ursprünglich gar nicht bedachte Effekt ist umso wichtiger, als sich die meisten anderen
Zusatzleistungen der KMT-Station (wie Bewegungstherapie, Clownsvisiten,
Spiel- und Malangebote) fast ausschließlich an die Patienten richten.

Für viele Nahestehende des Patienten stellt das Angebot zur Telekommunikation eine Möglichkeit dar, ihrem Bedürfnis oder ihrer Verpflichtetheit zum Kontakt mit dem Patienten leichter nachzukommen. Sie ersparen sich eine aufwändige Fahrt und eine sehr beschränkte Kommunikation von der Besucherterrasse per
Wechselsprechanlage. Sie können sich frei von Reiseerfordernissen einen günstigen Gesprächsmoment aussuchen, und sie können sich, falls dieser dem Patienten
nicht passt, auf einfache Weise neu verabreden. Sie **sparen Zeit** und **Aufwand**
und können sich im **günstigen Moment** dem Patienten viel mehr zuwenden als
unter einengenden Bedingungen.

In einer Patientenfamilie wies der Vater mehrmals darauf hin, dass er die gro-ßen Bemühungen um stabile und besonders komfortable Audio-Video-Verbindungen in erster Linie für die gesunde ältere Schwester der Patientin unternommen habe. Die Schwester vermisste die Patientin (Code M) sehr und fühlte sich von ihr *verlassen*. Monate später, nachdem die Patientin den Kampf ums Überleben verloren hatte, musste sich die Schwester mit einer noch größeren Verlassenheit, die sie vielleicht schon vorher geahnt hatte, auseinandersetzen. Ein wichtiger Effekt ihrer Videokonferenzen lag sicher darin, dass sie die **verbliebene Zeit maximal genutzt** hatte und später in der Zeit der Trauer darauf zurücksehen konnte, dass in dieser Hinsicht kein Schuldposten offenstand.

9.2 Auswirkungen auf Patienten

9.2.1 Problematische Auswirkungen auf Patienten

Die Bereitstellung der Infrastruktur für Telekommunikation ist nicht per se nützlich. Denn die Verfügbarkeit und die konkrete Nutzung der Technik können außer zu wünschenswerten auch zu problematischen Effekten führen. Dabei wird hier bewusst nicht von "negativen" Effekten gesprochen, denn bei vielen Erscheinungen in der sozialen Welt gehen die Bewertungen, auch durch Fachkräfte, weit auseinander. Stattdessen wird die Bezeichnung "problematisch" verwendet, die es dem einzelnen überlässt, sich im konkreten Fall seine eigenen Bewertungen zu erarbeiten.

Ein Beispiel möge die mögliche Divergenz von Bewertungen verdeutlichen: Ein Kind möchte möglichst schnell ein Onlinespiel mit seinem Bruder beginnen. Sein Vater im Isolierraum möchte jedoch erst die Videoübertragung zur anderen Seite in Gang bringen, unter anderem auch weil die Mutter von ihrem Standort her diesen Wunsch geäußert hat. Bei diesem Interessenskonflikt kommt beim Patienten wie beim Vater Ärger auf, dem beide mit erhobener Stimme Ausdruck verleihen. Von manchem Betrachter des Mitschnitts wird dieser Verlauf für negativ gehalten, weil der Patient unter den technischen und familialen Einschränkungen leidet und zuletzt sogar nachgeben muss. Von anderen wird derselbe Verlauf für positiv gehalten, weil sich hier endlich einmal die unterdrückten Gefühle der Beteiligten Raum verschafften. In der hier verwendeten Terminologie wird dieser Fall nur als "problematisch" markiert, und seine Bewertung bleibt jedem selbst überlassen.

Eine Gruppe problematischer Effekte hat mit der **Mühe** zu tun, die manchmal zur Erreichung einer passablen technischen Qualität nötig ist. Wenn Kinder im selben Raum miteinander spielen, können sie darauf bauen, dass sie vom jeweils anderen gut genug gesehen werden. Wenn sie jedoch in getrennten Räumen spielen und einander nur mittels Kamera und Übertragung sehen, müssen sie bei *ungünstiger* Kameraposition selber daran denken, dass sie "im Bild bleiben". Ihre Pläne und spontanen Bewegungen werden durch das technische Erfordernis gebremst, und die Vorhersicht, wie sie sich dem anderen am besten sichtbar machen, bedarf einiger Denkakrobatik. Die Folge davon ist **Anstrengung** bis hin zur **Erschöpfung**, im Fall lang anhaltender Bemühungen auch **Ungeduld** und **Frustration**. Je nach Situation und Charakter können daraus Wut oder Verzweiflung erwachsen. Gewiss sind dies Effekte, die auch Kinder meistern sollten. Jedoch unter den Bedingungen von Krankheit, Schmerz und Isolation, besonders bei ängstlich-depressiven Reaktionen, sollte man sie vielleicht davor verschonen.

Verwandt damit sind die Effekte, die aus wiederholtem **Misslingen** und zunehmenden Komplikationen resultieren. Gerade vom Computer kennt jeder solche Kettenprobleme, die in **Frustration** und **Verzweiflung** münden. Weil der Computer in unserem Projekt aber nur Mittel zu sozialen Zwecken ist, werden überdies soziale Verluste erlebt. Wenn z.B. eine Konferenz wegen Tonproblemen abgebrochen wird, verliert der Patient auch die menschliche Begegnung, auf die er sich gefreut hatte. Eventuell muss er sogar befürchten, dass sich die Partner in Zukunft seltener auf eine Telekonferenz mit ihm einlassen möchten. Bei losen Freundschaften, insbesondere wenn sie nur übers Internet geknüpft wurden, kann durch technische Pannen sogar die ganze Beziehung gefährdet werden. In all diesen Fällen ist beim Patienten mit **Verlustgefühlen** und **Verlustängsten** zu rechnen.

Eine dritte Gruppe problematischer Effekte hat etwas **Paradoxes** an sich. Sie entstehen dadurch, dass eine technische Teilleistung gelingt, aber gerade dadurch erst fühlbar wird, dass ihr eine erhoffte soziale Qualität fehlt.

So wurde in einem Fall dem Patienten erst durch die Funktionsfähigkeit des Messengers klar, dass er fast keine Freunde und keinen einzigen Online-Freund hatte. Die leere Freundesliste führte ihm besonders deutlich vor Augen, wie **alleingelassen** er war. Im Endeffekt waren seine Testsitzungen mit den Supportern die einzigen erfolgreichen Gespräche via Telekommunikation.

In einem anderen Fall gelang es dem Patienten technisch, seinen Katzen zu Hause beim Spielen zuzusehen. Aber gerade dadurch, dass er sie sehen konnte, wurde ihm umso schmerzlicher klar, wie sehr er vermisste, sie streicheln zu können. Sein **Heimweh** nahm dadurch zu.

In einem dritten Fall gelang eine Videokonferenzschaltung zwischen dem Patienten und der Karnevalsfeier seiner Schulklasse. Aber je mehr der Patient die Maskeraden, Pantomimen und das Herumtollen seiner Mitschüler mit ansah, umso spürbarer wurde für ihn zugleich, dass er nicht tatsächlich mit dabei war. Ihm wurde gewahr, dass er, gemessen an den anderen, im **Abseits** stand.

Schließlich gehören alle Phänomene dazu, bei denen dasselbe Instrumentarium, das der Patient zu seinen Gunsten einsetzen kann, von anderen zu seinen Ungunsten benutzt wird. So kann ihm eine funktionierende Leitung dazu dienen, andere anzurufen, aber auch, von anderen unerbeten angerufen zu werden oder unter Anrufdruck gesetzt zu werden. Ebenso kann ihm die Kamera dazu dienen, sich anderen zu zeigen. Aber sie kann auch anderen dazu dienen, ihn zu sehen, auch wenn er das nicht möchte.

Tabelle 20: Unerwünschte Effekte

Verlassenheit, Einsamkeit	keine Freunde, keine Online-Freunde kaum Resonanz auf viele Chatäußerungen	Patient N, T
Ausgeschlossenheit	vom körperlichen Mitmachen in Schulklasse ausgeschlossen	Patient B, Y
Überbeanspruchung	von Aktivitäten der Schulklasse überflutet	Patient B
Zurückgesetztheit	von Weihnachtsfeier und Streicheln der Katzen ausgeschlossen	Patient A
Ausgesetztheit	soll *für m* Videobild anschalten	Patient L
Ausgesetztheit	den Bedürfnissen der Großmutter ausgesetzt	Patient R

Die grundsätzliche Möglichkeit paradoxer Effekte stellt nicht in Frage, dass Telekommunikation großen Nutzen bewirken kann. Sie muss aber stets mit bedacht werden, wenn es darum geht, dass der einzelne sein persönliches Optimum an Nutzeffekten ausbalanciert. Solche Umsicht ist in anderen Handlungsfeldern, z.B. medikamentöser Behandlung, ja seit langem selbstverständlich. Das Bedenken von Nebenwirkungen und Folgewirkungen (z.B. Abhängigkeiten und Resistenzen) gehört mit zur Behandlungsplanung.

9.2.2   Günstige Auswirkungen auf Patienten

Von Mitarbeitern der Klinik, gelegentlich auch von Angehörigen, wird als genereller Nutzeffekt von Telekommunikation bei Patienten ihre "Ablenkung" genannt. Gemeint ist damit, dass die Beschäftigung der Patienten mit Telekommunikation im Vergleich zu vielem, womit sie sonst ihre Zeit verbrächten, günstiger ist. Diese globale Einschätzung sollte allerdings weiter differenziert werden. Nach Beobachtungen auf der Krankenstation und im Isolierraum und nach Befragungen von Patienten, Angehörigen und Stationsmitarbeitern lassen sich drei

Ausgangslagen des Patienten unterscheiden, in denen Telekommunikation einen jeweils unterschiedlichen Effekt bewirken kann.

1) **Aktivierung:** Patienten durchleben Zeiten, in denen ihr Antrieb zu Aktivitäten mehr oder weniger deutlich verringert ist. Ihnen mangelt es am Interesse und/oder der Energie zu bestimmten Beschäftigungen, denen sie in anderer Verfassung durchaus nachgehen würden. Dies betrifft nicht nur Lesen und Schreiben, Musikhören und Fernsehen, sondern selbst ihre grundlegende Gesprächigkeit. Wenn sie in dieser Lage von den Möglichkeiten der Telekommunikation Gebrauch machen, werden sie durch die Anforderungen und Erlebnisse dieses Prozesses zu verstärkten Aktivitäten herausgefordert. Hier wirkt Telekommunikation aktivierend.

> Beispiel: In einer Audio-Video-Konferenz nimmt der Patient (Code G) vorwiegend als Zuhörer und Zuschauer teil. Doch durch die Bitte seines Bruders um eine bestimmte Bilddatei wird er dazu veranlasst, seine Festplatte zu durchsuchen, die Datei per E-Mail zu versenden und sich mit seinem Bruder über diesen Vorgang zu verständigen.

2) **Umstimmung:** Zu anderen Zeiten steht bei den Patienten das Erleben körperlichen Leidens im Vordergrund. Dazu gehören Schmerz, Juckreiz, Übelkeit, aber auch Druckempfindungen und Bewegungsbehinderungen durch Versorgungsmaterial (Pflaster, Schläuche usw.). Damit einher gehen verstärkte Begleitgefühle wie Angst, Unzufriedenheit und Aggressivität. Wenn sie in dieser Lage von den Möglichkeiten der Telekommunikation Gebrauch machen, werden durch die Anforderungen und Erlebnisse dieses Prozesses andere Befindlichkeiten in den Vordergrund gebracht. Hier wirkt Telekommunikation (vorübergehend) umstimmend.

3) **Bereicherung:** Eine wieder andere Ausgangslage ist es, wenn bei Patienten zwar der Antrieb zu verschiedenen Aktivitäten gegeben ist, jedoch die äußeren Umstände der Isolation seine Umsetzung behindern. Manchmal würden Patienten gerne Fußball spielen, auf Bäume klettern oder sich zum Radfahren verabreden, sind jedoch ans Bett "gefesselt". Verglichen mit ihren Wünschen ist das verbliebene Machbare "langweilig". Durch die Nutzung der Telekommunikationstechnik wird jedoch viel mehr machbar, der Handlungs- und Erlebnisraum wird enorm erweitert. Hier bringt Telekommunikation also Abwechslung und wirkt bereichernd.

Die Effekte der **Aktivierung** und der Umstimmung könnten prinzipiell auch mit geeigneten anderen Angeboten erreicht werden, sind also nicht für Telekommunikation spezifisch. Dagegen sind die Bereicherungen des Handlungs- und Erlebnisraums ein spezifisches Potential der Telekommunikation. Darin ist eine Reihe konkreterer Effekte eingeschlossen. Da hierzu keine differenzierten Erhebungen gemacht wurden, sei nur einer dieser Effekte genannt.

Ein besonders wichtiger Effekt dürfte in der Steigerung der **Selbstwirksamkeit** liegen. Patienten sehen sich ja durch Krankheit, Behandlung und die speziellen Isolationsbedingungen in hohem Maße fremden Kräften ausgesetzt und haben viel an eigenem Handlungsspielraum eingebüßt. Dass ihnen durch Telekommunikation wieder Möglichkeiten zur Gestaltung menschlicher Kontakte und zur Einflussnahme in fernen Räumen entstehen, verschafft ihnen eine ausgeprägte Erfahrung der Selbstwirksamkeit. Ein Teil der Freude an der Technikbenutzung kann darauf zurückgeführt werden. Berichte von Eltern und Patienten weisen darauf hin, dass die Kompensationen der erzwungenen Passivität auch sehr bewusst erlebt werden. Viele Patienten nutzten die kreativen Möglichkeiten des Computers zur Selbstdarstellung, von der Auswahl eines Selbstbildes als Avatar über die Verfremdung ihrer Videobilder mithilfe von YouCam bis hin zur Erstellung eigener Videoshows mit dem Windows MovieMaker. Stets waren sie begeistert davon, was sie selber "zaubern" können *und* was sie bei ihren Besuchern und Telekommunikationspartnern damit für Überraschungen und Bewunderung auslösen können.

Auch mitten in den Prozessen, die durch Mitschnitte dokumentiert sind, finden sich Hinweise auf Effekte, die durch die Telekommunikation bedingt sind und die bei unbefangener Sichtung des Materials spontan als erfreulich oder "günstig" empfunden werden. Dazu gehören vor allem Gesprächsstellen, an denen sich der Patient entspannt und erfreut zeigt und wo insbesondere gelacht, gescherzt, gesummt oder gesungen wird. Wenn Verlauf und Inhalt des Kommunikationsprozesses nicht dagegen sprechen, wurden dem Patienten an solchen Stellen "potentiell positive" Gefühle zugeschrieben. Eine definitive Bewertung ist damit aber nicht verbunden, denn genau wie bei den problematischen Effekten können die fachlichen Einschätzungen auch potentiell günstiger Fälle durchaus verschieden ausfallen.

So lässt sich in einer Reihe von Mitschnitten erkennen, dass sich Gesprächspartner gezielt um *Aufheiterungen* der Patienten (Code J, Y) bemühen und damit zumindest kurzfristig erfolgreich sind. Man könnte dies aber beispielsweise bei Kindern, die große akute Ängste um ihre Gesundung haben, jedoch darüber schweigen, auch als ein Versäumnis werten. Man könnte gemeinsames Lachen, bei dem das Kind jedoch mit seiner Angst alleine bleibt, auch als negativen Effekt einstufen. Derlei komplexe psychosoziale Einschätzungen können jedoch in diesem Bericht nicht diskutiert werden und müssen einer Erörterung im Einzelfall überlassen bleiben.

Um dennoch überhaupt eine Tendenzaussage darüber machen zu können, wie sich potentiell günstige und problematische Effekte in den Mitschnitten verteilen, wurde so verfahren: Nach vollständiger und in einigen Fällen vielfacher Durchsicht aller Mitschnitte wurden diejenigen Stellen, aus denen immer noch **Freude, Begeisterung, Gelöstheit oder besondere persönliche Berührtheit** zu entnehmen waren, mit Markern versehen. Bei benachbarten gleichartigen Ereignissen wurde keine Zählung vorgenommen, zum Beispiel wurde für ein einzelnes Lachen genauso wie für drei Lacher innerhalb von 5 Minuten nur ein Marker vergeben. Die Vergabe erfolgte äußerst sparsam unter der Maßgabe, dass bis zu fünf Marker für den Gesamtbestand eines Patienten ausreichen sollten. Die Geltung der Markervergabe wurde von einem Mitarbeiter in letzter Instanz zuerkannt, so dass sich annehmen lässt, dass der Maßstab der Vergabe konstant blieb. Außerdem stammen die Marker für die problematischen wie die potentiell günstigen Effekte vom gleichen Rater. Würden andere Personen den Rating-Prozess durchführen und hätten sie insbesondere keine Gesamtkenntnis des Mitschnitt-Korpus und keine Raterschulung, so könnten ihre Markierungen durchaus anders ausfallen. Der Erkenntniswert dieser Markierungen kann nicht darin gesehen werden, dass bei jedem Patienten ein bestimmtes Maß an Effekten ermittelt worden wäre, sondern ausschließlich darin, wie sich bei Anlegung derselben "Brille" die Effekte proportional auf die Patienten und die Projektlaufzeit verteilen.

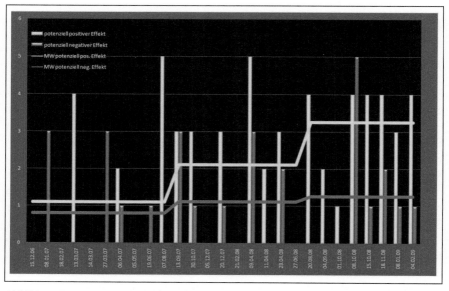

Abbildung 28: Potentiell positive Effekte überwiegen im Laufe des Projekts immer mehr

Das Ergebnis zeigt, dass bei Aufnahmen aus der Periode der zweiten und der dritten Supportmethode die Werte jeweils zunehmen. Darin spiegelt sich, dass nach intensiverem Support auch die Videokonferenzen von höherer Qualität und Intensität waren und dementsprechend mehr "herausragende" Stellen auffielen. Außerdem zeigt sich, dass mehr günstige als problematische Effekte registriert wurden. Dies hat zwar wegen der Unschärfe der Markerzuordnung für sich genommen keine "Beweiskraft", doch steht es in Übereinstimmung mit allen anderen Datenarten (Befragungen, Beobachtungen, persönliche Mitteilungen, Fragebögen, Nachgespräche).

Schließlich ist erkennbar, dass der Abstand zwischen potentiell günstigen und problematischen Effekten immer größer wird. Möglicherweise drückt sich darin aus, dass bei besser unterstützten und kompetenter geführten Telekonferenzen ihr Wirkungspotential besser ausgeschöpft wird. Dies deckt sich mit den Befunden von Einzelanalysen, dass unter den angespannten Verhältnissen unzuverlässiger Technik und ungeübter Benutzung manche Phänomene gar nicht erst aufkommen, die sich bei kompetenter Technikbeherrschung entfalten können. Insbesondere können virtuose **Spielereien mit den technischen Grundbedingungen**, sobald sie durch stabile technische Grundlagen möglich sind, zu einem hohen Maß an Nähe und Verbundenheit der Teilnehmer beitragen.

10   Krankenbehandlung und Telekommunikation

10.1   Medikamentengaben

Patienten können Schmerz, Juckreiz, Übelkeit und andere körperbedingte Missempfindungen verstärkt erleben, wenn sie ihre Aufmerksamkeit ganz auf ihr eigenes Befinden richten. Umgekehrt kann man damit rechnen, dass sie den Schwerpunkt ihrer Aufmerksamkeit von ihrem eigenen Befinden fortverlagern, wenn sie Ereignisse mit subjektiv hoher Wichtigkeit erwarten, planen oder durchführen. Ganz besonders dann werden sie ihre Aufmerksamkeit auf etwas anderes richten, wenn es sich dabei um Kontakte mit wichtigen Menschen handelt. Schon bei der Erwartung des Besuchs seines Vaters kann bei einem Patienten der Schmerz, den er in Isolation noch stark erlebte, in den Hintergrund treten.

Gleiches lässt sich für Telekommunikation erwarten: Schon durch die Möglichkeit zur Telekommunikation könnten für einen Patienten seine Missempfindungen in den Hintergrund treten, hingegen die Freude auf den Kommunikationspartner in den Vordergrund gelangen. Während der tatsächlichen

Durchführung einer Telekonferenz müsste die Aufmerksamkeit durch die technischen Anforderungen und durch den Kontakt mit dem Partner am stärksten von diesen beiden neuen Foki beansprucht sein. Ähnlich wie bei dem sprichwörtlichen Effekt "Der Arzt kommt, der Schmerz geht" müsste hier gelten "Die Skypekonferenz gelingt, der Schmerz lässt nach".

Ein empirischer Nachweis dieses plausiblen Zusammenhangs wird allerdings darauf verzichten müssen, die mentalen Vermittlungsvorgänge via Erwartungen und Erinnerungen zu ergründen. Kindern im Alter zwischen 6 und 14 Jahren haben eine zu geringe Fähigkeit zur Selbstreflexion und ein zu gegenwartszentriertes Zeitbewusstsein, als dass man sie sinnvoll nach mentalen Vorgängen nachbefragen könnte.

Beschränkt man sich auf objektive Daten, so wäre ein Kontrollgruppendesign am aussagestärksten. Man müsste auf der Modellstation ein durchschnittliches Maß für Missempfindungen ermitteln und in Vergleich setzen mit einer medizinisch und organisatorisch gleichartigen Kontrollstation, die keine Möglichkeit zur Telekommunikation bereitstellt. Eine solche rückständige Kinder-KMT-Station lässt sich aber angesichts der allgemein fortschreitenden Verbesserungen der Patientenversorgung nicht mehr finden.

So verbleibt nur die aussageschwächere Möglichkeit, sich auf Patienten der Modellstation zu beschränken. Man kann unabhängige Maße für *Telekommunikation* und für *Missempfindungen* definieren und deren Werte bei jedem einzelnen Patienten in Bezug setzen. Als Maß für *Telekommunikation* wurde definiert, an wie viel Stunden pro Tag die Technik für Telekommunikation benutzt wurde. Als Maß für *Missempfindungen* wurde definiert, welche Dosis von Medikamenten zu ihrer Linderung an einem Tag verabreicht wurde. Dementsprechend ergeben sich für jeden Patienten mehrere Verlaufskurven über die Behandlungszeit hinweg. Dabei stehen sie jedoch nicht im Verhältnis von unabhängiger zu abhängiger Variablen, sondern können nur auf Kovariationen hin betrachtet werden.

Betrachtet man speziell die Nutzung von Telekommunikation und die Dosis der Morphingaben, so zeichnen sich drei Formen der Kovariation ab:

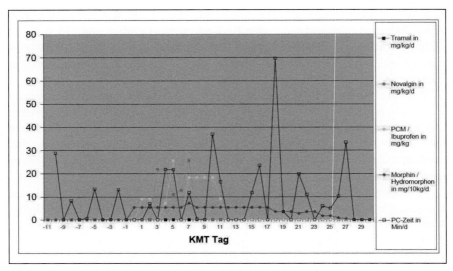

Abbildung 29: Die Gabe von Morphin und die Nutzung von Telekommunikation verändern sich synchron (Code S)

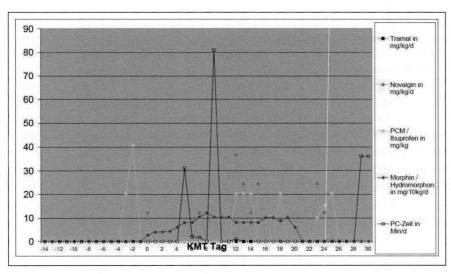

Abbildung 30: Beide Kurven verlaufen synchron im Anstieg, jedoch unabhängig im Fortgang (Code B)

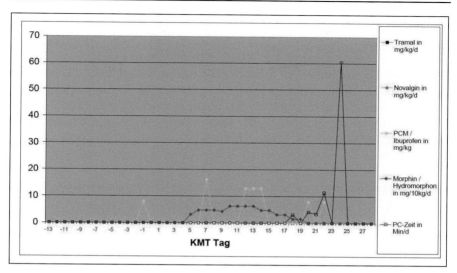

Abbildung 31: Morphingaben und Telekommunikation verändern sich alternierend (Code
               D, M, O)

Die Unterschiedlichkeit dieser Zusammenhänge ließe sich mit individuell unterschiedlichen Reaktionsweisen unter Morphinbehandlung erklären:

– Bei Reaktionstyp (a.) entsteht auf der Grundlage einer ausreichenden
  Schmerzbekämpfung die Motivation zu mehr Kontakt per Telekommunikation.

– Bei Reaktionstyp (b.) entsteht auf der Grundlage einer ausreichenden
  Schmerzbekämpfung zunächst die Motivation zu mehr Kontakt per Te-
  lekommunikation, geht jedoch durch Gewöhnung an die Wirkung des
  Morphins in Selbstgenügsamkeit über.

– Bei Reaktionstyp (c.) führt das erreichte Niveau der Schmerzbekämpfung zur Selbstgenügsamkeit, möglicherweise zu einer Sedierung der für
  Telekommunikation benötigten Kräfte. Erst nach überstandener Krise ist
  eine Hinwendung zur Telekommunikation möglich.

Mit diesen möglichen Deutungen hat sich aber die Ausgangsvermutung verkehrt.
Hier wird nicht mehr angenommen, ein bestimmter Umfang von Telekommunikation könne eine bestimmte Schmerzmittelreduzierung nach sich ziehen, sondern umgekehrt, ein bestimmtes Schmerzmittelniveau könne für Telekommunikation optimale Voraussetzungen schaffen.

Darüber hinaus wäre es nicht verwunderlich, wenn Abhängigkeiten sogar in beide Richtungen bestünden, so dass es bei einem Individuum Optimalwerte für eine Synergie von medikamentöser Schmerzbekämpfung und telekommunikativer Aktivierung geben könnte. Um solch eine Vermutung überprüfen zu können, ist natürlich die Datenlage dieses Projekts ganz unzulänglich. Es wäre auch in einer künftigen Studie hierzu nicht mit einer klinischen Feldstudie getan, sondern man müsste hierfür ein streng kontrolliertes Laborexperiment anlegen. Was hingegen nur in einer verbesserten Feldstudie geklärt werden kann, ist die Frage, welches Qualitätsniveau die telekommunikative Vernetzung mit dem Umfeld erreichen muss, damit Telekommunikation überhaupt ihr volles Potential zur Aktivierung von Patienten entfalten kann und sich dadurch erst als ernstzunehmendes Substitut für einen Teil der Schmerzmittelgaben qualifiziert.

11 Empfehlungen

11.1 Weitergehende Empfehlungen zur Verbesserung des Telekommunikationsangebots

11.1.1 Überwachung der Feldeffekte

So, wie es bei jeder Medikamentengabe zur Verantwortung des Behandelnden gehört, sich mit Wirkungen und Nebenwirkungen auszukennen und sie beim speziellen Patienten einzuschätzen, so muss man auch über die Praxis der Telekommunikation von Patienten Bescheid wissen und eine vernünftige Abwägung ihrer Wirkungen im Einzelfall vornehmen. So wie bei Medikationen gehören auch bei Telekommunikation fortlaufende Wirkungskontrollen dazu. So wie die Isolation der Kinder aus Gründen der medizinischen Behandlung kompetent verantwortet wird, so sollte auch die Bereitstellung von Mitteln zur Milderung der Isolation mit Kompetenz verantwortet werden.

Erkenntnisse und Empfehlungen: 12

Ungünstige Effekte lassen sich oft nicht mit generellen Maßnahmen verhindern, sondern müssen aktuell im Einzelfall aufgedeckt und minimiert werden.

11.1.2 Kindgemäßheit der Kommunikationstechnik

Je älter die Patienten, umso eher können sie mit technischen Schwierigkeiten und begrenztem technologischen Niveau umgehen und dennoch Gewinn aus der be-

reitgestellten Ausstattung ziehen. Auch können Ältere leichter die Disziplin aufbringen, einen Teil ihrer Aufmerksamkeit zur Technikbedienung abzuzweigen.
Damit eine Wieder-Einbindung in ihre soziale Welt gelingt und günstige Wirkungen entfaltet, könnte für Siebzehnjährige auch Textchat ausreichen. Hingegen
wäre für Siebenjährige Telepräsenz auf High-end-Niveau am angemessensten.

Erkenntnisse und Empfehlungen: 13

**Je jünger die Patienten, umso höher sollten die technische Qualität und das
technologische Niveau ihrer Ausrüstung sein.**

11.1.3 Gleichaltrigen-Kontakte

Die ohnehin verminderten Kontakte zwischen Patienten und Gleichaltrigen sind
besonderer Förderung wert. Doch gerade die Telekommunikation von Patienten
mit anderen Kindern verlangt Support der vielfältigen technischen Bedingungen
bei Freunden und die Gewinnung der Freundeseltern als unmittelbare Unterstützer.

Erkenntnisse und Empfehlungen: 14

**Je mehr soziale Unterstützung der Patient durch Gleichaltrige erfahren soll,
umso mehr technisch-sozialer Support aller Eltern ist nötig.**

11.1.4 Schüler-Kontakte

Der Hauptgewinn der Telekommunikation mit Schulzusammenhängen liegt nicht
so sehr in einer „Unterrichtsteilnahme" als vielmehr in einer Stärkung der Peer-
kontakte: Patienten bekommen das berechtigte Gefühl, „nicht vergessen zu werden".

11.1.5 Angehörigen-Support

Wenn die Zuverlässigkeit und Reibungslosigkeit des Funktionierens verbessert
werden und die Zugänglichkeit für alle erleichtert wird, entfällt der Grund vieler
Mühen und Konflikte. Im selben Maß wird jedoch der Boden dafür bereitet, dass
sich über Telekommunikation Reibungen und Konflikte des sozialen Feldes entfalten können, in denen Patient und Angehörige vermehrt der psychosozialen
Kommunikationshilfe bedürfen.

Erkenntnisse und Empfehlungen: 15

**Je erfolgreicher der technische Support, umso mehr sozialer Support wird
dafür nötig, dass Telekommunikation entlastend wirkt.**

11.1.6   Familien-Unterstützung

Eigeninteressen der getrennten Eltern und Geschwister sind förderungswürdig, weil sie indirekt Auswirkungen auf das Wohl des Patienten haben. Der begleitende technisch-soziale Support zur Telekommunikation sollte dies als eigenständige Zusatzaufgabe wahrnehmen. Keine Ausgliederung in soziale Dienste.

11.2   Zusammenstellung aller Erkenntnisse und Empfehlungen aus der Begleitforschung

Erkenntnisse und Empfehlungen: 1
Über dem Potential der Telekommunikation reproduzieren sich die Kommunikationsstrukturen des bestehenden sozialen Feldes. Schon innerhalb des Isolierraums können Interessenskonflikte zwischen den Begleitpersonen und dem Patienten bezüglich der Telekommunikation aufkommen, und erst recht bei Nutzung der Telekommunikation mit Partnern außerhalb der Klinik kommen – gewissermaßen über die Leitung zurückgeflossen – auch die Bedürfnisse und Interessen der anderen zum Zuge.

Erkenntnisse und Empfehlungen: 2
Die Eingewöhnung bzw. Umgewöhnung von Patienten und Angehörigen in audiovisuelle Telekommunikation ist erforderlich.
Die Verstärkung der Telepräsenz eines fremden Raums durch Weitwinkelmikrofone und Beamerprojektion („Immersion") ist vorteilhaft.

Erkenntnisse und Empfehlungen: 3
Wahlmöglichkeit zwischen individuellem Headset und gemeinsamem Freisprecher mit einfacher Umschaltung bereitstellen.

Erkenntnisse und Empfehlungen: 4
Zumindest für die Gegenstellen zum Isolierraum, also für Heimatwohnung und Schule, sollten PTZ-Füße bereitgestellt werden.

Erkenntnisse und Empfehlungen: 5
Bei jedem Patienten ist individuell zu ermitteln, wie viel Einfluss ihm sein soziales Feld in Sitzungen mit mehreren Beteiligten lässt. Den Beteiligten ist zu einer Zahl und Zusammensetzung der Konferenzteilnehmer zu raten, die dem Patienten möglichst großen Spielraum einräumt.

Erkenntnisse und Empfehlungen: 6
Der technisch-soziale Support muss individuelle Hemmungen und soziale Konflikte ansprechen und für den jeweiligen Einzelfall Auswege finden. Den Patien-

ten sollten Möglichkeiten geboten werden, zwar zu sehen, aber bei Bedarf mehr oder weniger ungesehen bleiben zu können.

Erkenntnisse und Empfehlungen: 7
Der technisch-soziale Support für Telekommunikation wird im Begleiteffekt zu psychosozialer Betreuung. Für Patienten mit wenig Freunden online kann der Support überdies zum Ersatzkontakt in Telekommunikation werden.

Erkenntnisse und Empfehlungen: 8
Vorbereitende Einweisung und Einübung in Telekonferenz zwecks Lernverfestigung ist möglichst frühzeitig zu leisten.
Einschränkung: Außerdem ist Lernen auf Vorrat nur in begrenztem Umfang möglich. Begleitende Unterstützung während erster Telekonferenzen (organisations- und zeitaufwändig) ist wichtig.
Getrennter Support für Patienten und Begleitpersonen ist ratsam, weil Anforderungen sehr unterschiedlich sind.

Erkenntnisse und Empfehlungen: 9
Eltern sollten Unterstützung für ihre Unterstützerrolle erhalten. Um ihnen ein Vorbild zu zeigen, sollten sie beim professionellen Support mit Patienten zuschauen können und Erläuterungen erhalten. Dabei ist jedoch darauf zu achten, dass sie nicht anstelle des Patienten reden und auch nicht den Support oder die Umsetzung an sich ziehen.

Erkenntnisse und Empfehlungen: 10
Angehörige sollten nicht nur besser zur Hilfe befähigt werden, sondern auch mit professionellen Mitteln ausgestattet werden, um sich wechselseitig leichter helfen zu können, z.B. Desktop-Steuerung durch Teamviewer.

Erkenntnisse und Empfehlungen: 11
Technisch-sozialer Support für Telekommunikation ist am effektivsten mit Stations- und Hausbesuchen, Testkonferenzen mit zwei räumlich verteilten Supportern sowie Fernwartung mit und ohne Beteiligung der Betroffenen, basierend auf Erkenntnissen aus aktuellen Konferenz-Mitschnitten.

Erkenntnisse und Empfehlungen: 12
Ungünstige Effekte lassen sich oft nicht mit generellen Maßnahmen verhindern, sondern müssen aktuell im Einzelfall aufgedeckt und minimiert werden.

Erkenntnisse und Empfehlungen: 13
Je jünger die Patienten, umso höher sollten die technische Qualität und das technologische Niveau ihrer Ausrüstung sein.

Erkenntnisse und Empfehlungen: 14
Je mehr soziale Unterstützung der Patient durch Gleichaltrige erfahren soll, umso mehr technisch-sozialer Support aller Eltern ist nötig.

Erkenntnisse und Empfehlungen: 15
Je erfolgreicher der technische Support, umso mehr sozialer Support wird dafür nötig, dass Telekommunikation entlastend wirkt.

11.3 Kommunikationswissenschaftliche Empfehlungen für den Neubau der KMT-Kinderstation

Vorlage für Planungskommissionen der Universitätsklinik Essen (2009):

1) **Nahkommunikation zwischen Isolierraum und Außenraum**

Die **Sprechanlage** auf einen zeitgemäßen Stand der Technik bringen, sodass sie zu unbehindertem Gespräch und gemeinsamem Spiel auch über Stunden benutzbar wird.
Wichtig: Dies ermöglicht die einzige länger währende Kommunikation mit natürlicher unverdeckter Gesichtsmimik beider Beteiligter, die während der gesamten Behandlungsdauer möglich ist. Als Ersatz für Gesichtskommunikation gibt es sonst nur (manchmal) die Webcam mit ihren vielen Künstlichkeiten und Hemmnissen.

– Im *Isolierraum*:

Wahlweise klassischer Telefonhörer (zwecks Diskretion) oder **Freisprecher + Lauthörer** zwecks Einbeziehung von Eltern und Innenbesuchern.

– Im *Außenraum* (Besucherterrasse):

Drahtlose Sprech- und Höranschlüsse am Ohr (Diskretion, Rücksichtnahme), mehrere Exemplare pro Box ermöglichen (Besuch von Freunden, Verwandten). Lösung: **Bluetooth-Headsets** mit leicht wechselbarem Pairing.

Tische, die auf bequeme Blickhöhe der Patienten verstellt werden können, für gemeinsam benutzbare Mitbringsel und Spielsachen.

WLAN-Signal und **Stromanschluss** auf Besuchergang sicherstellen.

Entspiegelung der Fenster, damit Besucher *wirklich* in den Raum schauen und Patienten anblicken.

2) Verbindungen zum Innengang

Die Funktion des einfachen, höflichen Anklopfens an die Tür für Besucher und Pflegepersonal ist in den Isolationsräumen stark eingeschränkt. An der ersten Tür hört der Patient es nicht, an der zweiten hat man evtl. schon sterile Handschuhe an. Der Patient ist auch hierdurch seinen Kontakten unfreiwillig ausgeliefert. Darum vorzusehen:

Sprechanlage zum Innengang mit/und Möglichkeit eines schnell zu betätigenden diskreten Ton- oder Lichtzeichens anstelle einer Klingel.

Durchreiche für den häufigeren Austausch von Gegenständen zwischen Isolierraum und Schleuse, z. B. DVDs und Laptops, wieder einrichten.

3) Raumgliederung mit besserer Sicht

Der Patient sollte den „Überblick" behalten dürfen. Dazu braucht er freie Sicht auch aus liegender Position a) durch die Tür zur Schleuse und durch beide Türen auf den Gang und b) auf den Außengang und c) in die Schleuse. Die Tür- und Außenfenster sind die einzigen natürlichen Sichtwege aus dem Raum heraus.

Vermeiden von:

- **Sichtbehinderungen** durch Spiegelungen des Glases, durch Anhängen von Papier und Schildern an den Türfenstern
- **Sichtbehinderungen** durch Geräte, Infusionsbestecke zwischen Kopfteil und Tür
- Fenster oder Tür hinter dem Kopfende des Bettes

Ermöglichen:

- **Positionierung des Bettes** so, dass der Patient liegend Tür und Fenster und auch in die Schleuse sehen kann (Wer zieht sich dort gerade an?)
- **Ungehinderter Blick des Patienten** liegend/sitzend im Bett in das Gesicht seines Besuchers, der auf dem Besuchergang sitzt
- An Glastür Alternativen zum Anbringen von Isolationsbeschilderung, Plänen (nach außen lesbar) und Stundenplänen (nach außen und innen lesbar, von außen beschreibbar)

4) Raumgestaltung mit Farben und Bildprojektionen

in der Art von http://web.media.mit.edu/~stefan/hc/projects/openwindow/

5) Pausenunterstützung für Begleitpersonen

Kaffeeautomaten für Eltern und Besucher. Zurzeit ist der Weg dahin sehr weit. Eine Möglichkeit, unbeschwert eine Kaffeepause nahe oder auf der Station in Bereichskleidung machen zu können, kann Schwellenangst abbauen helfen und zu Entspannung beitragen.

6) Fernkommunikation mit Laptop und Kamera

Festen **Dauerplatz** für Medien, Laptop und Kamera, mit fester **fußbodenfreier Verstauung der Kabel** für Strom- und Lautsprecher: **zweiten Schwenktisch** oder Rolltisch am Bettrand.

Zugehörigen Sitzplatz vor der Kamera, bei dem auch die Füße Halt finden: **Höhenverstellbarer Kinderstuhl** *mit Fußleiste.*

Etappen auf dem Weg zum Patienten in der stationären Isoliereinheit

Angelika Wirtz

Der Kommunikationssupport im Projekt *Telekommunikation für Kinder im Krankenhaus mit Eltern, Lehrern und Freunden TKK-ELF* wurde von Dr. Thomas Bliesener und Angelika Wirtz, M.A., geleistet. Aus Perspektive der Supporterin schildert der folgende ethnografische Beitrag das Klinikumfeld und die Arbeitsweise der beiden Kommunikationswissenschaftler vor und während der Besuche der Kinder in ihren Isolationsräumen.

Die Abbildungen 1 bis 21 sind einer filmischen Dokumentation entnommen, die im Rahmen des Projekts mit Unterstützung des Zentrums für Informations- und Medientechnik der Universität Duisburg-Essen entstand. Für die Filmdokumentation haben Mitarbeiter der Universität die Arbeitsprozesse nachgestellt und sich dabei auch in die Rolle des Patienten begeben. Die Zeitangaben auf den Fotos sind daher artifiziell und nicht immer chronologisch.

Die Abbildungen 22 und 23 sind originären Supportsituationen entnommen und die Abbildung 24 einem Chat, an dem kein Supporter beteiligt war.

Uns Kommunikationswissenschaftlern sind zu Projektbeginn im Erdgeschoss der Kinderklinik zwei Schreibtische zur Verfügung gestellt. Das Büro liegt direkt hinter dem Postraum, aus dem sich sämtliche Klinikmitarbeiter täglich Unterlagen aus den Postfächern holen. Die zentrale Lage unseres Büros ist zusätzlich dadurch begünstigt, dass wir es mit zwei medizinischen Schreibkräften teilen. Hin und wieder erscheint jemand im Raum, um mit den Schreibdamen zu sprechen, und wir bekommen Gelegenheit, uns vorzustellen. Um Einstieg in das soziale Feld der Kinderklinik zu finden, scheint diese Bürolage also ideal zu sein.

Von unseren Schreibtischen aus ist uns der Zugang zum Internet per LAN und WLAN über das Netzwerk der Kinderklinik möglich. Dieser LAN-Anschluss ist die einzige Stelle, über die wir große Datenmengen von unseren Laptops oder externen Festplatten auf den Projekt-Server übertragen können, der sich ebenfalls im Netzwerk der Kinderklinik befindet.

Nach einer Einstiegs- und Findungsphase zu Beginn der Projektlaufzeit verteilen sich unsere Aufgaben auf fünf Arbeitsorte:

Tabelle 1: Arbeitsorte und Aufgaben der Supporter

Arbeitsorte	*Aufgaben*	*Adresse*
Kinderklinik Universitätsklinikum Essen	Datenabgleich auf Server, Projekt-Besprechungen, Supportbesuche auf offenen Stationen, Kontakte zu übrigen Berufsgruppen	Hufelandstraße, Essen
KMT-Station Universitätsklinikum Essen	Supportbesuche	Hufelandstraße, Essen
Institut für Kommunikationswissenschaft Universität Duisburg-Essen Campus Essen	Aufbau des Datenarchivs, Aufbau der unbemannt laufenden Computer-Gegenstelle, kommunikationswissenschaftliche Besprechungen, Projektadministration	Universitätsstraße, Essen
Patienten-Gegenstellen	Aufbau und Abbau von Gegenstellen, Support	Köln, Essen, Bochum, Bottrop
Heimarbeitsplätze	Fernsupport, Support mit Telesupport aus Heimnetz, Projektadministration, Hard- und Software-Tests	Bochum, Köln

Nachdem wir die Routinen und Zeitvorgaben sämtlicher am Projekt beteiligter Personen und des Klinikbetriebes ermittelt haben, legen wir für diejenigen Aktivitäten, die auf interne Zusammenarbeit oder Patientenkontakte bezogen sind, eine grobe Zeitaufteilung fest.

Tabelle 2:   Aufgabenverteilung und Arbeitstage

Tag	Aufgaben	Arbeitsort
Montag (per Telefonkonferenz und Videokonferenz)	Projektadministration, Datenabgleich, Archivierung, Fernsupport, Tests	Homeoffice Bochum, Homeoffice Köln
Dienstag (per Telefonkonferenz und Videokonferenz)	Fernsupport	Homeoffice Bochum, Homeoffice Köln
Mittwoch	Ab morgens: Projektbesprechung, Kontakte zu Berufsgruppen der Kinderklinik, Erstkontakte zu Kindern auf offenen Stationen ab nachmittags: Support-Besuche der KMT-Patienten, Datenabgleich abends: Datenarchivierung, Administration, Betreuung der Gegenstelle	morgens: Kinderklinik nachmittags: KMT-Station abends: Universität
Donnerstag	---	
Freitag	Supportbesuche auf der KMT-Station bei Telesupport aus dem Heimnetz	KMT-Station und Heimarbeitsplatz Köln
Samstag, Sonntag	Gelegentlich: Fernsupport der Kinder bei Problemen	Heimarbeitsplatz Bochum, Heimarbeitsplatz Köln
Nach Absprache mit den Familien	Aufbau und Abbau von Gegenstellen, Support	Bochum, Bottrop, Essen, Köln

An unseren Arbeitsplätzen in der Universität, der Kinderklinik und zu Hause haben wir fest installierte Rechner und Schnittstellen zu Servern. An allen anderen Arbeitsplätzen nutzen wir ausschließlich mobile Geräte. Seinen zentralen Arbeitsplatz, den eigenen Laptop, trägt jeder von uns immer mit sich. Die Laptops sind so eingerichtet, dass sie an jeder Schnittstelle angeschlossen und zu jedem Aufgabenzweck eingesetzt werden können.

Erstkontakt auf offener Station

Die Erstkontakte zu den Patientenkindern beginnen manchmal schon, bevor die Kinder auf die Isolierstation verlegt werden. Die Patienten liegen dann noch auf den offenen onkologischen Stationen in der Kinderklinik und warten auf die Verlegung. Wir begegnen manchen Kindern hier zum ersten Mal. Der Kinderarzt hat im Vorfeld unser Kommen angekündigt und die Projektteilnahme geklärt. Wir werden also meistens schon erwartet.

Die onkologische Kinderstation ist eine klassische Station mit sehr viel Betrieb und Zwei- oder Drei-Bett-Zimmern. Wir sind heute zum allerersten Mal hier, um unseren ersten Projektteilnehmer kennenzulernen. Frederik ist 17 Jahre alt. Als wir das enge Krankenzimmer betreten, liegt er im Bett und hat Besuch von seinem Vater. Wir kommen gerade dazu, uns vorzustellen, als eine Krankenschwester eintritt und Frederik samt Bett zur Röntgenuntersuchung abholt. Als er hinausgeschoben wird, steht ihm seine Enttäuschung ins Gesicht geschrieben, offenbar hatte er sich auf das Videokonferenzprojekt gefreut. Uns ist klar, dass es jetzt dauern kann. Während ich unschlüssig bin und überlege, was in der Zwischenzeit nun von uns erledigt werden könnte, setzt sich mein Kollege bequem auf einen unbequemen Stuhl zum Vater. Er beginnt ein Gespräch mit ihm und vermittelt den Eindruck, alle Zeit der Welt zu haben. In dem Raum herrscht der typische Krankenzimmermief und außer zwei jungen Krebs-Patienten sind nun fünf erwachsene Besucher hier drin. Als Frederik nach 60 Minuten wiedergebracht wird, leuchten seine Augen auf, als er uns sieht, und er bedankt sich spontan „fürs Warten".

Wir haben das Vertrauen unseres ersten Projektteilnehmers gewonnen.

Ein Mittwochnachmittag auf der KMT

Der Weg von unserem Büroarbeitsplatz in der Kinderklinik zum Gebäude der KMT führt etwa 150 Meter über den Klinik-Campus. Jeder von uns trägt routinemäßig seinen Laptop inklusive Netzteil, Maus, Webcam, Headset sowie eine externe Festplatte mit Netzteil im Rucksack. Die technische Erstausstattung der Kinder, Laptop mit Webcam, befindet sich bereits bei ihnen im Isolationsraum. Anschauliche Computerkomponenten überreicht der Arzt den Patienten gern selber, sodass wir uns auf das Mitbringen der Verbindungsbasics wie Anschlusskabel, Adapter oder Austauschkabel beschränken. Das KMT-Gebäude ist durch eine unverschlossene Glastür zu betreten. Mit dem Aufzug oder durch das Treppenhaus gelangen wir in die zweite Etage. Wir müssen eine weitere Glastür passieren, um in einen Vorraum zu kommen, von welchem aus man entweder die Tür zur Besucherterrasse öffnen kann oder die Stationstüren erreicht.

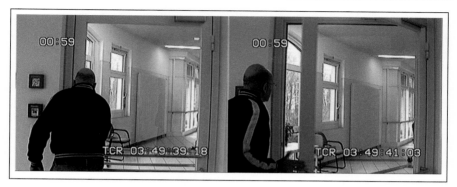

Abbildung 1:   Zugang in den Verteilerbereich der zweiten Etage

Es gibt eine breite, gläserne Tür zur Station, die nur von innen geöffnet werden kann. Diese Tür wird nicht zum Betreten der Station, sondern für Zwecke des Kliniktransportes genutzt.

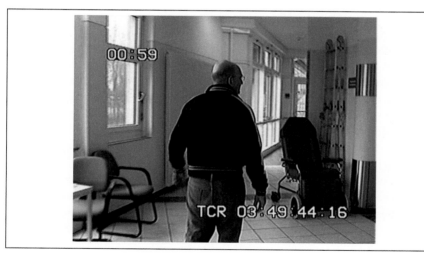

Abbildung 2:   Blick nach rechts zur Stationstür

Bereichs-Schleuse

Um die Station zu betreten, müssen wir eine Klingel betätigen und warten, bis uns ein Summton signalisiert: Die Tür zur Bereichsschleuse kann nun aufge-drückt werden. Hier trennen sich die Wege für Männer und Frauen und führen jeweils in Umkleideräume mit Spinden für die Kleidung des Personals. In der

Damenumkleide befindet sich abgesehen von den Patiententoiletten die einzige Damentoilette der gesamten Etage. Sie ist als Personaltoilette ausgewiesen und für Angehörige nicht nutzbar.

In der Bereichsschleuse bewahrt das Personal seine Arbeitskleidung auf: Schuhe, Hosen, Kasaks und Kittel, die außerhalb der Station nicht getragen werden dürfen. Für Besucher, also auch für mich, liegen dunkelblaue Leihkleidung und Einweg-Artikel bereit. Ich lege meine Straßenschuhe, Jacke und Hose ab, ziehe eine blaue Klinikhose und einen Kasak an und stülpe mir dünne Einweg-Hüllen über meine Füße. Ich bevorzuge, auf das Tragen von Schlappen zu verzichten und die Station quasi auf verhüllten Socken zu begehen. Noch vor dem Betreten der Station muss ich mir in der Bereichsschleuse gründlich Hände und Unterarme waschen und desinfizieren. Ich passiere nun die Tür zur Station und treffe meinen ebenfalls blau bekleideten Kollegen wieder.

Zu diesem Zeitpunkt sind etwa 15 Minuten vergangen, seit wir unseren Büroarbeitsplatz verlassen haben.

KMT-Station

Wir verschaffen uns nun auf dem Stationsflur Orientierung über die pflegerische Arbeitsroutine und bemühen uns, jemanden vom Personal zu erwischen, um unsere Besuche bei den Kindern abzustimmen. Vom zentralen Pflegestützpunkt aus sehen wir auf die Überwachungsmonitore. Manchmal haben wir Glück und können hier bereits einen Blick auf das Kind werfen, das wir besuchen möchten, oder bekommen von einer Pflegeperson einen Hinweis auf das Befinden des Kindes an diesem Tag. Beides dient dazu, uns etwas besser auf das Kind einstellen zu können. In der Hauptsache sind wir aber daran interessiert, mit dem Pflegepersonal in ein Gespräch über die Kinder zu kommen.

Für jedes Kind ist eine Art Stundenplan vorgesehen, nach dem therapeutische und begleitende Maßnahmen terminiert sein sollen. Selten erleben wir, dass der Tagesrhythmus tatsächlich nach diesem Plan verläuft. Dennoch müssen wir auskundschaften, wann es für uns eine Gelegenheit gibt, zwischen den Terminen des Kindes in den Isolationsraum zu können. In den Vormittagsstunden gelingt dies schlechter als in den Nachmittagsstunden, wenn Physiotherapeuten, Lehrer, Ergotherapeuten und Sozialpädagogen ihren Dienst bereits beendet haben.

Nach Berücksichtigung der Stundenpläne und Absprachen mit dem Personal können wir nun, 25 Minuten nach Verlassen unseres Büros, die vorletzte Tür öffnen, die uns von unserem Patienten trennt.

Patienten-Schleuse

Das Öffnen der äußeren Schleusentür erfordert besondere Wachsamkeit, denn nur wenn die dahinter liegende Tür geschlossen ist, darf sie geöffnet werden. Wir passieren die Schleusentür zu zweit und befinden uns im kleinen Schleusenraum. Durch ein circa 80 x 40 cm kleines Türfensterchen können wir von hier aus zum ersten Mal Blickkontakt zum Kind aufnehmen. An dieses Fensterchen wird gern vom Personal der Stundenplan gehängt. Der Blick des Besuchers bleibt dann an diesem Stundenplan haften. Die Möglichkeit, den Patienten mit einem ersten Blickkontakt oder einer Geste durch das Fensterchen zu begrüßen, ist durch den Stundenplan komplett verwehrt. Wir schaffen es nach einigen Besuchswochen, einen anderen Platz für den Stundenplan zu erwirken.

Der Schleusenraum ist etwa 10 qm groß. Hier befinden sich Regale und Schränke als Stauraum für medizinische Utensilien und die sterile Kleidung, die vor dem Betreten des Isolationsraumes nun anzuziehen ist. In einem Putzeimer schwimmt ein Lappen in einer hellblauen Flüssigkeit. Mit diesem sind sämtliche Gegenstände gründlich abzuwischen, die in den Isolationsraum gebracht oder gereicht werden.

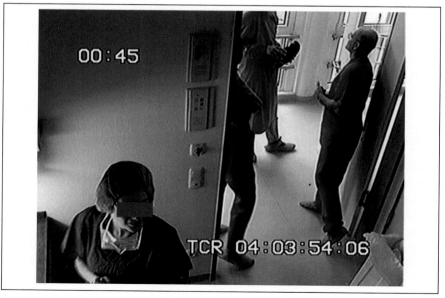

Abbildung 3:   Blick von oben in die Patientenschleuse. Die Tür zum Stationsflur ist offen.

Beginnt man erst mal mit dem Anlegen der Sterilkleidung, wird man im eigenen Aktionsradius augenblicklich eingeschränkt. Greifen und Berühren sind ab sofort nicht mehr möglich, das Verlassen des Schleusenraumes und freie Körperbewegungen auch nicht mehr, da jede Berührung mit einem unsterilen Gegenstand uns sofort wieder unsteril machen würde. Nachdem wir dieses Prinzip einmal verstanden hatten, nahmen wir uns vor dem Beginn des Sterilankleidens eine kleine Extra-Portion Zeit für den Patienten. Wir machen es uns zur Gewohnheit, durch Klopfen an die innere Schleusentür auf uns aufmerksam zu machen und den Patienten unsere Gesichter sehen zu lassen.

Aufgrund des leichten Überdrucks im Isolationsraum ist es sogar möglich, die innere Schleusentür zu öffnen, dabei selber nicht-steril in der Schleuse zu stehen und mit dem Patienten zu plaudern. Die äußere Schleusentür muss dabei unbedingt geschlossen bleiben. Für den Patienten ist dieses Arrangement die einzige Chance, ein unmaskiertes Gesicht zu sehen, ohne durch eine Glasscheibe gucken zu müssen. Während dieser speziellen unvermummten Begrüßungsrituale können wir häufig auch mit anwesenden Elternteilen unseren bevorstehenden Besuch abstimmen. Wir richten es so ein, dass ein Supporter zum Kind hineingeht, während der andere Supporter gemeinsam mit dem Elternteil die Computer-Gegenstelle bedient. Jetzt überlegen wir, welche der von uns mitgebrachten Gegenstände in den Isolationsraum sollen, und starten die Prozedur des Abwaschs von externer Festplatte, kleineren Hardwareteilen, ausgetauschten Headsets, usw.

Wenn außer dem Patienten jemand im Isolationsraum ist, können die Dinge innen angenommen werden. Falls nicht, legen wir sie von der Schleuse aus in einen Korb, der im Isolationsraum neben der Tür an der Wand hängt. Der eigene Fuß übertritt dabei nicht die Türschwelle, und der unsterile Arm berührt nichts im Innern des Raumes.

Seit Verlassen unseres Schreibtisches sind nun etwa 40 Minuten vergangen.

Wir schließen nun die Tür zwischen Schleuse und Isolationsraum, und mein Kollege beginnt die Steril-Ankleide. Dies ist der Moment, in welchem störende Schlüssel und das private Handy noch aus der Hosentasche genommen und auf die Anrichte gelegt werden können, gleich im Isolationsraum ist das Berühren der eigenen unsterilen Dinge tabu.

Insgesamt sind es vier Kleidungsteile, die in einer bestimmten Reihenfolge angezogen werden müssen. Zunächst werden die Haare mit einer dünnen Kopfhaube abgedeckt und die Händereinigung durchgeführt, danach der Mundschutz umgebunden.

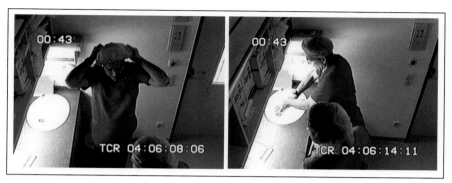

Abbildung 4: Aufziehen der Schutzhaube und Händedesinfektion

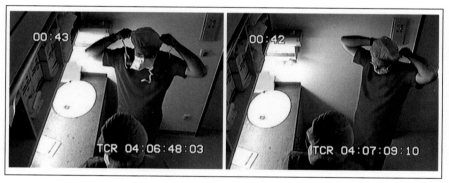

Abbildung 5: Anbinden des Mundschutzes

Anschließend muss ein steriler Stoffkittel aus einer Papierverpackung so entpackt und angezogen werden, dass die äußere Kittelseite keinen Gegenstand in dem kleinen Schleusenraum berührt.

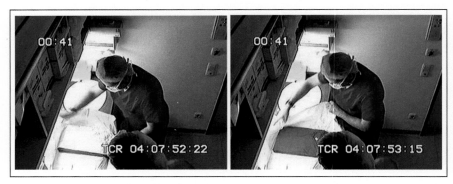

Abbildung 6:   Sterilankleide des Kittels 1/3.

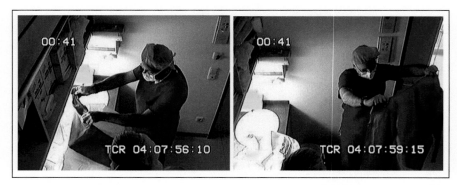

Abbildung 7:   Sterilankleide des Kittels 2/3.

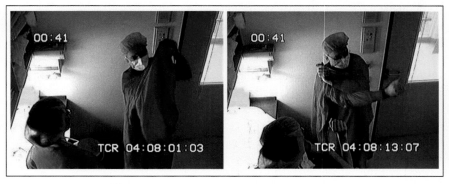

Abbildung 8:   Sterilankleide des Kittels 3/3. Links: Auf dem Boden steht der Putzeimer.

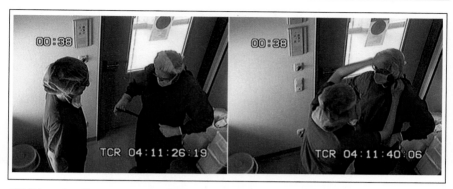

Abbildung 9:   Etwas später wird der Kittel zugebunden und der Sitz der Haube durch die
Schwester korrigiert. Die Haube muss die Ohren bedecken.

Zum Schluss werden auf die gleiche Weise sterile Gummihandschuhe aus ihrer
Papierverpackung genommen und über die Hände gezogen.

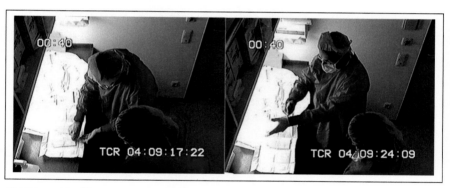

Abbildung 10: Überziehen der sterilen Gummihandschuhe

In dieser Vermummung ist man außen nun sehr keimarm, die behandschuhten
Hände dürfen sogar als steril bezeichnet werden. Das bedeutet allerdings, dass es
nun sehr schlecht möglich ist, die Tür zum Isolationsraum, in den man ja hineingehen möchte, zu öffnen. Ein verbreiteter Trick ist, die Sterilverpackungen an
ihrer inneren, sterilen Seite anzufassen und mit der unsterilen Seite die Türklinke
zu greifen. Das Papier wird dann auf den Schleusenboden geschmissen. Seinen
unsterilen Müll einfach fallen zu lassen ist aus hygienischen Gründen eine erwünschte Maßnahme auf der Isolierstation, an die man sich schnell gewöhnt.
Steril angekleidet kann der Isolationsraum nun betreten werden.

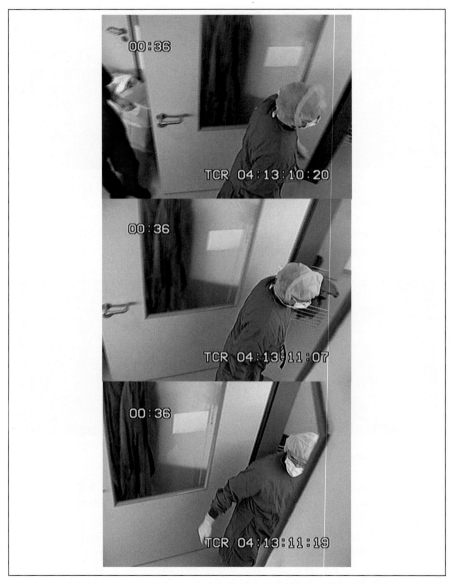

Abbildung 11: Eintritt in den Isolationsraum. An der Wand im Raum hängt der Ablage-
korb.

Isolationsraum

Für jeden Besucher des Raumes ist das Übertreten dieser Türschwelle der Moment, ab welchem sich auch die eigene Situation und das eigene Körperbefinden in hohem Maß ändern. Beispielsweise führt das Ausatmen hinter Mundschutz ziemlich schnell dazu, dass der Atemdunst am Nasenhöcker unter dem Rand des Mundschutzes entweicht. Für Brillenträger hat das den Effekt einer ständig rutschenden Brille, die aber mit sterilen Handschuhen keinesfalls hochgeschoben werden darf. Unter Kittel und Kopfhaube staut sich zudem die eigene Körperwärme in einer unangenehmen Weise und verursacht das Bedürfnis, sich zu jucken, bis hin zu Kopfschmerzen. Alle körpernahen Bewegungen sind durch die Kleidung und die Sterilvorschriften erheblich eingeschränkt. Ab jetzt gilt: Naseputzen, Kopfkratzen usw. sind tabu. Die Gummihandschuhe machen die Hände berührungsunempfindlich und verhindern Hautkontakt zu sich selbst, so dass auch die Selbstwahrnehmung irritiert ist und das unnatürliche Gefühl entsteht, „irgendwie künstlich" und nicht „ganz da" zu sein.

In der Sterilkleidung beginnt nun unsere eigentliche Aufgabe: der persönliche Patientensupport. Vor 50 Minuten haben wir unseren Arbeitsplatz verlassen. Diese Zeit haben wir mit Dingen verbracht, die allein dem Zweck dienen, das Kind besuchen zu können. Für einen beruflichen Patientenbesuch ist diese „Wege-Zeit" nicht nur sehr lang, sondern auch sehr umständlich verbracht. Jeder, der beruflich mit Isolationspatienten zu tun hat, kennt diesen Zeitaufwand. Daraus resultieren oft Entscheidungen, die zwar zeitökonomisch nachvollziehbar sind, aber die Isolation der Patienten noch verstärken. „Mal eben im Vorbeigehen" bei Kevin reinzuschauen ist, ganz anders als auf offenen Stationen, in der Isoliereinheit quasi ausgeschlossen.

Bei unseren Besuchen erleben wir alle Eltern vertrauensvoll und offen. Natürlich sind wir in unserer Rolle dadurch begünstigt, dass wir keine therapeutische Verpflichtung gegenüber dem Patienten haben. Weder bringen wir große Tabletten, noch schlechte Nachrichten. Sogar aus den quälenden Verhandlungen zwischen Pflegekraft und Patient, wann und wie die Medikamente nun „aber wirklich" einzunehmen sind, dürfen wir uns heraushalten. Wir sind in der angenehmen Lage, den Familien etwas anbieten zu dürfen, und bringen ihnen außer der Kommunikationsunterstützung fast nebenbei ein offenes Ohr und Interesse an ihren sozialen Belangen mit.

Ist ein Elternteil beim Kind, wenn wir erscheinen, so ist der erste Teil unseres Besuchs ein ausführliches Gespräch mit Mutter oder Vater. Dieses Angebot reagiert auf den hohen Gesprächsbedarf der Angehörigen, auf ihren stets spürbaren Druck und die vielfachen Ausdrucksweisen ihrer Ängste: Wir erleben Mütter mit pausenlosem Redefluss, die uns und das Kind „an die Wand reden", und ein Elternpaar, das sich innerhalb einer Stunde zig mal zu bestätigen sucht, alles sei „supi", „oberprima" und „bestens". Ein sehr gepflegter, iranischer Vater ist im Ringen um Würde und Höflichkeit im Isolationsraum so verkrampft, dass ich seine Angst olfaktorisch wahrnehme. Das ist umso ungewöhnlicher, als im Isoraum üblicherweise keine Gerüche existieren. Natürliche Körpergerüche des Patienten sind dadurch minimiert, dass das Kind quasi auch „von innen" keimfrei ist. Für die meisten Besucher ist es selbstverständlich, das Kind nicht durch mitgebrachten Parfum- oder Zigarettengeruch zusätzlich zu quälen.

Damit das Kind bei dem Erwachsenengespräch nicht ins Hintertreffen gerät, versuchen wir uns so aufzuteilen, dass einer von uns die Unterhaltung mit dem Elternteil und der andere die Unterhaltung mit dem Kind führt. Wir lernen schnell, dass dieser Einstieg in den Support gut gelingt, wenn wir zu zweit auftreten, und schwierig ist, wenn einer von uns allein ist. Wir erfinden für unsere Methode den Namen „Zangenangriff".

Wenn die erste Phase unseres Besuches, das Gespräch, ein bisschen Lockerung gebracht hat, gehen wir gemeinsam mit Elternteil und Kind zum technischen Support über. Viele Eltern nutzen jetzt auch unseren Besuch für eine eigene Besuchspause und machen sich auf den weiten Weg durch die Bereichsschleuse quer über den Klinikcampus zur Cafeteria. Einer von uns, bei gemeinsamen Besuchen mittwochs auf der KMT ist dies meistens mein Kollege, sitzt nun im Isolationsraum neben dem Bett auf einem Stuhl und bedient gemeinsam mit dem Kind den Patientenlaptop.

Immer ist es so, dass der Patientenrechner zunächst eine „Grundpflege" benötigt: verschobene Softwareeinstellungen müssen korrigiert, hängengebliebene Downloads befreit, Kabel sortiert und manchmal erneuert, zusätzliche Spielsoftware in die Gesamt-Konfiguration eingebunden, Netzstecker wieder in die richtigen Netzdosen platziert werden etc. Parallel oder spätestens im Anschluss daran werden die aufgezeichneten Daten der letzten Tage vom Patientenrechner auf die externe Festplatte kopiert, - ein Prozess, der bis zu 90 Minuten dauern kann. Das Kind wird an diesen Tätigkeiten aktiv beteiligt, es sieht mit auf den Rechner, erhält Erläuterungen und wird aufgefordert, zu demonstrieren, wie es den Rechner bedient, wenn es allein ist.

Mit den Kindern ist es oft so, dass dann, wenn wir Fragen nach dem Befinden stellen, das Gespräch nur schwer in Gang kommt, dass sie sich aber dann, wenn wir zum technischen Teil übergehen, plötzlich öffnen und zu erzählen beginnen. In diesen Gesprächen erfahren wir, welche Präferenzen und welche Probleme hinsichtlich der Hard- und Software jedes Kind tatsächlich hat. Dieses Gespräch ist auch der Ort, an dem mein Kollege jedem Patienten die eigens für ihn geschaffenen technischen Lösungen zeigt und direkt mit ihm ausprobiert. Vor allem ist dieses Gespräch aber die Zeit, in der das Kind Gelegenheit hat, den neuesten Witz oder seinen Traum der letzten Nacht zu erzählen, seiner Scham über verlorene Haare oder seiner Angst vor der Ungewissheit Ausdruck zu verleihen. Da die Gefühle und Gedanken des Kindes sein Kommunikationsverhalten beeinflussen, ist es für uns wichtig, zu wissen, was das Kind bewegt. Fathma schämt sich wegen ihrer verlorenen Haare so sehr, dass sie auf Kontakte, eben auch auf visuelle Fernkontakte, ganz verzichtet. Wir zeigen ihr, wie sie die Kamera ein- und ausschalten kann, sodass sie während der Skypeverbindung jederzeit darüber entscheiden kann, ob sie gesehen wird oder nicht.

Unsere Belegung von Isolationsraum, Patientenschleuse und Patient müssen wir in der nächsten Stunde mehrmals mit einzelnen Klinikmitarbeitern arrangieren, die eine medizinische Verrichtung am Patienten vornehmen, den Raum reinigen oder zur Therapiestunde erscheinen.

Wir beginnen jetzt mit dem Fernkommunikationssupport. Über das Patienten-WLAN stellen wir zwischen Patientenrechner und Gegenstelle eine Verbindung mit demjenigen Messengerprogramm her, welches der Patient bevorzugt nutzt.

Die Computer-Gegenstelle ist mein mitgebrachter Laptop, der auf der Anrichte in der Vorschleuse gerade genug Platz hat, um nicht herunterzufallen. Dieses Gerät ist ein Maxdata, es entspricht den verliehenen Modellen der heimischen Gegenstellen. Zwischen Isolationsraum und Schleuse besteht jetzt eine Messengerverbindung mit Audio und Video.

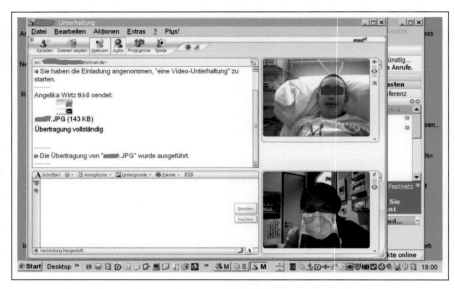

Abbildung 12: Videokonferenz per MSN zwischen Patient mit Supporter im Isolationsraum und Supporterin in der Patientenschleuse

Mein Kollege hat nun Gelegenheit, mit dem Kind die Bedienung des Programms unter Bedingungen einer bestehenden Messenger-Verbindung einzuüben. Diese Bedingungen sind allerdings insofern künstlich, als sich beide Partner im selben WLAN-Netz befinden und dieses Netz das Patienten-Netz der Kinderklinik mit seinen speziellen Merkmalen ist. Authentische Bedingungen zu simulieren ist nur möglich, wenn ein Supporter beim Kind, aber der zweite in einem Netz außerhalb der Klinik- und Universitätsnetze ist.

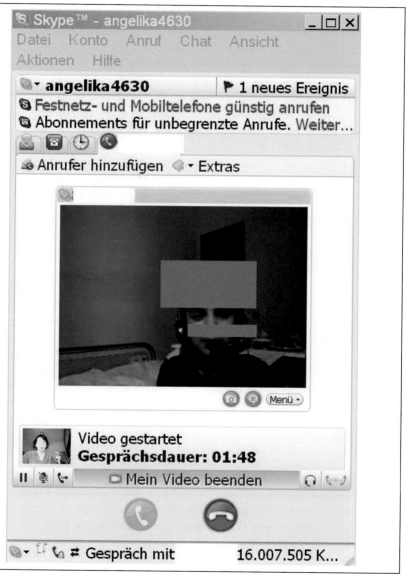

Abbildung 13: Fabian zwinkert via Skype in die Patientenschleuse.

Etwa eine Stunde verbringen wir so, dann sind ein paar technische Hürden über-wunden und neue Tricks erlernt, genug für heute. Wir vereinbaren unser nächstes

Treffen persönlich, per Telefon oder Videokonferenz und beginnen, uns zu verabschieden. Beim Abschied kommt üblicherweise noch einmal Schwung auf. Dem Kind fallen noch wichtige Dinge ein, die es eben vergessen hat. Uns fallen noch Dinge ein, die wir beim nächsten Mal ausprobieren wollen. Der Elternteil kommt erfrischt vom Kaffeetrinken zurück und möchte erzählt bekommen, wie das Kind die letzte Stunde verbracht hat und was es am Computer Neues gibt. Wir stehen verteilt über Isolationsraum und Patientenschleuse, reden und lachen noch einmal gemeinsam, bevor wir endgültig „Tschüss" sagen.

Mein Kollege stopft die Sterilkleidung in den Wäsche- bzw. Müllsack, wir sammeln unsere Ausrüstung zusammen und verlassen die Patienten-Schleuse nicht, ohne noch einmal durch das Fensterchen zu winken.

Zweieinhalb Stunden sind seit unserem Aufbruch im Büro vergangen.

Auf dem Stationsflur bereiten wir mit einem Blick auf die Uhr den nächsten Besuch vor. Meistens können wir, ohne zu warten, zum nächsten Patienten.

Zwei bis drei KMT-Patienten besuchen wir an einem typischen Mittwochnachmittag auf diese Weise.

Leon

Vom Pflegepersonal wird uns der 8-jährige Leon als nettes, ruhiges Kind angekündigt. Wir lernen Leon und seine Mutter im Isolationsraum kennen und besuchen ihn mehrere Wochen lang. Leon erklärt mir anhand einer Buntstiftskizze den Unterschied zwischen einem Bagger und einem Radlader. Uns fällt das ständige Lächeln des Jungen auf, das ihm dauerhaft einen unverhältnismäßig entspannten Gesichtsausdruck verleiht. Wenn wir unter uns sind, nennen mein Kollege und ich den charmanten Jungen wegen seiner mimischen Reaktion auf das Morphin den „Kiffer".

Alex

Wir sind wieder einmal auf dem Weg, einen neuen Patienten kennenzulernen. Noch bevor wir den Jungen zu Gesicht bekommen, eilt ihm ein Ruf voraus. Der elfjährige Alex sei, so das Pflegepersonal, ein schwieriges Kind. Er leiste viel Widerstand, sei sehr unkooperativ, schreie, habe sogar den Infusionsständer durch das Zimmer geschmissen und an seinem Zugang für die Infusion herumgezupft. Die Mitarbeiter des sozialen Dienstes bestätigen die Einschätzungen des Pflegepersonals, sie ergänzen noch, Alex sei aber eigentlich zu Späßen bereit und „gut drauf".

Alex hat ein Rezidiv und eine ungünstige Prognose. In den letzten Jahren hat er mehr Zeit auf onkologischen Stationen verbracht als zu Hause. Die KMT-Behandlung bringt ihm nicht das gewünschte Ergebnis. Er leidet vor seinem Tod neben vielen anderen Komplikationen an einem Darmverschluss und erhält operativ erst einen, schließlich einen zweiten künstlichen Darmausgang.

Alex' Gewohnheit, bis spät in die Nacht mit dem Computer zu spielen, besorgt alle Klinikmitarbeiter so sehr, dass eine eigene Konferenz deswegen einberufen wird. Unter medienpädagogischen Argumenten wird einheitlich beschlossen, Alex' Computerspielen zeitlich zu limitieren. Als uns dies mitgeteilt wird, fragen wir das Personal, was Alex denn am Computer so alles spiele. Bis auf ein paar vage Vermutungen erhalten wir keine Antwort. Niemand weiß, was Alex am Computer spielt. Und niemand weiß, dass Alex gar nicht hauptsächlich spielt, sondern sich mit seinem treuen Freund Christian trifft, der täglich Zeit für ihn hat. Unser Einfluss reicht nicht aus, um die Sanktionen für Alex zu lockern. Allerdings sind Alex und sein Freund pfiffig genug, ihre Treffen manchmal über die Zeitvorgabe hinaus auszudehnen.

In den Monaten, in denen wir mit Alex zusammen arbeiten dürfen, fällt uns seine ungebrochene Kreativität auf. Alex besitzt zudem ein großes Faible für Computertechnik. Beide Talente fließen in einem enormen Erfindungsreichtum zusammen, den er gemeinsam mit seinem Freund in der Computertechnik zu kleinen Wundern ausbaut. In den Aufzeichnungen entdecken wir später raffinierte und witzige technische Kreationen der beiden, aus denen wir viel lernen.

Seine Wut und seine Verzweiflung zeigt Alex uns gegenüber nicht. Wir würden sie ihm gern erlauben.

Support am Freitag bei Tele-Support

Anders als mittwochs beginnt unser Support freitags schon gegen 10 Uhr vormittags. Mein Kollege ist an seinem Heimarbeitsplatz vorbereitet und erwartet den Skypeanruf aus dem Isolationsraum.

Ich betrete die KMT, begrüße meinen ersten Patienten auf die übliche Art und kleide mich steril an. Wenn ich allein vor Ort bin, hat der Weg in die Isolation noch größere selbst-isolierende Bedeutung. Ein vergessenes Kabel zu holen kostet mich mindestens eine halbe Stunde Zeit, und ich kann mir die vielen Handgriffe und Gespräche mit den Anwesenden nicht, wie beim gemeinsamen Mittwochs-Support, teilen.

Da mein eigener Laptop heute mit in den Isolationsraum muss, konzentriere ich mich besonders auf die Reihenfolge meiner Handgriffe: Begrüßung durch die Tür, Abwischen und Hineinreichen der einzelnen Gegenstände, Sterilankleide,

Betätigen der Türklinke mit dem Sterilpapier, Eintritt in den Isolationsraum. Während ich dies tue, haben anwesende Elternteile meistens schon Fragen an mich oder beginnen eine kleine Unterhaltung. Manchmal schwatzen auch die Kinder schon los und erzählen das Neueste von Skype oder Youtube. In der kleinen Patientenschleuse, in der ich mich noch aufhalte, taucht währenddessen alle paar Minuten ein Klinikmitarbeiter auf. Oft ist nur in der Schleuse etwas zu erledigen, aber wenn die Schwester oder der Pfleger zum Patienten hinein will, muss der Elternteil eventuell solange hinaus. Jeder, der die Schleuse vom Stationsflur aus betritt, klopft vorher an die Schleusentür, damit ich die Tür zum Isolationsraum schließe. Wenn die Person eingetreten ist, wird die Patiententür wieder geöffnet. Nach einem kurzen Small-Talk beginnen die Abstimmungen darüber, wer wie lang im Isolationsraum ist und welche Erledigungen Vorrang haben oder warten können.

In diesen Übergangssituationen werden unter hohem Zeitdruck ganz unterschiedliche Interessen verfolgt. Ist das Kind mit seiner Mutter im Raum und ich stehe in der Schleuse, beeinflusst das Gespräch zwischen der Mutter und mir natürlich auch das Kind. Kommt zudem eine Pflegeperson hinzu und erfragt meinen Zeitplan, so beeinflusst meine Antwort unmittelbar den Zeitplan der mithörenden Mutter sowie die Erwartung und Motivation des Kindes.

Die Abstimmungsgespräche in der Schleuse unterliegen vielen Vorgaben, die nicht immer klar sind.

Die Reinigungsfrauen halten an ihrem Arbeitsablauf fest und erwirken so in der Regel Vorrang. Sie benötigen ungefähr fünf Minuten, um die Wischdesinfektion im Isolationsraum durchzuführen. Lehrer, Ergo- und Physiotherapeuten sind häufig bereit und zeitlich in der Lage, einen anderen Patienten vorzuziehen und eine ganze Stunde später wiederzukommen. Das Pflegepersonal trifft seine Entscheidungen schnell und nach einem Schema, welches für Außenstehende undurchsichtig bleibt und sicherlich unzählige Faktoren abwägt, die in den nächsten Stunden für den Patienten und den Stationsbetrieb anstehen. Bei diesen Gesprächen und Small-Talks wird dem Patienten, um den es letztendlich allen geht, wenig Mitspracherecht eingeräumt. Ich erlebe immer wieder, dass der Patient vor lauter organisatorischem Interesse und Zeitdruck noch nicht einmal angesehen oder gar einbezogen wird. Ich gewinne auch den Eindruck, dass die Bereitwilligkeit, mit der einige Mitarbeiter ihren Besuchstermin über den Kopf des Kindes hinweg verschieben, in den Ohren des Patienten nach Unlust des Besuchers klingt. Im Anschluss an eine solche Abstimmungssituation kommentiert Florian einmal leise die Planänderung eines Lehrers: „Der kommt sowieso nie rein."

Irgendwann schaffe ich es, neben dem Patienten zu sitzen. Die „Grundpflege" des Rechners führe ich mit Unterstützung meines externen Kollegen aus, mit dem ich über den Messenger eine Audioverbindung habe. Für den Fall, dass am Patientenrechner Probleme mit der Internetverbindung bestehen, habe ich meinen eigenen Laptop dabei. Er ist dann die einzige Verbindungsmöglichkeit nach außen und für mich die einzige Möglichkeit, mir Hilfe für die Lösung technischer Probleme zu holen. Telefonieren kann ich im Isolationsraum nicht. Das Patiententelefon ist kostenpflichtig und teuer für die Eltern, mein Privathandy liegt unsteril auf der Anrichte in der Schleuse und ist teuer für mich.

Wir starten jetzt die Messengerverbindung zwischen dem Patientenrechner und meinem Kollegen in seinem Heimnetzwerk. Nun ist die Aufmerksamkeit des Kindes für ein paar Minuten gebunden, und ich widme mich dem Elternteil und der Sicherung der Daten auf der mitgebrachten Festplatte. Mein Kollege schult das Kind live in der Bedienung des Messengers und zeigt aus der Ferne alle möglichen Tricks. Wenn lokal am Rechner etwas zu zeigen oder einzustellen ist, greife ich ein. Die Erläuterungen meines Kollegen und die Einstellungen am Rechner erfordern dann meine ganze Konzentration, gleichzeitig haben das Kind und der Elternteil ein Interesse an dem, was ich tue, und eine gute Idee beizusteuern.

Kaan

Ein Freitagsbesuch auf der KMT kann auch ganz anders aussehen. Der zehnjährige Kaan, einer unserer aktivsten Messengerexperten, leidet unter einer heftigen Graft-versus-Host-Reaktion. Seine Mundschleimhaut ist stark geschädigt und seine Lippen sind blutig verkrustet und angeschwollen. Er kann nicht sprechen und das Morphin macht ihn sehr schläfrig. Allerdings hat Kaan ein dringliches Anliegen und will mir unbedingt ein Problem mitteilen. Zum Glück verstehe ich schnell, was er meint. Während sich der Junge im Bett zurücklehnt und wieder einschläft, kann ich das Problem beheben und teste mit meinem externen Kollegen noch sämtliche Verbindungen auf Funktionalität. Wenn Kaan später wach wird, kann er wieder chatten. Der Chat ist zurzeit sein wichtigstes Kommunikationsmittel, da er ja nicht sprechen kann. Auf Besuche möchte der Junge natürlich deshalb nicht verzichten. Wie sehr es ihn beispielsweise nach dem Besuch seines Onkels verlangt, dokumentiert der folgende Chatausschnitt. Kaan chattet unter seinem Chatnamen „YARALIYIM DERTLIYIM ANNEM BIR BILESEN ANNEM" mit seinem Onkel „.........".

Den Chatnamen des Jungen übersetzt mir später eine türkische Muttersprachlerin so:

„Mama, ich bin verletzt, ich habe Kummer. Wenn du es nur wüsstest, Mama!". [1]

Am 25.3.2007 wurde die Uhr auf Sommerzeit (+1) umgestellt. Die Computeruhr ist hier (Abbildung 24) bereits umgestellt, die Anzeige des kleinen Programmfensters oben links im Bild hinkt noch eine Stunde hinterher.

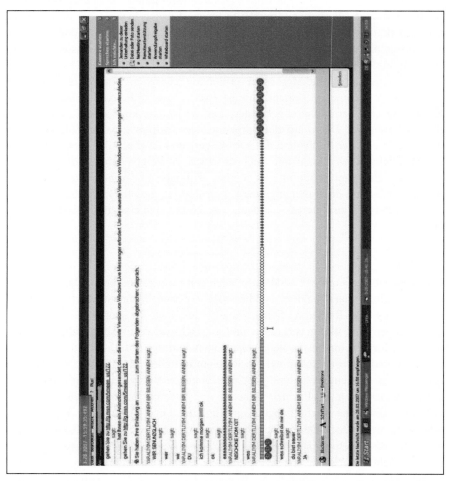

Abbildung 14: Kaan chattet mit seinem Onkel. „WIR SENUNZGLACH" bedeutet „Wir sehen uns gleich", „NISCHOKE KOM OIT" bedeutet „Nicht okay, komm´ heute!".

---

[1] Frau Prof. Dr. Emel Huber half hier dankenswerterweise mit einer detailreichen Übersetzung aus.

Michaela

An einem Freitag finde ich die 14-jährige Patientin Michaela ohne Internetzugang
vor. Die Verbindung war zwei Tage zuvor plötzlich nicht mehr möglich gewesen.
Michaela hat in den letzten Wochen eine vertrauensvolle Beziehung zu einem
Jungen gepflegt, den sie aus dem Chat kennt. Jeden Abend nach 20 Uhr chatten
die beiden intensiv miteinander. Für Michaela ist die Freundschaft zu diesem
Jungen neben den Besuchen ihrer Mutter und Großmutter seit Wochen die einzige private Beziehung. Ich mache mich systematisch auf die Suche nach dem
Verbindungsproblem und prüfe zunächst sämtliche Einstellungen des Laptops.
Nach einstündiger vergeblicher Suche bringt einer der Ratschläge meines Kollegen „Prüfen, ob der WLAN-Verstärker funktioniert" zutage, dass der WLAN-
Verstärker überhaupt nicht an seinem Platz auf der Steckerleiste im Isolationsraum ist – er ist weg. Michaelas Kommentar: „Ja, Herr Doktor kam mal rein und
hat was da weggenommen. Ich weiß nicht, was das war." Weder hat der Arzt
Michaela gegenüber kommentiert, dass er ihre Internetverbindung nun kappt,
noch hat er uns Supportern diese Information gegeben, obwohl wir ja kurzfristig
hätten Abhilfe schaffen können. Nun, an einem Freitagnachmittag zum Ende
meiner Arbeitszeit und mit eineinhalbstündiger sinnlos verstrichener Zeit, ist eine
Lösung für das Wochenende kaum noch zu erreichen. Es ist genau diese Nach-
mittagsstunde bei Michaela, als ich in Anbetracht des unlösbaren Problems ein
bisschen verzweifelt im Isolationsraum stehe und Zeugin eines Lehrerbesuchs
werde. Der Lehrer war vormittags nicht zu Michaelas Unterrichtsstunde erschienen, was den medizinischen „Fahrplänen" aller Patientenkinder geschuldet und
manchmal gar nicht anders möglich ist. Er taucht nun schwungvoll und in Wo-
chenend-Laune am Fenster zur Besucherterrasse auf, um Michaela eine Aufgabe
zu nennen, die sie anstelle seines Besuchs alleine machen könne.

Michaela erzählt mir an einem anderen Freitag, während ich Daten von ihrem
Laptop auf meine externe Festplatte kopiere, von ihrem Vater. Ihr Vater habe sich
umgebracht. Angeregt und mit klaren, aufgerissenen Augen, fragt sie mich: „Und
weißt du, wie?!" Er habe sich in einem Swimmingpool ertränkt, und dabei sei die
Art besonders gewesen, wie er sich auf dem Boden des Pools gehalten habe: Mit
Kochtöpfen.

Abschiede

Von einigen Kindern müssen wir uns für immer verabschieden.
Michaelas Grab ist oben auf einem Hügel eines hellen Friedhofs. Während der
Gedenkfeier für sie wird ein Lied von einer CD abgespielt. Ich frage die Mutter
nach der Bedeutung des Liedes. Sie erzählt mir, Michaela und sie haben es immer

auf den Fahrten ins Krankenhaus gehört, und schenkt mir die gebrannte CD. Ich versuche später, aus Michaelas Mitschnitten die Kontaktdaten des Jungen aufzuspüren, mit dem Michaela immer gechattet hat. Soweit ich weiß, brach der Kontakt zwischen den beiden ab, ohne dass Michaela es gewollt hätte und ohne dass der Junge ahnen konnte, aus welchem Grund. Aber ich finde keine Kontaktdaten des Jungen im Material.

Beim Abschied von Kevin sind sehr viele Gäste auf dem Friedhof. Die Familie hat Wurzeln in Osteuropa. Häufig schlagen Trauer und Schmerz nach dem Abschiedsmoment am Grab in eine Euphorie des Unglücks um, die typisch ist für Trauerfeiern. Bei Kevin ist viel von dieser Euphorie zu spüren, ganz anders als bei Fabian. Als er beerdigt ist, scheint die Spannung nicht umschlagen zu wollen.

Während der Trauerfeier für Alex sind mein Kollege und ich die, die am lautesten mitsingen.

Zwischen Raum- und Patientenbesuch: Eine Studie über Häufigkeit und Verteilung von Öffnungen der Türen einer Isoliereinheit im Verlauf eines Tages

Tino Minas

Dieser Beitrag befasst sich mit den Raumbesuchen aller Personen im Isolierraum eines Patienten auf der Isolierstation für Knochenmarktransplantationen des Modellprojekts TKK-ELF über einen ganzen Tag hinweg. Er basiert im Kern auf einer sekundengenauen Protokollierung der Häufigkeit, mit der die Tür der Schleuse von Akteuren auf der Station benutzt worden ist. Anhand dieser nur scheinbar schlichten und begrenzten Ereignisse des Stationsgeschehens gewinnt man einen spezifischen Einblick in den Lokalraum von Patienten, und zwar im Hinblick auf die Unterscheidung potentieller Kontaktmöglichkeiten und der Qualität tatsächlich sich ergebender Zentrierungen.

1 Durchführung

Die Studie gehört zu den ethnographischen, teils qualitativen, teils quantifizierenden Erhebungen, die den räumlichen und zeitlichen Rahmen der Kinder in Isolation untersuchen sollten. Der spezielle Beitrag dieser Studie ist die kontinuierliche Erfassung des Tagesgeschehens, wie sie sich hinsichtlich der Kontinuität nicht einmal dem Pflegepersonal zeigt, weil es sich über den Zeitraum von zwei Schichten erstreckt (Früh- und Spätschicht). Damit bildet sie eine auf die Zyklizität der Stationsgepflogenheiten fokussierte Ergänzung zu den sonst episodischen Einblicken in das Stationsgeschehen, die man z.b. über die Analyse der Hintergrundereignisse in den Videomitschnitten erlangen kann.[1]

An insgesamt vier nahe beieinanderliegenden Tagen im Mai 2009 war der Autor auf der Station, wobei die ersten drei Tage den Charakter erster Erkundungen, Bekanntmachungen mit Personal und Räumlichkeiten, Test und

---

[1] Damit konnten die Erhebungen des Modellprojekts um Material ergänzt werden, das in späteren Untersuchungen der Kommunikationsmöglichkeiten der Patienten zu einer Einordnung der Episoden von Telekommunikation in die durchschnittlichen Verhältnisse lokaler Kommunikation herangezogen werden kann.

Erprobung der Messinstrumente, etc. hatten; am vierten Tag fand die eigentliche Erhebung statt, die die Daten generierte, auf die es im Folgenden ankommen soll. Auf einer Krankenhaus- und zumal Isolationsstation leibhaftiger wissenschaftlicher Beobachter zu sein, ist mit einigen Hürden und Einschränkungen verbunden, die genaue Planung und Abwägung des zu Erreichenden voraussetzen. Damit ist gar nicht einmal in erster Linie an die rechtliche Seite (Patientengeheimnis) gedacht.[2] Gemeint ist vielmehr, eine sinnvolle Rolle einzunehmen, die als Nebeneffekt erwünschte Daten würde produzieren können. Das Mitlaufen mit einer der Schwestern wäre nicht nur aufgrund der strengen Hygienevorschriften und der engen Räumlichkeiten problematisch gewesen, sondern auch weil die Schichtarbeit eine Ganztagserhebung kaum ermöglicht hätte. Ebenso sprachen gegen einen dauerhaften Aufenthalt im Patientenzimmer die engen Verhältnisse vor Ort. Die schließlich realisierte Lösung, vom Gang aus die Erhebung durchzuführen, erwies sich also als Kompromiss zwischen der Anforderung, den Patienten so „nah" wie möglich zu sein und gleichzeitig den ganzen Tag, d.h. vom Ende der Nachtschicht am Morgen bis zum Beginn der nächsten Nachtschicht am Abend, abdecken zu können.

Weil zu erwarten war, dass die Wahl des Beobachtungsplatzes Störpotential im Hinblick auf die Stationsgepflogenheiten und -routinen bedeutete, musste zudem sehr genau abgewogen werden, worauf ich meine Aufmerksamkeit richten sollte. Weil es nur wenige Tage sein konnten, musste nicht nur ein für den Stationsalltag möglichst „repräsentativer" Tag gewählt werden, sondern auch eine Datenklasse, mit der über eine so lange Zeitspanne verlässlich mit Informationen gerechnet werden konnte. Die Wahl fiel auf den Donnerstag (weder ruhiges Wochenende, noch Brückentag zum Wochenende, noch ein Tag mit gesonderter Visite: in der KMT II am Mittwoch); und was die Daten angeht, sollte ich meine Aufmerksamkeit hochselektiv auf die Türnutzungen konzentrieren, genauer: *wann wer die Türen zum Hinein- bzw. zum Hinausgehen benutzte.* Flankierende Erhebungen im Stile grober Typisierungen der Tätigkeiten der Türnutzer und ethnographische Notizen waren vorgesehen, sind jedoch aufgrund ihrer Singularität natürlich nur sehr selektiv nützlich.

Konkret vor Ort hat die Erhebungssituation folgendermaßen ausgesehen:

Ich sitze auf dem Gang vor einer der Schleusen, hinter der es zu einem Patienten des TKK-Projektes geht. Das Kind befindet sich am Erhebungstag etwa zwei

---

[2]   Durch meine Selbstidentifizierung als Projektmitarbeiter und die damit aktualisierten Kooperationsvereinbarungen hatte ich das nötige Vertrauen, um anwesend sein zu dürfen.

Wochen nach der Transplantation der neuen Stammzellen[3]. Die Entscheidung, mich dort niederzulassen, hat auch praktische Gründe, denn an der Wand gegenüber der Schleusentür befindet sich eine Steckdose, die mein technisches Erhebungsinstrument (Laptop) den ganzen Tag mit Strom versorgen kann. Meinen Platz wähle ich rechts der beiden Schleusentüren, sozusagen „hinter dem Kopf" des Patienten; dazu entschließe ich mich, weil ich ihm, mir und weiteren Besuchern das unangenehme Gefühl ersparen möchte, den ganzen Tag beobachtet zu werden.

Dadurch eröffnet sich mir ein Blickwinkel durch das Glasfenster an der Außentür in die Schleuse hinein. Dort liegen Handtücher und Pflegeartikel in Fächern von Regalen, Geschirr steht auf einer Arbeitsplatte. Das vordere Drittel und die Rückwand gegenüber den Regalen bzw. der Arbeitsplatte liegen im toten Winkel. Die Innentür sehe ich nur ein Stück weit, und zwar von der Außenkante bis zum Rahmen des linken Rands des Glasfensters. Links den Gang entlang befinden sich vier weitere „Patienteneinheiten"[4] und ein Abzweig auf dem Gang, der zum Aufenthaltsraum des Pflegedienstes[5] führt sowie zur anderen Seite der Station. Dieser Blick nach links ist dabei immer auch ein Blick in einen wärmeren, von der Sonne beschienenen Bereich der Station; ich selbst sitze kühl im Schatten.[6] Rechts ist nur noch eine Patienteneinheit; man kann weiter rechts durch zwei Glastüren in das Treppenhaus des Krankenhausgebäudes schauen, einer Schleuse, in der in der ersten Hälfte des Tags immer wieder Wäsche und Müll gelagert und von der anderen Seite gelegentlich abgeholt wird;[7] schließlich ist rechts ein Waschraum, aus dem den ganzen Tag über das metallische Surren einer Waschmaschine in den Gang dringt. Akustisch sind von meiner Warte aus neben den schmatzenden Geräuschen der Schuhe auf blankem Kunststoffboden vor allem die teilweise kurzweiligen teilweise längeren, die Putzarbeiten begleitenden Gespräche auf dem Gang zu hören; zwischendurch melden sich immer wieder die Patienten mit dem „Patientenruf", dem Drücken auf einen Knopf im

---

[3] Wie aus meinen ethnographischen Notizen meiner Teilnahme an der Stationsbesprechung knapp zwei Wochen zuvor hervorgeht, war die genaue Bestimmung, an welchem „Tag" das Kind war, unklar; die Infusionen waren - anders als üblich - am Tag 0 (oder eben Tag 1) stärker dosiert gewesen.

[4] So die stationseigene Terminologie für Schleuse und Patientenzimmer auf den Türbeschriftungen.

[5] Vor Ort wird diese Örtlichkeit von Seiten des Pflegepersonals mitunter als „Schwesterkanzel" bezeichnet.

[6] Das ist deshalb bemerkenswert, weil unter den hygienischen, aber nach innen isolierenden Einmalsocken, die jeder Besucher in den Umkleiden anlegen muss, innerhalb kurzer Zeit ein schwüles schwitziges Klima entsteht.

[7] Deshalb wird sie wohl von den Putzfrauen als „Dreckschleuse" bezeichnet.

Patientenzimmer, der einen warmen, aber fordernd-repetitiven Ton auf dem Gang erklingen lässt.

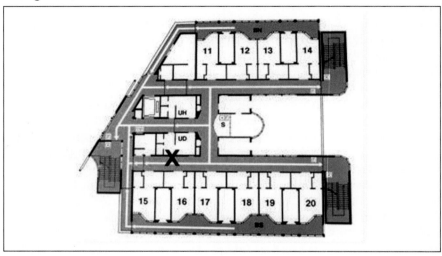

Abbildung 1:　Fluchtplan, wie er vor dem Betreten der Station fotographierbar ist. Das X markiert den Standort der Datenerhebung.

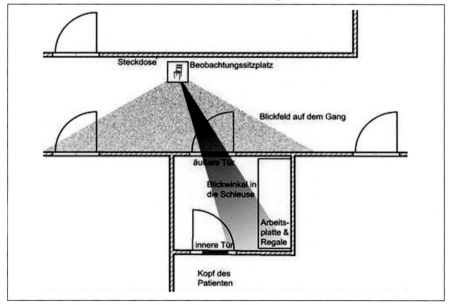

Abbildung 2:　Beobachtungsplatz mit Blick in Schleuse

Auf meinem Schoß liegt ein Laptop mit modifiziertem Excel 2007. Die Modifika-
tion bezieht sich auf ein kleines Programm („Makro"), das auf Knopfdruck se-
kundengenau die Systemzeit einliest und in eine zuvor manuell ausgewählte Zelle
eines vorbereiteten Arbeitsblatts einfügt. Auf der Zeile des Eintrags ist anschließend genügend Platz, um zu vermerken, wer die jeweilige Tür benutzt hat und ob
die Tür zum Hinein- oder Hinausgehen verwendet worden ist. In etwa der Hälfte
der Fälle habe ich zusätzliche, klärende Hinweise und ethnographische Notizen
angefertigt.

Am Erhebungstag, auf dem die Ergebnisse dieses Berichts basieren, sitze ich
von morgens 6.24 Uhr bis abends um 20.40 Uhr an diesem Platz. Einzelne Pau-
sen, in denen ich aufgestanden bin und mich im Aufenthaltsraum der Schwestern
und Pfleger gestärkt habe, sind entsprechend berücksichtigt.

2   Ergebnisse

Am Ende des Erhebungstages habe ich eine Tabelle mit 320 Einträgen in Händen,
jeweils mit Zeitangabe, einer Identifikation der Verwendungsweise und des
Türnutzers. Letztere können Pfleger bzw. Schwestern, Arzt, Putzkräfte, Clowns,
Lehrer, Sozialarbeiter und Angehörige sein. Diese grobe Kategorisierung hat sich
aufgrund der früheren Stationsbesuche sowie der Supervisionen im Projektteam
ergeben und erfährt zusätzlich eine (nachträgliche) Legitimation durch die nun
vorzustellenden Ergebnisse.

Mehrere Bearbeitungsschritte sind nötig gewesen, um die Rohdaten in eine
Form zu bringen, die zielführend ist. Zunächst ist die Dauer der Raumbesuche aus
den protokollierten Türbewegungen herzuleiten gewesen, d.h. einer Türnutzung-
zum-Betreten-der-Schleuse ist eine Türnutzung-zum-Verlassen-der-Schleuse
zuzuordnen gewesen, woraus anschließend die Dauer eines Raumbesuchs bzw.
einer „Anwesenheit" errechnet worden ist. Zweitens sind die lose untereinander
stehenden Rohdaten in eine homogen normierte Zeitachse zu übertragen gewesen.
In einem ersten Schritt geschieht das entlang eines knapp 51500 Zeilen umfassenden Arbeitsblatts, das aufgrund der Excel-Beschränkung für Diagrammdaten-
reihen von 32000 Zeilen und aus Darstellungsgründen (Balken würden nur
hauchdünn) eine Vergröberung der Zeitfenster auf 10-Sekunden-Segmente er-
zwingt, wobei die errechnete Dauer der Raumbesuche unangetastet, d.h. sekun-
dengenau bleibt. Dargestellt werden kann anschließend zum einen, wann die
innere und wann die äußere Tür der Patientenschleuse über den Tag verteilt geöffnet wurde (s. Abb. 3). Man kann aus den Häufigkeiten nicht nur auf Muster
erhöhten oder geringeren Personenverkehrs schließen. Sondern man kann auch

deutlich mindestens zwei Typen von Raumbesuchen unterscheiden: Die Besuche, in denen die Schleuse nur zum Transit verwendet wird (Balken „durchstoßen" die Achse), und die Besuche, in denen die innere Tür geschlossen bzw. (schon bei bestehender Anwesenheit) die äußere Tür unberührt bleibt (Balken enden in der Achse).

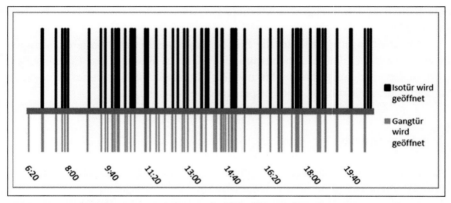

Abbildung 3:   Häufigkeitsverteilung der Öffnungen der Schleusentüren

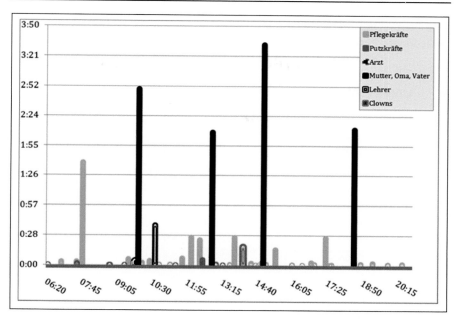

Abbildung 4:   Akteurspezifische Raumbesuche in Abhängigkeit von der Dauer

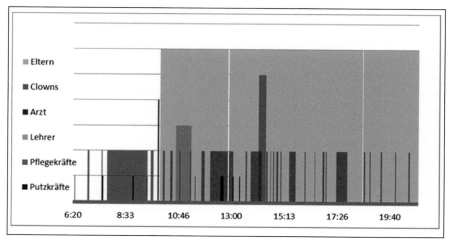

Abbildung 5:   Gleichzeitige Anwesenheiten der jeweiligen Personengruppe

Zum anderen lässt sich die Dauer der akteurspezifischen Raumbesuche zum Zeitpunkt ihres Eintretens in die Schleuse in Abhängigkeit zur Tageszeit visuell illustrieren (s. Abb. 4) sowie die Häufigkeit der gleichzeitigen Präsenz der unterschiedlichen Personengruppen (s. Abb. 5).

3 Auswertung

Die erstellten Balkendiagramme zeigen zum einen, wie oft die äußere und die innere Tür der Schleuse über den Tag verteilt geöffnet worden ist (s. Abb. 3); zum anderen die Dauer, welche eine Person in der Patienteneinheit ab wann verweilt hat, und zwar zum Zeitpunkt, als die Klinke der äußeren Tür jeweils in die Hand genommen worden ist (s. Abb. 4). Insgesamt ist die äußere Tür 92 Mal geöffnet worden, die innere 65 Mal. Das Spektrum der Raumbesuche reicht von wenigen Sekunden (4 Sekunden), wenn z.B. nur ein Müllsack aus der Schleuse gehievt wird, bis hin zu mehreren Stunden (3 Stunden 32 Minuten und 30 Sekunden), hier im Falle des Besuchs der Großmutter.

Am häufigsten sind mit Abstand die Schwestern und Pfleger für die Raumbesuche verantwortlich gewesen: Insgesamt 36 Mal besuchen sie die Patienteneinheit am Erhebungstag. Durchschnittlich anwesend sind sie 7:50 Minuten, wobei der wohl tägliche, aber dennoch im Hinblick auf seine Länge außergewöhnliche Besuch am Morgen den Durchschnittswert stark verzerrt; schließt man ihn aus, bleibt eine durchschnittliche Anwesenheit der Pfleger und Schwestern von 5:05 Minuten.

Eine weitere Personengruppe, die häufig die Patienteneinheit betreten hat (9 Mal), sind die Putzkräfte. Sie wischen nicht nur mehrfach am Tag den Boden (was insbesondere auf dem Gang durch meine Anwesenheit anfangs zu Behinderungen der Arbeitsroutine geführt hat), sondern holen auch die Schmutzwäsche und Müllsäcke aus der Schleuse, füllen die Regale in der Schleuse auf oder putzen die Glasfenster und die Türen. Das bedeutet einerseits, dass sie nur zu einem geringen Anteil auch die innere Tür durchschreiten (hier in 2 Fällen), und andererseits, dass sie nur sehr kurz anwesend sind: nur 1 Minute und 8 Sekunden durchschnittlich.

Am längsten gestalten sich mit Abstand die einzelnen Raumbesuche der Angehörigen. Darüber hinaus wird sichtbar, dass sich die Angehörigen quasi die Klinke in die Hand geben wie beim Staffellauf oder im Schichtdienst. An meinem Beobachtungstag ist mit zwei Unterbrechungen, die nur wenige Minuten dauern[8],

---

[8] Mittags verlässt die Mutter von 12:48:50 bis 12:53:14 die Schleuse, abends verlässt die Großmutter die Schleuse um 18:27:56, und der Vater kommt um 18:31:02; um 14:55:26, als die Großmutter die Schleuse betritt, ist die die Mutter noch anwesend.

nacheinander die Mutter, dann die Großmutter und schließlich der Vater beim Patienten. Als Besucher sind sie übrigens leicht an den Einmalsocken aus blauer Plastik, die in den Umkleiden vor der Station über die dort von den Straßenschuhen befreiten Füßen gezogen werden müssen, zu erkennen.

Relativ selten verweilen weitere Personengruppen in den Patienteneinheiten. An meinem Beobachtungstag haben bisweilen zwei Ärzte gleichzeitig die Schleuse betreten. Sie sind leicht am schnurlosen Telefon in ihrer Brusttasche zu erkennen. Sie sind nur wenige Minuten anwesend: 3 Minuten 41 Sekunden, wobei zunächst der eine Arzt kommt (09:52:35 Uhr), die Innentür öffnet und diese erst wieder schließen muss, so dass der zweite etwas hinzutreten kann (09:55:17 Uhr)[9].

An meinem Erhebungstag sind des Weiteren ein Lehrer und zwei Clowns anwesend. (An anderen Tagen habe ich zusätzlich einen Sozialarbeiter kennengelernt). Der Lehrer ist mir aufgefallen, weil plötzlich ein braungebrannter Mann in gemütlichem Schritt in die Schleuse geht (10:39:00 Uhr), sich dort in Ruhe einkleidet, ins Patientenzimmer geht und im selben Gestus knapp 40 Minuten später seinen Besuch beendet (11:17:33 Uhr). In dieser Verhaltensform unterscheidet er sich deutlich von der emsigen Geschäftigkeit der Schwestern und Pfleger, so dass deren rationale und nach Effizienz geplante Handgriffe nur noch kontrastreicher erfahrbar werden[10].

Die Clowns kommen am frühen Nachmittag, betreten die Schleuse ein erstes Mal (14:07:40 Uhr), verlassen sie wieder (14:08:12 Uhr; woraufhin ein bis dahin verweilender Pfleger hinausgeht), betreten sie erneut (14:12:41 Uhr) und geben bei geöffneter Innentür, jedoch in der Schleuse verweilend, eine etwa zehnminütige pantomimische Vorstellung.

4   Diskussion

Fragen, welche durch eine solche Erhebung aufgeworfen werden, bewegen sich entlang der Unterscheidung potentieller Kontaktmöglichkeiten und der Qualität der sich (nicht unbedingt zwangsläufig) dabei ergebenden Zentrierungen. Für die potentiellen Kontaktmöglichkeiten liegen mit dieser Studie dezidiert „harte" und

---

[9]   Dass die Regelung, auf keinen Fall beide Türen gleichzeitig zu öffnen, auch Konflikte verursachen kann, ist wahrscheinlich; s. auch Kap. 4, Bsp. 1.

[10] Der Rationalität insbesondere der (männlichen) Pfleger werde ich bisweilen selbst zum Opfer: In meinen Notizen findet sich öfters ein Vermerk über die Befremdlichkeit im Gespräch, die sich einstellte, nachdem ich auf die Frage, was „dabei" (meiner Untersuchung) hernach herauskomme, eine Antwort formuliert hatte.

belastbare Daten vor. Diese zeigen eine bestimmte Verteilung, die mitunter von Berufsgruppen vor Ort falsch eingeschätzt wird (bspw. wurde die Anzahl der Raumbesuche von Seiten des Arztes auf lediglich ein Fünftel der tatsächlichen 51 Raumbesuche geschätzt). Diese Daten zeigen aber nicht, ja sie verzerren gar die Relevanz der einzelnen Besuche für den Patienten sowie das Thematisch-Werden des Patienten während sich ergebender Zentrierungen, so man sich auf den rein quantifizierenden Beobachterstandpunkt zurückfallen lässt. Dieser Aspekt, der nach weiteren Wissensbeständen (wie z.b. ethnographischen Notizen) verlangt, sei abschließend erläutert.

Ein erstes Beispiel hängt damit zusammen, wie oft Putzkräfte im Gegensatz zu Schwestern und Pflegern die Innentür durchschreiten. Offenbar zeigt sich an diesen beiden zumindest am Vormittag episodisch anwesenden Personengruppen, dass sie zwar am selben physikalischen Ort präsent sind, diesen aber mit völlig eigenständigen Sinnzuschreibungen versehen. Manifest wird das an Konflikten, die entstehen, wenn die jeweilig anstehende Arbeit nicht ohne weiteres fortgesetzt werden kann; während meiner Beobachtungsphasen ist es mehrfach vorgekommen, dass eine Schwester oder ein Pfleger in der Patienteneinheit hantiert hat, wobei die innere Türe in die Schleuse offen stehen geblieben ist, so dass die Putzfrau dann nicht in die Schleuse eintreten durfte. Was normalerweise infolge von Klopfsignalen vonseiten der Putzfrau leicht behoben werden kann, kann aber auch bedeuten, dass eine der Professionen kurzerhand eine andere Aufgabe anfängt bzw. anfangen (muss): z.B. die Tür von außen abzuwischen. Solche Abstimmungsnotwendigkeiten sprechen für ein komplexes Geflecht stationsinterner Problemlösungen, die in ihrer Feingliedrigkeit dem externen Beobachter nur begrenzt zugänglich sind.

Ein zweites Beispiel bietet der Raumbesuch des Arztes (*der* Ärzte im vorliegenden Fall). Der Besuch fällt in der Diagrammdarstellung trotz farblicher Abhebung kaum auf: kurz vor 10 Uhr am Morgen ist er kaum von den »Stoppeln« der anderen zu unterscheiden und ereignet sich zudem vor dem langen Besuch der Mutter. Was dem rein auf quantifizierte Raumbesuche fokussierten Beobachter als ein Wert im Schatten vieler anderer und teilweise erschlagender Raumbesuche erscheinen muss, spiegelt sich ganz und gar nicht in den subjektiven Erlebenshorizonten der Patienten und Schwestern und auch dem meinigen als distanziertem Beobachter wider. Im Gewahrwerden der Anwesenheit der Ärzte verändern die Schwestern und Pfleger ihre Kommunikationsstile und formulieren präziser; die sonst oft zu hörenden eingespielten oder auch gesellige Rahmungen fallen weg[11].

Ein drittes Beispiel schließt an: Die Häufigkeit, mit der unterschiedliche Pfleger und Schwestern den Patienten besucht haben, könnte die irrwitzige Idee provozieren, die Patienten hätten doch „Kontakt" mit unterschiedlichsten Personen. Das Gegenteil dürfte dem Erlebnishorizont der Patienten näher kommen: Aus anderen Erhebungszusammenhängen konnte ermittelt werden, dass oft nicht einmal ein Eröffnungszug als solcher von Seiten der Patienten ratifiziert wird, weil – so das pauschale Urteil der Patienten bei Eintreffen der Schwestern bzw. Pfleger – die Pfleger und Schwestern „doch ohnehin gleich wieder draußen" seien. Die anzulegende Schutzkleidung verstärkt sicher die Maskierung der Individualität der einzelnen Personen hin zu einer Entindividualisierung auf rudimentäre Identifikationsmerkmale (Wirtz 2015b in diesem Band). Aber die kurze Angebundenheit, die auf einen klar definierten Anlass der Anwesenheit verweist, verhindert die sich selbst entwickelnde Gestaltung einer Interaktionssituation, in der auch der Patient thematisch werden kann.

Ein viertes Beispiel ergibt sich im Zusammenhang mit dem Raumbesuch der Clowns. Dieser ist in mehreren Hinsichten bemerkenswert. Die Clowns sind nicht nur rein optisch durch ihre „Berufskleidung" von allen anderen Anwesenden auf der Station unterscheidbar: Während alle anderen (mich eingeschlossen) einheitlich eine grüne Kluft tragen, die wahlweise durch einen Mundschutz, Haarnetz und Gummihandschuhe ergänzt wird, sind sie kunterbunt und mit knalligfarbenen Perücken unterwegs. Sie unterscheiden sich aber insbesondere durch die Bedeutung ihrer Anwesenheit für die Patienten. Durch eine quantifizierende Beobachtung kann nicht „gesehen" werden, dass sie die Station und die Schleuse einzig zu dem Zweck betreten, mit dem Patienten in Kontakt zu kommen. Anders gesagt: Ohne die Interaktions- und Kommunikationsbereitschaft des Patienten hat die Anwesenheit der Clowns keinen Sinn. Eine vertiefende Studie der Kontaktbedingungen von Patienten auf Isolationsstationen müsste dieser Spur folgen und feststellen, ob diese Eigentümlichkeit überhaupt bei den Patienten „ankommt".

Ein letztes Beispiel zeigt sich anhand der langen Anwesenheit(en) der Angehörigen. Die quasi im Schichtdienst vollzogene Anwesenheit spricht für eine Organisation der Anwesenheiten, der eine leitende Vorstellung zugrunde liegt, dass die Isolationssituation der Kinder durchbrochen werden kann, indem solange

---

[11] Diese Praxis der Schwestern und Pfleger passt in gewisser Weise auch zum schnurlosen Telefon in der Brusttasche der Ärzte, das neben der *persönlichen* Erreichbarkeit der Ärzte auch auf ihre Nicht-Angebundenheit verweist, so dass keine Zeit „verschwendet" werden darf, wenn sie denn einmal greifbar sind.

wie möglich ein Ansprechpartner installiert wird. Dem dürfte nicht nur der Trug-
schluss unterliegen, dass über so lange Zeiträume es leicht sei, die Aufmerksamkeit für Kommunikation aufrechtzuerhalten (zumal mit der Behandlung oft körperliche Beschwerden wie Übelkeit einhergehen), geschweige denn es eine
hinreichende Vielfalt an *Themen* gebe. Sondern es ist fraglich, ob dem Kind nicht
eine Normalität vorgespielt wird, die gerade auf die Abnormität verweist. Viel
ertragreicher dürfte es sein, der Bedeutung der langen Anwesenheit *für die Angehörigen* nachzugehen. Diese Spur dann in ein Spannungsverhältnis zu den Erlebenshorizonten der Patienten zu bringen, dürfte weitere Vertiefungen in die Kon-
taktqualität des Lokalraums isoliert untergebrachter Patienten bringen.

Es gibt ferner mindestens zwei Kontexte, die in Folge dieses Beitrags weiter
vertieft werden müssten:

Der erste Kontext bezieht sich auf den Rhythmus dessen, was Goffman „totale
Institution" (Goffman 1973) genannt hat. Der dabei zu entfaltende Gedanke würde sich auf die mögliche Einschränkung der Patienten durch Organisation und
also auf den Grad an Aufhebung ihrer Autonomie beziehen. Die Antwort auf die
Frage, welche Anpassungsstrategien gegenüber den Erwartungsstrukturen der
Station auf Seiten der Kinder anfallen, könnte einen systematischen Zugang zur
Frage nach der Bedeutung ihrer Isolationssituation aufzeigen. Wenn das Personal
beispielsweise die Macht hat, bestehende telekommunikative Situationen willkür-
lich zu unterbrechen, durch Nutzungsverbote oder ihren freien Zugriff auf technische Installationen zu reglementieren, dürfte nicht nur die Ohnmacht auf Seiten
der Kinder spürbar werden, sondern auch den Blick darauf lenken, ob sich nicht
Verhaltensweisen auf Patientenseite ergeben, die das Personal erst gar nicht auf
die Idee kommen lassen, eine Reglementierung vorzunehmen (sekundäre Anpassung).

Der zweite Kontext kontrastiert das Verhältnis von professioneller Bewältigung von Not und existenzieller Notbewältigung. Dabei wäre das genaue Zusammenspiel bzw. Nicht-Zusammenspiel zwischen den Routinen des Personals
auf der einen Seite, die tagein tagaus bestimmten hygienischen und medizi-
schen Anforderungen gerecht werden (der individuelle Patient dabei auswechsel-
bar wird), und der Krise der Patienten auf der anderen Seite zu betrachten, die
zwar mit Hoffnung auf die Station gekommen sind, die aber dennoch dauerhaft
Labilität und Vulnerabilität ihres Körpers erfahren und dabei aufgrund kleinster
Unstimmigkeiten schlimmste Phantasien produzieren können (Bliesener 2015d in
diesem Band). Wenn es auf diesem Wege gelänge, die Telekommunikation als
einen Zwischenweg zu etablieren – und zwar für das Personal als Entlastung von
der für die nötigen Tätigkeiten ohnehin überflüssigen „Patientenanwesenheit" und
für die Patienten als Entlastung von der augenfälligen Krisensituation durch Hin-

wendungsmöglichkeiten zu alltäglichen Vertrautheiten – wäre dem Charakter und der Zielsetzung der übergeordneten Studie als Aktionsforschung mehr als genüge getan.

Kodierung von Bildinhalten in Videokonferenzen

Thomas Bliesener

1 Transkription von Videoaufnahmen erfordert Deskription

Von Videoaufnahmen kann eine *Transkription* in einem *engen* Wortsinn nur dann verfertigt werden, wenn schon im Bildmaterial selbst etwas Sprachliches zu sehen ist. Das könnte z.b. ein Schild sein, auf dem „Ausgang A" steht, oder eine Person, die mit Armhaltungen und Flaggen gemäß dem Semaphoralphabet den Buchstaben A darstellt. Zur Transkription solcher Erscheinungen würde man als schriftliche Vermerke ins Transkript eintragen: „Ausgang A" bzw. „A".

Meistens aber ist im Videomaterial viel mehr als nur derartige Repräsentationen von Sprache zu sehen, und gewöhnlich stehen gerade diese nichtsprachlichen Elemente im Mittelpunkt des Interesses. Will man nun über diese Inhalte und ihre Veränderungen im Video schriftliche Notizen anfertigen, muss man den Bildobjekten überhaupt erst einmal Begriffe zuordnen. Dazu muss man sie identifizieren und qualifizieren. Ggf. muss man zu ihnen eine Bildbeschreibung erschaffen, die viele Sätze, ja viele Seiten umfassen kann, man denke etwa an das umfangreiche Kapitel über ein Gemälde von Velázquez in Foucault (1971). Man hat es bei der Transkription in diesem *erweiterten* Sinne also mit einer Prozedur der *Deskription* zu tun und steht damit vor anderen und weiterreichenden Problemen als bei der Transkription von Sprache in Sprache.

2 Kreativität in Telekommunikation gebietet Offenheit der Beschreibung

Vor einer Entwicklung von Verfahren, mit denen Phänomene von Videokonferenzen in bestimmten Formen der Deskription festgehalten werden sollen, sind Überlegungen geboten, mit welchen spezifischen oder zumindest grundlegenden Eigenschaften man es in Videokonferenzen zu tun hat. Andernfalls könnten die Beschreibungen leicht an Erscheinungen vorbeigehen, die einem in größeren Zusammenhängen als wesentlich und unverzichtbar erscheinen. Dabei müssen solche Vorüberlegungen keine strikten Aprioris setzen, wie etwa eine Ontologie, auf die eine Epistemologie aufbauen soll, sondern sie können sich auf eine vorläufige Zusammenfassung der aktuellen Erfahrungen mit Videokonferenzen und der Diskussionen über sie beschränken.

Beim Erfahrungsaustausch von Anfängern des Videokonferierens und in den frühen technischen und wissenschaftlichen Reflexionen über Videokonferenzen fielen häufig als erstes die *Einschränkungen* auf, die Videokonferenzen gegenüber technisch unvermittelter Kommunikation mit sich bringen. Neue Benutzer stolpern darüber, dass viele Gewohnheiten, die sie aus ihrer bisherigen Kommunikationspraxis übertragen wollen, in Videokonferenzen nicht mehr anwendbar sind. Hard- und Software-Ingenieure, die sich um die Schaffung möglichst „natürlicher" Funktionsweisen bemühen, legen ihrerseits allerlei technische Kennwerte als Maßstab an, wann eine technisch vermittelte Leistung einer technisch unvermittelten nahe genug kommt (z.b. mit welchen Frequenzbändern Stimmwiedergaben „wie echt" erscheinen). Gesprächsanalytisch inspirierte Studien wiesen nach, wie die vertrauten Prozeduren des Timings beim Sprecherwechsel aufgrund der Verzögerung durch Signalübertragung (latency) scheitern können (Jordan/Ruhleder 2001) oder wie auditive und visuelle Differenzen zwischen Ursprungsort und fernem Abbild (Bliesener 2002, 2008) zu unhintergehbaren Fehleinschätzungen führen können.

Seit längerem wendet sich der Blick aber auch den *neuen Nutzungsmöglichkeiten* zu, die erst durch die Technik in die Welt gebracht werden, den sogenannten Affordances (Gibson 1977, Gaver 1991). So kann zum Beispiel ein Teilnehmer einer Videokonferenz, die er mit genau einem anderen Teilnehmer führt, zur selben Zeit zwei oder drei weitere 1:1-Konferenzen führen, ohne dass die fernen Teilnehmer alles oder überhaupt etwas voneinander mitbekommen.

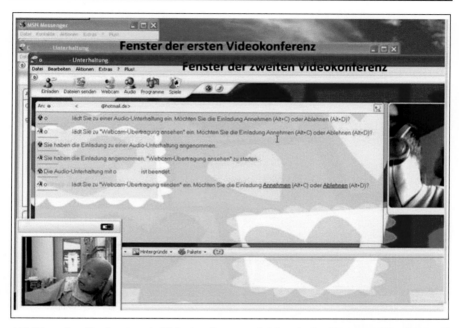

Abbildung 1:   Zwei getrennte Videokonferenzen simultan in den Fenstern „Unterhaltung"

Häufig werden „Beschränkungen" und „neue Möglichkeiten" auch als Begriffs-
paar benutzt, um die Besonderheit von Videokonferenzen zu kennzeichnen. Dies
sollte aber nicht zu der Annahme verführen, damit würde auf zwei getrennte
Phänomenbereiche verwiesen. Denn tatsächlich birgt jede Einschränkung zugleich die Herausforderung, in möglichst wirksamer (und angenehmer) Weise
überwunden oder zumindest gemildert zu werden. Not kann durchaus erfinderisch
machen. Die erfundenen Not-Lösungen sind nun aber ebenfalls neue Nutzungsmöglichkeiten im Sinne von „Affordances".

   Im Endeffekt läuft alles auf die Feststellung hinaus, dass Videokonferenzen
durchzogen sind von kreativen Verhaltensweisen, die als Mittel, Zweck, Ausdrucksform usw. fungieren sollen und in ihrer speziellen Erscheinungsform zuvor
nicht vertraut waren und möglicherweise nach gelegentlicher Verwendung auch
nicht wiederbenutzt werden. Nun lassen zwar die Erfahrungen geübter Videokon-
ferenzpraktiker erwarten, dass sich wohl auch bestimmte Routinen einbürgern
und früher oder später als wiedererkennbare Formen katalogisiert werden könnten. Doch allein schon der fortwährende Wandel der technischen Infrastruktur
wird dafür sorgen, dass die Erfindungen und situativen Improvisationen von Benutzungsweisen an kein Ende kommen.

Ein Beispiel für kreative Anpassungen sind etwa neue Signale für die Übergabe der Sprecherrolle, wenn wegen technischer Verzögerungen der Sprachübertra-
gung nicht mehr auf Intonation und Sprechpause zurückgegriffen werden kann.
Manche Sprecher kennzeichnen ihr Beitragsende mit dem Wort „Punkt" oder mit
Haltungsänderungen, oder sie reagieren systematisch auf Wortmeldungen.

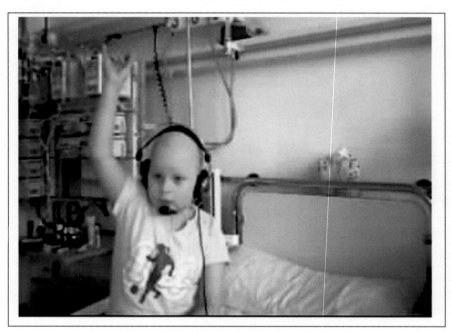

Abbildung 2:   *Wortmeldung* der Patientin via Videobild

Auch für Phänomene, die sich weniger glatt in eine funktionalistische Betrachtung unter dem Gesichtspunkt von Mittel-Zweck-Relationen einordnen lassen,
findet man kreative Erfindungen, z.B. findet man gehäuft großräumiges Winken
quer durchs Bild oder anscheinend wohldosierte Annäherungen an die Kamera,
wenn vermutlich persönliche Nähe ausgedrückt werden soll. In einem anderen
Fall in unserem Material hielt ein Kind spontan eine Hand vor die Kamera, wenn
es traurig wurde; allerdings entstand daraus (zunächst) kein verkehrsfähiges Zeichen, denn als ihr Konferenzpartner dieselbe Aktion als Ausdruck von Trauer
einsetzen wollte, missverstand es dies als Ausfall oder Abschaltung der Webcam.

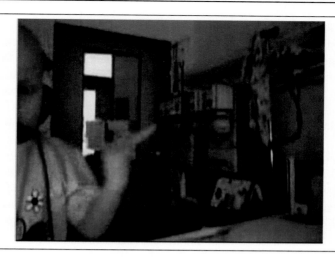

Abbildung 3:   *Schreck* und *Protest* bei schwarzem Bild, keine Erkennung als „Trauer"

Schließlich werden technische Funktionen von Videokonferenzen auch dazu benutzt, um unabhängig von Symbolisierungen eine unmittelbare Wirkung auszulösen. Beispielsweise kann ein Ton- oder Bildausfall vorgetäuscht werden, um den Partner zu erschrecken, oder es können Unterhaltungseffekte wie Schneeflocken oder regnende Kristallkugeln eingesetzt werden, um den Partner zu erfreuen.

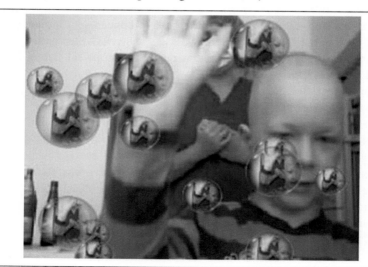

Abbildung 4:   Video-*Spaßeffekt* mit regnenden Kristallkugeln

Zusammenfassend kann festgestellt werden, dass bei der Meisterung von Video-konferenzen alle erdenklichen Phänomene dafür herangezogen werden können, in der aktuellen Situation kommunikative Funktionen und zeichenhafte Bedeutung zu übernehmen oder auch unmittelbar – ohne die Intention und die Interpretation als Zeichen – kalkulierte Wirkungen auszulösen. Die kreativen Prozesse der *Se-miotisierung* und der *Instrumentalisierung* sind allgegenwärtig. Die Affordances bilden keine abzählbare Menge definierter Einheiten, sondern ein unbegrenztes Potential.

Dies hat aber weitreichende Folgen für die Maßgaben, unter denen aufge-zeichnete Videokonferenzen „transkribiert" bzw. annotiert werden sollten. Man wird sich bei der Beschreibung der Vorgänge in den verschiedenen technischen Realisierungsformen (u.a. Textchat, statische und animierte Emoticons, Online-spiele) und insbesondere im Videobild nicht auf ein festes, vordefiniertes Reper-toire von Einheiten beschränken können, denn dadurch würden die kreativen Lösungen des Einzelfalls, durch die Videokonferenzen überhaupt erst gelingen können, unwiderruflich aus den erzeugten Daten eliminiert und damit der an-schließenden Analyse entzogen.

Andererseits bleibt es jedoch angesichts der Fülle, ja Unerschöpflichkeit der Bildinhalte ein unabweisbares Gebot, ein dementsprechendes Anschwellen freier Beschreibungen zu vermeiden. Denn zum einen sprengen allzu lange Beschrei-bungen, die in einem Transkript synchron zu einigen wenigen gesprochenen Wor-ten eingetragen werden, die verfügbare Schreibfläche und verhindern letztlich die Nachvollziehbarkeit durch den Leser. Zum andern können sehr ausladende Be-schreibungen den Blick darauf verstellen, dass an anderen Stellen und in anderen Fällen – nach angemessener Abstraktion – durchaus Vergleichbares in Erschei-nung tritt.

Die in diesem Beitrag vorgeschlagenen Orientierungen zur Video-Notation stellen daher bewusst einen Arbeitskompromiss dar. Sie zielen nicht auf einen völligen Ersatz freier Beschreibungen ab, sondern wollen nur bestimmte Anteile vereinfachen. Sie berücksichtigen auch nicht nur eine einzige Dimension, sondern mehrere gleichzeitig, darunter auch eine, die nicht überall, sondern hauptsächlich in unserem Korpus mit bettlägerigen Konferenzteilnehmern von Bedeutung ist. Schließlich wird dafür plädiert, nach Daumenregeln auch Muster und Typen zu definieren, die nur für ein spezielles Korpus oder sogar nur für eine einzelne Interaktion typisch sind.

3 Bildinhalte in Videokonferenzen

Eine weit verbreitete Vorstellung von Videokonferenzen erblickt die wesentliche Funktion der Bildübertragung darin, dass die Teilnehmer nicht nur wie bei einem Telefongespräch die gesprochene Sprache des Partners hören, sondern auch das begleitende Körperverhalten des Sprechers bzw. Zuhörers sehen können. Insbesondere sollen Videokonferenzen dazu gut sein, sichtbare Reaktionen auf sprachliche Äußerungen zu übermitteln, vor allem sichtbare Zuhörersignale wie Kopfnicken oder Augenrollen, aber auch sonstige Formen des Gesichtsausdrucks[1], an denen sich die inneren Reaktionen auf das Gehörte vermeintlich ablesen lassen.

Solche Möglichkeiten wechselseitiger Wahrnehmung der Teilnehmer von Angesicht zu Angesicht geben bei manchen Kommunikationsanlässen sogar den Ausschlag dafür, ob eine Realisierung per Videokonferenz angestrebt oder aber auch bewusst vermieden wird. Geschäftsverhandlungen werden oft nicht aus dem Grunde von Videokonferenzen ausgeschlossen, weil dadurch der Kontakt zu persönlich würde, sondern weil die Sorge besteht, in unbemerkt angefertigten Mitschnitten könnten durch spätere Detailanalysen des nonverbalen Verhaltens die verschwiegenen Absichten und Gefühle aufgedeckt werden.

Derartige Vorstellungen von einer erhöhten Durchschaubarkeit mittels Videokonferenzen nutzen auch Hersteller von Programmen zum Mitschnitt von Skypekonferenzen aus. Eines ihrer wiederkehrenden Verkaufsargumente lautet, der Mitschnitt ermögliche es, hinter die Fassaden des Partners zu schauen.

Das Konferenzprogramm Skype selbst wird ebenfalls seit Jahren damit beworben, dass die Sichtbarkeit des Partners und seines Gesichts den spezifischen Zugewinn von Videokonferenzen ausmache.

---

[1] Meine in mehreren Videokonferenzprojekten gewachsenen Vorbehalte gegen eine Überbetonung der Rolle des Gesichtsausdrucks finden Unterstützung in Befunden, dass manchmal Einschätzungen nachweislich aus Körperhaltungen abgeleitet werden, wiewohl die Versuchspersonen glauben, sie stützten sich auf Gesichtsausdrücke (Aviezer et al. 2012).

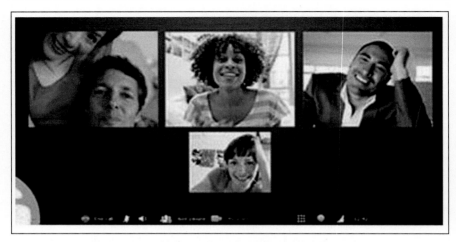

Abbildung 5:   *Talking heads* in Skypewerbung für Gruppenkonferenz

Schon wenige Stunden der Hospitation bei Skypekonferenzen in Familien und erst recht eine Sichtung der 200 Stunden audiovisueller Mitschnitte des TKK-Projekts führen zu einem anderen Bild. Die Videokomponente wird gar nicht so durchgängig benutzt, wie dies für eine Partnerbeobachtung erforderlich wäre, die in Häufigkeit und Intensität mit einem Face-to-face-Gespräch mithalten wollte. Die Konferenzen nähern sich zeitweilig mehr oder weniger den Gepflogenheiten von Telefongesprächen, die ja, aufgrund technischen Zwangs, ganz ohne Partnerbeobachtung auskommen. Aber auch wenn Konferenzpartner im Videobild erscheinen, sieht man von ihnen meist recht spezielle Ansichten, insbesondere

- die *Frontalansicht* von Gesicht und Hals (wofür sich die Bezeichnung „talking heads" eingebürgert hat),

- manchmal auch einzelne Körperteile oder -stellen in überdimensionaler *Vergrößerung* (Auge, Nase, Mund, Hand),

- bei mehreren Teilnehmern am gleichen Ort oft auch kunstvolle *Gruppenskulpturen*, die dem engen Kamerawinkel Rechnung tragen.

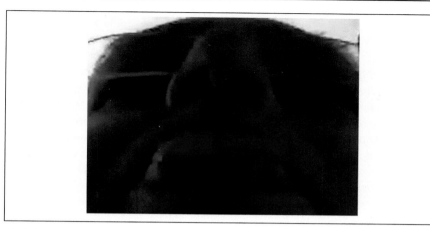

Abbildung 6: *Vergrößerung* der Nasenlöcher

Gelegentlich werden auch Haustiere ins Bild gerückt und nehmen dort den Raum der Partneransicht ein. Durch weitere dramaturgische Kunstgriffe können sie sogar zu Quasi-Teilnehmern hochstilisiert werden. So wird in einem Fall dem Haushund die Pfote so geführt, als würde er zum Patienten ins Bild winken.

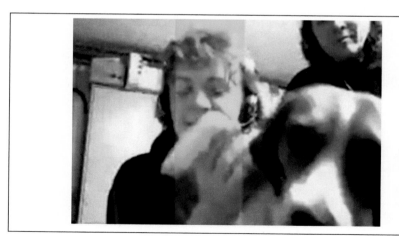

Abbildung 7: *Winken* der Hundepfote

Eine große Rolle spielen auch *Gegenstände* vieler Art. Da sich der ferne Partner im getrennten Raum von den meisten Gegenständen nicht selber ein Bild machen kann (etwa durch Positionsänderungen und anschließende Körper- und Augenbewegungen), sorgt der lokale Teilnehmer dafür, dass sie ihm sichtbar und gewahr werden können. Dazu setzt er *Kameraoperationen* (wie Schwenken, Kippen, Zoomen), Gesten des *Hinzeigens* oder Handhabungen zum *Vorzeigen* ein (also vergleichbare Operationen wie die, die er zum Sichtbarmachen seiner eigenen Person durchführen muss). In den Mitschnitten des TKK-Projekts finden sich, je nachdem wie weit man die begriffliche Bestimmung fasst, zwischen 150 und 200 Fälle solchen „Sichtbarmachens", d.h. durchschnittlich einer pro Stunde. Für die kranken Kinder, die im Isolierraum zu weitgehender Inaktivität verurteilt sind, bedeuten dabei Zeigen und Sich-zeigen-Lassen von Objekten der materiellen Umwelt weitaus mehr als nur ein Wahrnehmungsereignis. Vielmehr sind es einige der seltenen Momente, in denen sie aktiv gestalten und über mehr als sonst *verfügen* können. Beim Zeigen in der Videokonferenz entkommen die Kinder ihrer materiellen Isolation. Von daher sollten solche Bildinhalte zumindest in unserem Projektkorpus mit gleicher Umsicht und mit gleichem Gewicht beschrieben werden wie die Videoansicht von Personen.

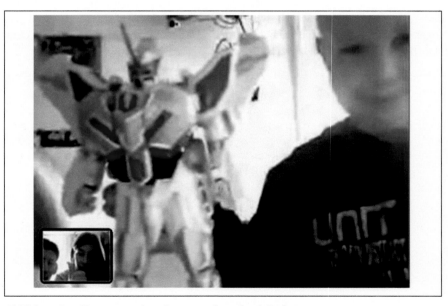

Abbildung 8:   *Vorzeigen* seiner Supermanfigur durch Patient

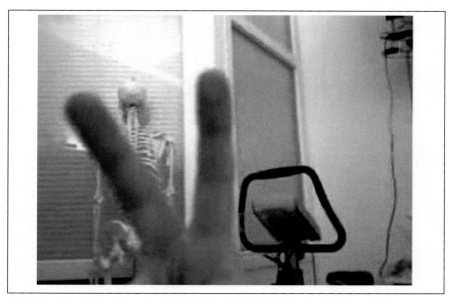

Abbildung 9:   *Hinzeigen* auf sein Modellskelett durch Patient

Eine letzte Gruppe von Bildinhalten ist mit der vorherigen verwandt, umfasst aber das Allermeiste oder alles, was im Videobild zu sehen ist, und wird nahezu ausschließlich durch Kameraoperationen erzeugt. Es handelt sich um *Raumansichten*. Sie werden entweder gezielt erzeugt, indem die Kamera großräumig schwenkt und zoomt, oder sie entstehen als Nebeneffekt, wenn ein bestimmtes Objekt weit außerhalb des bisherigen Aufnahmewinkels anvisiert wird. Raumansichten geben, ähnlich wie Objektansichten, dem passivierten Patienten ein Stück Verfügung über eine größere materielle Umwelt zurück. Sie verdienen es ebenfalls, im Bewusstsein dieser Bedeutsamkeit deskriptiv erfasst zu werden. Wegen der großen Variabilität der Einzelheiten in Raumansichten und der Bewegungsformen bei ihrer Vorführung ist allerdings keine Schematisierung zu ihrer Beschreibung in Sicht. Andererseits fällt diese Lücke bei der Notation unserer Videobilder nicht so sehr ins Gewicht, denn Raumvorführungen kommen nur zehn- bis fünfzehnmal vor, also viel seltener als Vorführungen einzelner Objekte.

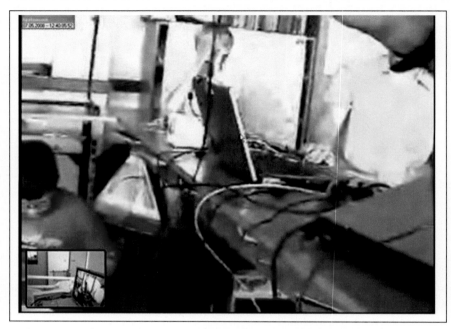

Abbildung 10: *Raumansichten* von Schulraum (Bild) und Isolierraum (Bild im Bild)

4   Kategorien für Bildobjekte in Videokonferenzen

4.1   *Nonsemantische Beschreibung: geometrisches Positionssystem*

Um sich von voreiligen und vorurteilshaften Eindrücken vom nonverbalen Erscheinen des Menschen frei zu machen, wurde als eines der umfangreichsten
Notationssysteme das „Berner System" geschaffen (Frey et al. 1981). Es hat den
Vorzug, dass es so kleine Einheiten definiert, dass sie noch keine funktionale oder
psychologische Bedeutung repräsentieren. In diesem Sinn liefert es eine nonsemantische Notation. Dabei stellt es, um auf alle kommenden Materialien anwendbar zu sein, Kategorien für alle erwartbaren Phänomene bereit. So vielverspre-
chend dieser Ansatz zunächst für die Erfassung der Bildinhalte von
Videokonferenzen schien, so begrenzt bleibt doch seine Anwendbarkeit.

Zum einen ist das System so umfangreich, wie es eigentlich nur für isolieren-
de Laborsituationen erforderlich sein kann. Zum andern fehlen Kategorien für die
Bruchstückhaftigkeit, mit der eine Person in den natürlichen Situationen er-

scheint, wie sie eine Webcam abbildet (Verdeckung, Verzerrung, Beschneidung usw.). Außerdem fehlen Kategorien für den gegenständlichen Rest der Welt, der ja ebenfalls im Bild einer Webcam erscheinen kann, ebenso Kategorien für die Verbindungen zwischen dem Menschen und seiner Umwelt samt ihrer Technik (z.B. „hält Hand vor Kamera"). Schließlich ist kein Weg bekannt, wie man von den notierten kleinsten Einheiten zu sinnhaften Kategorien für übergeordnete Handlungs- und Interaktionsformen gelangen könnte. Zum Beispiel wäre es mit keinem Verfahren des Systems möglich, die Überreichung eines Stücks Papier von einem Menschen an einen anderen so zu beschreiben, dass daraus ersichtlich würde, dass er *mit einem Geldschein bezahlt.*

Dennoch war der nonsemantische Ansatz des Berner Systems durchaus inspirierend. In vielen Videokonferenzen, auch denen des TKK-Projekts, bestehen *unter anderem* bestimmte elementare Bedingungen, die gerade mit einer nonsemantischen, stark schematisierenden Betrachtungsweise gut erfasst werden können. Durch die technische Ausrüstung der Videokonferenzen im Untersuchungszeitraum 2006 bis 2009 herrschten asymmetrische Wahrnehmungsbedingungen. Während in technisch unvermittelter Kommunikation jeder Betrachter weitgehend selber in der Lage ist, sich benötigte Wahrnehmungen seiner Partner und der gemeinsamen Umgebung zu verschaffen (indem er sich am Orte umschaut), liegt es bei Bildübertragung via Webcam großenteils am Inhaber der Webcam, was er zu betrachten ermöglicht. Ob er es möchte oder nicht: Er wird zum Regisseur dessen, was sein ferner Partner überhaupt zu sehen bekommt. Ihm fällt die fortwährende Aufgabe zu, mit speziellen Bemühungen sowohl sich selbst als auch ggf. interessierende Objekte ins Bild zu bringen (oder auch sie gezielt aus dem Kamerawinkel herauszuhalten). Was im Videobild zu sehen ist, stellt letztlich eine Leistung des Kamerainhabers dar und ist damit Teil des Untersuchungsgegenstands (wogegen der Bildinhalt einer Videoaufzeichnung, die ein Dritter von einem Interaktionsprozess anfertigt, wie in zahlreichen Forschungsprojekten zur Multimodalität, der Interaktion selber äußerlich bleibt).

Um die grundlegenden Regieleistungen des Kamerainhabers und die dadurch bereitgestellten Wahrnehmungsmöglichkeiten seines fernen Partners zu erfassen, kann nun eine schematisierte Inhaltsangabe des Videobildes erstellt werden, die noch nichts über die Bedeutung, Absicht und Funktion der Inhaltsauswahl besagt, also „nonsemantisch" bleibt. Diese Erfassung kann im zweidimensionalen Raum ähnlich wie eine geografische Kartographie vorgenommen werden.

Das rechteckige Videobild wird durch ein aufgelegtes Raster in Felder eingeteilt. Bei einer Einteilung in vier Felder entstünden Quadraten, bei der hier bevorzugten feineren Einteilung in neun Felder entstehen *Nonanten.* Nun kann mit einer Zahl von 1 bis 9 angegeben werden, in welchem der Felder sich der Mittelpunkt eines Bildobjekts befindet. Zugeordnet werden können alle diskutierten Bildobjekte außer den Raumansichten, also Gesicht oder thematisierter Körperteil bzw. Körperstelle, Tiere wie Hund und Katze sowie materielle oder digitale Objekte.

Als zusätzliche Option kann angegeben werden, wie groß das Bildobjekt innerhalb eines Nonanten erscheint. Befindet sich etwa ein Gesicht nahe an der Kamera, wird es einen Nonanten überragen, kann also z.b. mit 120 bis 150 Prozent vermerkt werden. Befindet sich ein Objekt sehr weit von der Kamera entfernt, wird seine Größe vielleicht mit 30% des Nonanten notiert.

Als weitere Zusatzoption kann vermerkt werden, in welcher Orientierung das Bildobjekt erscheint, sofern dem Objekt eine Orientierung inhärent ist. Beim menschlichen Körper und beim menschlichen Gesicht ist klar, was oben und unten ist, und eine Neigung zur Seite kann in der Bildebene als Abweichung von der senkrechten Achse vermerkt werden. Viele Gegenstände haben ebenfalls eine Standardposition, sei es bedingt durch eine Stand- oder Auflagefläche, sei es durch die Schriftrichtung eines Aufdrucks. So kann man etwa bei einer Spielkarte, die vor der Kamera gezeigt wird, ebenfalls angeben, um welchen Winkel sie von der senkrechten Achse abweicht.

Das hier vorgeschlagene geometrische Positionssystem versteht sich weder als besonders originell noch als vollständig. Es wird aber einen Teil freier Beschreibungen durch wenige Zahlenwerte (oder wahlweise entsprechende Icons) ersetzen können. Auch ist gegenwärtig nicht zu erkennen, dass etwa jedem Einzelbild (Frame) einer Videoaufnahme eine solche Positionsbestimmung zugeordnet werden müsste. Jedoch besteht die Möglichkeit dazu etwa in Passagen, die einer Feinanalyse unterzogen werden sollen. Bei den Desktopmitschnitten von Videokonferenzen im TKK-Projekt, die wegen Leistungsgrenzen der Hardware nur 12 bis 15 Frames pro Sekunde abspeichern konnten, bliebe die Datenmenge ohnehin überschaubar.

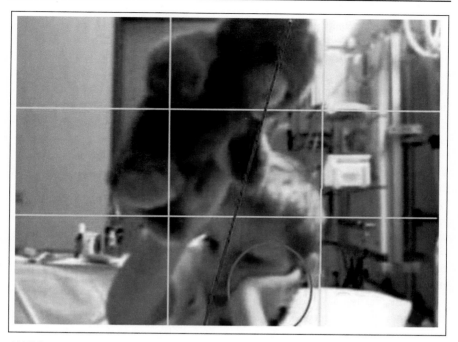

Abbildung 11: *Gitter*, *Achse* und *Selbstunterstützung* in liegend-aufgestützter Haltung

4.2   Analytisch-deskriptive Kategorien: Haltung und Selbstunterstützung

Wenn man eine Modellvorstellung von einigen oder allen Gegenständen hat, die im Videobild in Erscheinung treten, kann man das Bild durch die Brille des Modells betrachten und in ihm das Vorkommen von Exemplaren einer Kategorie des Modells feststellen. So kann zum Beispiel mit einem anatomischen Modell von Säugetieren identifiziert werden, was im Bild die *Schnauze* eines Hundes darstellt. Dafür ist ohne Belang, welche geometrische Positionierung der Schnauze vermerkt wurde, also in welchem Bildnonanten, mit welcher Flächengröße und welcher Lageachse sie erscheint. Dieses Vorgehen ist so sehr gängige Praxis, dass es oft für das Wesen von Beschreibung schlechthin gehalten wird.

Grundsätzlich bleibt dabei offen und dem Forscher selbst überlassen, welche Art von Modell er an das Material heranträgt. Es kann sich um eine Modellierung von materiellen Dingen, um Entstehungsfaktoren, Funktionen, Wirkungsarten u.v.a.m. handeln. Zum Beispiel mit einem Gehirnfunktionsmodell im Hintergrund

wird mit leichter Hand unterschieden, welchem *Gehirnmodul* ein zu identifizie-
render Bestandteil in der Gesamtheit menschlichen Verhaltens zuzuschreiben ist.
Mit einem psychoanalytisch geprägten Motivationsmodell wird identifiziert,
welche *Abwehrreaktionen* (counter-actions) eine Person an den Tag legt, etwa
eine beschleunigt gesprochene Passage könnte als Angstabwehr identifiziert werden. Mit einem anatomisch basierten Modell der Beweglichkeit des menschlichen
Körpers wiederum kann identifiziert werden, welche darin vorgesehenen *Körperhaltungen* eingenommen werden.

Letzteres nun hat über das Beispiel hinaus eine große praktische Bedeutung in
Videokonferenzen, bei denen einer der Partner die meiste Zeit über bettlägerig
und körperlich geschwächt ist und zeitweise sogar von Schmerzen, Jucken und
Brechreiz gequält wird. Für einen gesunden Teilnehmer ist es meist relativ un-
problematisch, an seinem Computerarbeitsplatz vor der Kamera zu sitzen. Für
einen Kranken dagegen kann es eine erhebliche Leistung darstellen, eine Haltung
oder Lage im Bett zu finden, die sein Missbefinden minimiert und dabei gleichzeitig die Aufgabe optimiert, die Technik zu benutzen und im Aufnahmewinkel
zu bleiben.

Um die meisten Körperhaltungen von Patienten und ihren Konferenzpartnern
zu erfassen, die im Videomaterial des TKK-Projekts erscheinen, reicht die Zuordnung zu einer der drei Grundhaltungen *Stehen*, *Sitzen* und *Liegen*. Wenn man
jeweils noch ein bis zwei zusätzliche Spezifizierungen angibt, kann die beschriebene Haltung durch einen Leser relativ materialgetreu reproduziert werden. Im
Einzelnen erwiesen sich die folgenden Spezifikationen bislang als ausreichend
zur Erfassung des Materials:

Tabelle 1: Grundhaltungen: Stehen, Sitzen, Liegen

Haltung	Spezifikation
Stehen	aufrecht, gebeugt (vorwärts, rückwärts, seitwärts), auf allen Vieren
Sitzen	Beine hängend von Stuhl oder Bettkante, Schneidersitz, Judositz, Hocke
Liegen	auf Bauch, auf Rücken, auf linker oder rechter Seite. Außerdem: waagrecht, Oberkörper angewinkelt, Kopf angewinkelt

Ähnlich wie beim geometrischen Positionssystem des vorigen Abschnitts kann auch hier jede Kategorie durch eine Zahl oder ein Icon repräsentiert werden, so dass ein Eintrag im Transkript nur minimalen Raum einnimmt.

Ausblick auf Vertiefungen: Wenn Körperhaltungen über einen längeren Zeitraum eingenommen werden, zeigen sich für den Akteur bald Unterschiede. Manche Haltungen bleiben für ihn bequem, andere werden rasch anstrengend, schmerzhaft, lähmend, usw. Um auch unbequeme Haltungen durchzuhalten, können bestimmte Anpassungen des eigenen Körpers oder auch der Umgebung vorgenommen werden, die zu einer Stabilisierung und Erleichterung führen. Auf das Potential solcher *Selbst-Unterstützungen* wies schon vor neunzig Jahren Elsa Gindler (2002) in der von ihr entwickelten Körperarbeit hin; über ihre Schülerin Laura Perls (2008) fand es als *self-support* Eingang in die modernen körperorientierten Therapien. Für schwerkranke bettlägerige Patienten sind Selbstunterstützungen unentbehrliche Mittel zur Bewältigung der körperlichen Anforderungen von Videokonferenzen.

Mit der Erweiterung der Modellvorstellung vom menschlichen Körper um die Möglichkeiten der Selbstunterstützung entstehen natürlich zusätzliche Kategorien, unter denen Vorkommnisse im Bildmaterial identifiziert und registriert werden können. Im Projektmaterial wurden bisher an rund einem Dutzend Stellen Aktionen der Selbstunterstützung identifiziert, z.B. gefaltete Hände unter dem Hinterkopf, die das Gesicht senkrecht in den Kamerawinkel heben, oder in der Seitenlage die Unterstützung des Kinns durch den Unterarm. Doch die Zuordnung und Abgrenzung solcher Elemente ist im konkreten Fall undeutlicher und unsicherer, als es diese kursorischen Hinweise vermuten lassen, und die Sichtung aller 200 Stunden Mitschnitte unter diesem Gesichtspunkt ist noch nicht abgeschlossen.

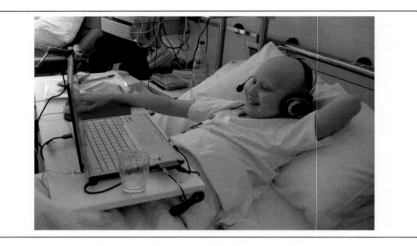

Abbildung 12: *Unterstützung* des Kopfs von hinten durch eine Hand

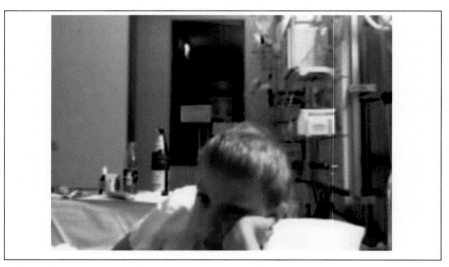

Abbildung 13: *Unterstützung* des Kopfs von vorn durch einen Unterarm

4.3   Intrakommunikative Kategorien

In ethnomethodologisch inspirierten Konversationsanalysen wurde früh der Anspruch vertreten, dass in sorgfältigen Detailanalysen und quasi philologischer
Zusammenstellung von Belegen aus dem Material früher oder später Kategorien

sichtbar werden, die die Teilnehmer selbst innerhalb ihrer Interaktion zugrunde legen und bei ihren Handlungen beachten („members' categories"). Die Forschungen unbeteiligter Dritter könnten letztlich in die Perspektive von Beteiligten schlüpfen und die Kommunikation von innen heraus rekonstruieren.

Nun ist bei *sprachlichen* Äußerungen in einem Kommunikationsprozess sicherlich unverzichtbar, dass ein unbeteiligter Forscher die Sprache selbst und grundlegende kommunikative Gepflogenheiten seiner Untersuchungspopulation kennt, also insofern selber „Mitglied" dieser Gruppe ist. Am Gegenbeispiel von Patienten und Familien aus einer fremden Sprachgemeinschaft (u.a. Ukrainisch und Turkmenisch) ist unmittelbar einleuchtend, dass Bemühungen um eine Kommunikationsanalyse zum Scheitern verurteilt sind.

Bei den nichtsprachlichen Anteilen in einem Kommunikationsprozess sind die Verhältnisse jedoch noch weniger klar. Insbesondere bei der Gesamtheit dessen, was in einem Videobild sichtbar ist, lässt sich viel schwerer angeben, wann ein Untersucher mit völlig fremden Augen oder näherungsweise mit den Augen eines Teilnehmers darauf hinschaut.

4.3.1 Wahrnehmung des Partnerbildes in Interaktionen

In vielen Fällen wissen wir nicht, wann überhaupt das Videobild betrachtet wird. Es kann nicht einfach unterstellt werden, dass ein gesendetes Bild auch immer angesehen würde. In einigen Fällen können wir sogar definitiv nachweisen, dass ein Videobild nur unvollständig oder gar nicht gesehen wird, nämlich dann, wenn ein Mitschnitt von der Gegenstelle vorliegt und zeigt, dass dort das Videobild gestört oder zugedeckt ist.

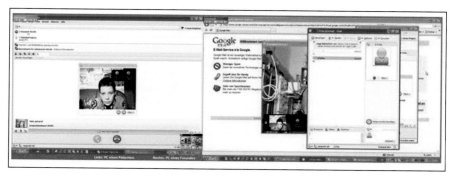

Abbildung 14: Desktop eines Freundes (links) und *gleichzeitig* Desktop des Patienten (rechts)

Aber selbst wenn das Videobild voll verfügbar ist, bleibt unklar, was aus dem Bild in die Wahrnehmung des Betrachters vordringt, oder gar, was der Betrachter zwecks Vervollständigung oder Aktualisierung seiner inneren Modellvorstellung des Partners und der Umgebung aktiv aus dem Videobild heraussucht.

Die bisherigen Forschungen an Bildmedien können darüber, trotz ihres bedeutenden Umfangs, leider kaum Auskunft geben. Denn in der Anlage der Untersuchungen wurden wesentlich andere Bedingungen gesetzt, als sie innerhalb des Interaktionsprozesses von Videokonferenzen herrschen. Gewöhnlich werden mediale Darstellungen als unabhängige Variablen vor Versuchspersonen präsentiert, die sich ausschließlich in der passiven Rolle von Betrachtern befinden. Bei solch einer Handlungsentlastung können ihre Wahrnehmungen und Einschätzungen aber ganz anders ausfallen, als wenn sie unter der Anforderung erbracht würden, dass auf sie aufbauend rasch eine interaktiv angemessene Reaktion gezeigt werden muss.

Hinter den üblichen Versuchsanordnungen stehen zum einen experimentallogische Gründe, zum andern aber auch ein Erkenntnisinteresse an den bisher vorherrschenden Medienprozessen, die ähnlich wie im Experiment auch in der gesellschaftlichen Wirklichkeit *unidirektional* verlaufen, insbesondere Presse, Plakate, Fernsehen und Webseiten. Hingegen für das junge, *interaktive* Medium der Videokonferenz angemessene, einem Experiment äquivalente Wahrnehmungsstudien zu entwickeln, steht noch aus.

Tabelle 2: Verortung von Videokonferenz in bisheriger Bildforschung

Bezug zw. Medium und Gegenstand	*Einwegdarbietung für reine Betrachtung*	*Interaktion mit Reaktionen auf Wahrnehmungsquelle*
Abbild von Akteur	experimentell gestellt	experimentell gestellt
Abbild von Objekt	Testbild Pressefotos Webseiten	Testbild Pressefotos Webseiten
Stellvertreter für Akteur	Großbild eines entfernten Redners	*Videobild abwesender aktiver Teilnehmer: Videokonferenz*
Stellvertreter für Objekt	Fernsehbericht über abwesendes Objekt	*Videobild abwesender thematisierter Objekte: Videokonferenz*

Dass die Wahrnehmung ein und desselben Videobildes durch ein und dieselbe Person tatsächlich anders ausfallen kann, je nachdem ob die Person aktiv an der Videokonferenz teilnimmt oder später einen Mitschnitt davon betrachtet, ist ein bekanntes Phänomen. Es tritt in Videokonferenzschulungen ebenso regelmäßig auf wie in Nachbesprechungen zum Zwecke wissenschaftlicher Triangulation. Daraus lässt sich ableiten, dass die Validität von Einschätzungen und Beschreibungen durch Nichtteilnehmer nicht einfach unterstellt werden kann.

4.3.2   Umstrukturierung von Figur und Grund im Videobild

Die Wahrnehmung und Auswertung eines Videobildes durch den Konferenzpartner, der es empfängt, kann sehr anders ausfallen, als es der Kamerainhaber kalkulierte und als es später ein Analytiker des Mitschnitts vermuten würde. Besonders augenfällig wird dies an Stellen, an denen zwar der Kamerainhaber für eine Zentrierung seines Selbstbildes Sorge trug, aber sein Partner auf etwas ganz anderes achtet und ein Element des Bildhintergrundes in den Blick nimmt. Wenn er dies auch ausspricht und zum Thema macht, bekommt der Interaktionsanalytiker dadurch einen wertvollen Beleg dafür in Hand, wie begrenzt seine Übernahme der Wahrnehmungsperspektive der Teilnehmer ist.

Tatsächlich dürfte es öfter vorkommen, dass Teilnehmer Bildhintergründe fokussieren, als dass sie darüber explizit sprechen. Denn die Verhältnisse des fernen Ortes, von dem sie noch dazu nur einen kleinen Ausschnitt sehen, bleiben ihnen weitgehend undurchschaubar. Da sie den Ort nicht selber begehen können, ist es naheliegend, dass sie vermehrt im Bild nach Orientierungen suchen.

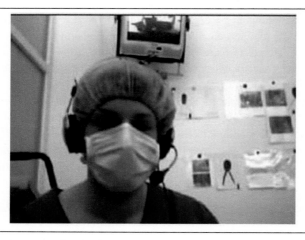

Abbildung 15: Partner äußert bzgl. Hintergrund: „Kann Fernsehen kucken"

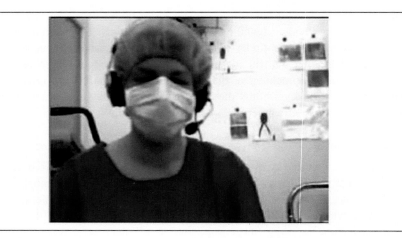

Abbildung 16: Teilnehmerin kippt Kamera zur Verdeckung des Hintergrunds

Zusammen mit den Überlegungen des vorigen Unterkapitels lässt sich für die Beschreibung von Videobildern die Konsequenz ziehen, dass sich nur begrenzt abschätzen lässt, welche Inhalte in einem gegebenen Augenblick kommunikativ relevant und welche vernachlässigbar sind. Dies stellt einen weiteren Grund dafür dar, *grundsätzlich* an der Möglichkeit zu einer freien Beschreibung festzuhalten, die stellenweise auch sehr umfangreich geraten kann.

Es kann aber auch Videokonferenzen oder zumindest bestimmte Passagen geben, in denen sich schon während der Sichtung des Materials und ersten Bemühungen um Verständnis der Vorgänge (also noch *vor* der eigentlichen Notation) bestimmte Handlungspläne einzelner oder Interaktionsmuster mehrerer Teilnehmer abzeichnen. Derartige Kategorien, die mutmaßlich für die Teilnehmer handlungsleitend waren und wohl auch ihrem Selbstverständnis nahekommen, lassen sich nun ebenfalls zu einer Beschreibung der Videoinhalte heranziehen. Eine Beschreibung der abgebildeten Erscheinungen in Termini erkannter Pläne und Muster bringt die Dinge oft so sehr „auf den Punkt", dass die Notation sehr gerafft werden kann. Die Möglichkeiten einer Schematisierung mit stärker „intrakommunikativen" Kategorien (als Gegenbegriff zu „extrakommunikativ" im Sinne von Loenhoff/Schmitz 2012) werden im nächsten Abschnitt erörtert.

4.4   Erarbeitung intrakommunikativer Kategorien im Einzelfall

Zunächst soll noch einmal an einem Beispiel verdeutlicht werden, welchen Unterschied es macht, ob Bildereignisse ohne oder mit Verständnis eines gemeinten

Sinns beschrieben werden. In einer Passage einer Videokonferenz liegt der Patient auf dem Rücken, sein Oberkörper ist dank hochgestelltem Kopfteil des Betts angewinkelt. Zum Sprechen richtet er sich noch weiter auf und langt mit einem Arm zum entfernten Laptop. Gelegentlich fährt er mit einer Hand durch sein Gesicht. Die Handbewegung scheint nicht als Geste gemeint zu sein, sie führt aber auch zu keinem erkennbaren praktischen Nutzen, wie etwa einer Zurechtrückung des Headsets oder einer Linderung von Juckreiz. Man könnte den Weg der Hand detailliert beschreiben: relativ zum Bild (Durchquerung des siebten, achten und fünften Nonanten), relativ zum Gesicht (freie Formulierung) und relativ zu sich selbst (Fingerbewegungen und Verformungen innerhalb der Hand). In einer Nachbefragung enthüllte der Patient, dass er die Sorge hatte, in dieser angespannten Körperhaltung könne seine Nasensonde ebenfalls unter Spannung geraten und schließlich durch die zusätzliche Sprechaktivität herausrutschen. Seine Handbewegung war als Test auf den Sitz der Sonde gemeint. Mit Kenntnis dieses Sinns könnte man aber im Transkript alternativ und raumsparend eintragen: „Li. Hand prüft Nasensonde". Falls derartige Testbewegungen wiederholt vorkommen, könnte man für *diesen* Patienten in *dieser* Videokonferenz sogar das Schema „Sondenprüfung" in einer Legende definieren und im Transkript nur noch mit einer Zahl oder einem Icon repräsentieren.

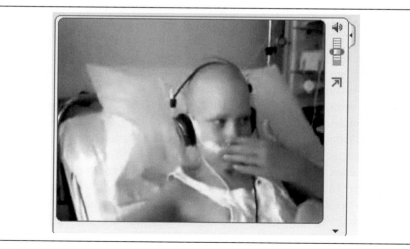

Abbildung 17: *Prüfung der Nasensonde* durch Handbewegung an Gesicht

4.5   Handlungsplan eines einzelnen Teilnehmers

Ähnlich wie über eine Bilderfolge hinweg eine Kontrollhandlung identifiziert werden konnte, die für den Teilnehmer selber sinnvoll ist, können in vielen Bildfolgen Bewegungen des Körpers oder beteiligter Objekte erkannt werden, die speziell *auf den Konferenzpartner ausgerichtet* sind. Sofern der Mitschnitt genug Hinweise darauf enthält, dass die Bewegung auch als solche wahrgenommen und womöglich sogar interaktiv beantwortet wird, kann die Notation wieder auf den identifizierten gemeinten Sinn der Handlung zurückgreifen und dabei auf eine Detailbeschreibung konkreter Handlungsausprägungen verzichten.

Dies sei wieder an einem Beispiel erläutert, wobei hier zur Schilderung der Bildereignisse bereits Formulierungen verwendet werden, die vom erkannten Sinn geleitet sind. Ein Patient zeigt seinem gleichaltrigen Konferenzpartner vor der Kamera nacheinander einzelne Schätze aus seiner Sammlung von Yu-Gi-Oh-Bilderkarten. Bei einer dieser Vorzeigeaktionen positioniert er die Karte in die Bildmitte und so nahe an der Kamera, dass sie das Bild großenteils ausfüllt. Währenddessen hält er seinen Kopf in der Mitte des Kamerawinkels hinter der Karte versteckt. Nun zieht er die Karte langsam und gleichmäßig auf der Achse Kamera-Kopf nach hinten, so dass am unteren Bildrand allmählich etwas von seinen angewinkelten Beinen hinter der Bildkarte sichtbar wird. Dann zieht er plötzlich die Karte vollständig zur Seite weg, so dass auf einen Schlag er selbst sichtbar wird. Dazu begleitend lacht er ins Bild und gibt einen mainzelmännchenhaften Ton von sich, der wie ein Signal „Da bin ich" verstanden werden kann.

Man kann in dem ganzen Vorgang die dramaturgische Realisierung eines Kinderspiels erkennen. Kleine Kinder spielen es gerne, indem sie ihr Gesicht mit den Händen verdecken und dann plötzlich wieder sichtbar machen, größere Kinder spielen eine Abwandlung davon mit dem Vorhang im Kasperletheater. In diesem Verständnis improvisierte der Patient vor der Kamera ein Kasperletheater. Allerdings um die Überraschung zu steigern, versteckte er anfangs hinter dem bloßen Vorzeigen von Bildkarten sogar den Handlungsrahmen selbst, nämlich das Spiel mit der Illusion. Dieser kreativen dramaturgischen Leistung (und dem Knappheitsgebot des Transkripts) würde sehr gut Rechnung getragen, wenn man eine Notation in *Termini des erkannten Spiels* vornähme. Ein Eintrag könnte sinngemäß lauten: „Zeigt Bildkarte, benutzt sie wie Vorhang im Kasperletheater, zeigt sich überraschend selbst". Kämen vergleichbare Einlagen öfter in seinen Videokonferenzen vor, könnte man in einer Legende den Spieltyp definieren und im Transkript mit einem einzigen Wort, einer Zahl oder einem Icon repräsentieren.

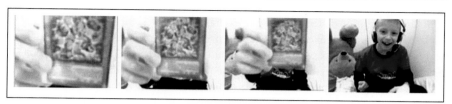

Abbildung 18: Überraschendes Erscheinen wie im *Kasperletheater*

Von demselben Patienten stammt ein anderes Spiel mit der Illusion, das ebenfalls als zusammenhängende Inszenierung verstanden werden kann. Er kündigt an, seine Kamera zu zerschlagen, lässt dann eine Faust auf die Kamera zu schnellen und deckt im letzten Moment mit der anderen Hand das Objektiv zu, so dass ein schwarzes Bild entsteht. Wesentlich hieran ist nicht die genaue Positionierung im Bildraster oder die genaue Körperhaltung beim Ausholen mit der Faust, sondern die Erkennung seines Taschenspielertricks. Dieser Trick könnte ggf. als Typus definiert werden und im Transkript prägnant notiert werden.

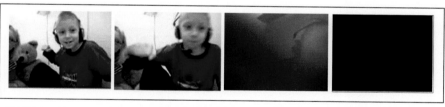

Abbildung 19: Ein *Taschenspielertrick* täuscht Zerstörung der Kamera durch Faustschlag vor

4.6   Spielplan mit verteilten Rollen

Nicht nur in Bilderfolgen mit einem einzelnen Teilnehmer, sondern auch in Verläufen beider Konferenzteilnehmer zusammen kann manchmal ein übergeordnetes Muster erkannt werden, nach dem sie entstanden und in dem sie verstanden werden können. Am deutlichsten wird dies in dem Falle, dass beide Teilnehmer eine Art Spielplan im Sinn haben und ihr Verhalten nach ihm ausrichten. Was sie an sichtbarem Verhalten (Körperhaltungen, Bewegungen und Objekthandhabungen) an den Tag legen, wird dann am besten als das verstanden und notiert, was es *darstellen* soll. Vor einer Deskription der Videobilder muss man den von den Teilnehmern gemeinten und verstandenen Sinn aus Auffälligkeiten, Zusammenhängen, eingestreuten Erklärungen der Teilnehmer selbst und ggf. anderweitig beschafften Hintergrundkenntnissen über die gespielte Geschichte erschließen.

Das gemeinsame Nachspielen einer bekannten Geschichte ist als eine von mehreren Spielmöglichkeiten von Kindern wohlbekannt und damit auch in unserem Projektmaterial aus einer Kinderstation erwartbar. Der Beitrag von D. Rudzinski (in diesem Band) stellt eine Sequenz mit einem derartigen Spiel vor. Es ist allerdings durchaus nicht auf Kinder und auf explizit gerahmte Spielesitzungen beschränkt. Vielmehr kann man diesem Phänomen in jedweder Altersgruppe und in vielen Formen informeller Unterhaltungen begegnen, oft auch ohne klare Grenzmarkierungen. Wo immer sich zwei Menschen an eine gemeinsam bekannte Geschichte (aus dem eigenen Leben, aus dem Leben Bekannter oder aus Buch, Film und Internet) erinnern, können sie spontan zum Nachspielen erinnerter Szenen übergehen.

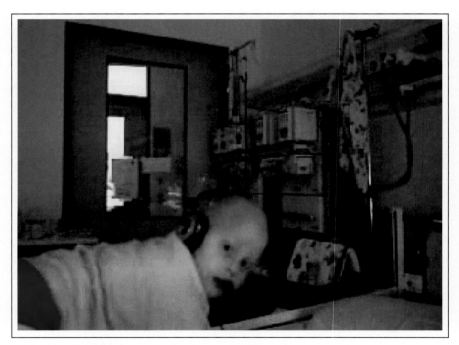

Abbildung 20: Bewegung auf allen Vieren *als Pferd*

Für die Deskription des zugehörigen Bildmaterials stellen sich die Aufgaben und Möglichkeiten allerdings nicht wesentlich anders dar als bei anderen Fällen, in denen zunächst in vorläufigen Verstehensversuchen und hermeneutischen Zirkeln das Material durchdrungen und dann in Termini der erarbeiteten Formen beschrieben wird. In der genannten Videokonferenz sind die Bewegungen und Verhaltensweisen der beiden Kinder auf weite Strecken nur mit ihrem Selbstverständnis verstehbar, nämlich als Darstellungen befreundeter Pferde frei nach der Hörbuchserie „Ponyfee". Diese Geschichte liefert die Charaktere und Ereignisse, die man in den Darstellungen der Kinder suchen, wiederfinden und dann in der Notation zu den Videobildern vermerken kann. Und wo es in der Geschichte musterhaft wiederkehrende Vorgänge gibt, kann man sie auch als Muster im Video erkennen, definieren und notieren.

Ein Transkript, in dessen Bildnotationen so viele Voruntersuchungen eingingen, wie in diesem Teilkapitel vorgeschlagen wurde, ist nicht mehr der erste Ausgangspunkt für Analysen (anders als es vielleicht ein sehr lineares Stufenmodell des Forschungsprozesses „von der Aufnahme über die Transkription hin zur Analyse" vorsähe). Es ist aber auch keineswegs schon der Endpunkt. Manche Fragen einer Analyse stellen sich erst, nachdem das Material in Termini „intrakommunikativer" Kategorien beschrieben wurde. So kommt erst nach einer Beschreibung des Pferdespiels in Termini seiner dargestellten Akteure und Ereignisse die Frage auf, welchem Bedarf und welchen Funktionen die visuelle Verbindung per Webcam dann noch dient. Und in den differenzierten Antworten wird erst deutlich, wie wichtig selbst bei Phantasiespielen die tatsächliche visuelle Überschreitung des Isolierraums für die Wiederverbindung des Patienten mit der Welt ist.

5   Übersicht: Kategorien und Beispiele für Bildinhalte in Videokonferenzen

Zur Illustration der Kategorien werden im Folgenden *keine Idealisierungen* verwendet, etwa Fotos gestellter Posen oder Zeichnungen idealtypischer Haltungen, wie sie gerne für Experimente (Ekman 2000: 421, 424) und für Lehrmaterial über Höflichkeit, Gesundheit oder Sporttraditionen (Marko 2012) herangezogen werden. Vielmehr wurden Momentaufnahmen aus Videomitschnitten ausgewählt, in denen Teile der jeweiligen physische Umgebung (Bett, Kissen, Decke usw.) erkennbar sind und die Haltung an diese Umgebung angepasst ist. Um den Spielraum der Variationen in einer Kategorie zu veranschaulichen, wurde möglichst ein zweites Beispiel hinzugesellt.

5.1   Bildinhalte

Tabelle 3:   Klassifikation von Bildinhalten

Bild-inhalt		
Raum		
Einzel-objekt		
Tier		

| Mensch | 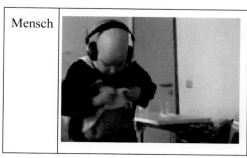 | 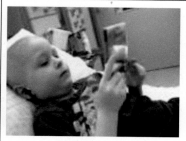 |

5.2   Geometrische Charakteristik

Tabelle 4:   Geometrische Charakteristiken

Position (gelb)	Fünfter Nonant	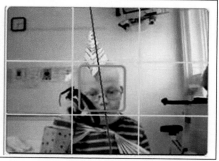
Größe (grün)	80% der Zelle	
Achse (blau)	100°	

5.3   Haltungen

Tabelle 5:   Körperhaltungen

1.	Stehen		
1.1	aufrecht		
1.2	gebeugt		
1.3	vierbeinig		

2.0	Sitzen		
2.1	auf Stuhl	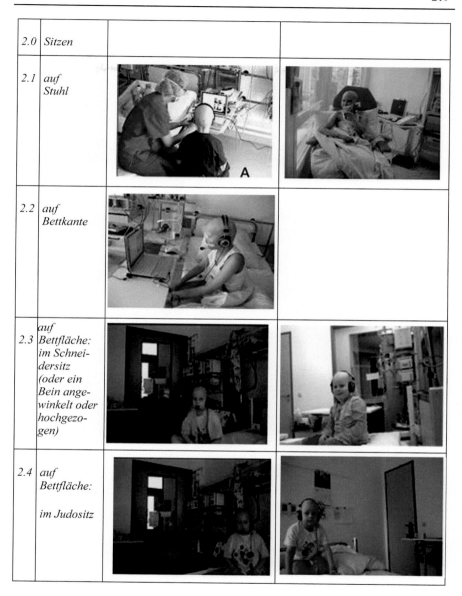	
2.2	auf Bettkante		
2.3	auf Bettfläche: im Schneidersitz (oder ein Bein angewinkelt oder hochgezogen)		
2.4	auf Bettfläche: im Judositz		

3.	Liegen	flach	angewinkelt
3.1	auf Rücken		
3.2	auf Bauch		
3.3	auf Seite		

5.5   Stützungen

Tabelle 6:   Stützhaltungen

1.	Stützung für Kopf	sitzend	liegend
1.1	vorn (Stirn)		
1.2	hinten (Hinterkopf, Nacken)		
1.3	unten (Kinn)		
1.4	seitlich (Schläfe, Wange, hängend)		

2.	*Stützung für Oberkörper*	*sitzend*	*liegend*
2.1	*vorn*		
2.2	*hinten*		
2.3	*seitlich*		

3.	*Stützung für Kopf und Oberkörper*	*sitzend*	*liegend*
3.1	*unten* *(Kinn)*		
3.2	*seitlich* *(Wange, Schläfe)*		

4.	Stützung für Beine	sitzend	liegend
4.1	angewinkelt		
4.2	angewinkelt und gehalten		
4.3	angewinkelt und über-geschlagen		

Wie spielen Kinder über Skype ein Phantasiespiel? Eine Analyse von Koordination via Telekommunikation[1]

Daniela Rudzinski

In dieser Fallanalyse wird eine audiovisuelle Skypesitzung untersucht, in der eine Patientin und ihre Schwester gemeinsam ein phantasiertes Rollenspiel spielen. Als Material dafür werden verschiedene Quellen herangezogen. Hauptsächlich wird einer der Mitschnitte aus dem Modellprojekt „Telekommunikation krebskranker Kinder im Krankenhaus mit Eltern, Lehrern und Freunden – TKK-ELF" zur Analyse benutzt. Es handelt sich dabei um ein 7:29 Minuten langes Screen Capturing. „Screen Capturing" oder „Screen Recording" bezeichnet die Möglichkeit, den Bildschirminhalt eines Rechners (d.h. den Desktop und alles, was darauf ist) fortlaufend aufzuzeichnen. Aufgrund der besonderen Möglichkeiten des verwendeten Mitschnittprogramms „Morae" können sogar zweierlei Videodateien von den Rechnern aufgezeichnet werden: zum einen der vollständige Desktop mitsamt der auf ihm liegenden Fenster und Videobilder der Skypesitzung, zum anderen unabhängig davon ein direkter Mitschnitt des Kamera-Inputs am Aufnahmeort, also derselbe Bildinhalt, der in der Desktopaufnahme im abgebildeten Skypefenster als (sehr viel kleineres) Kontrollbild erscheint. Dadurch kann die Interaktion der Patientin in zwei verschieden großen Auflösungen und Bildqualitäten betrachtet werden. Die Auflösung der Desktopaufnahmen beträgt 1024x768, die Auflösung des Kameramitschnitts 320x240. Beide Dateien werden im Format asf erzeugt.

Des Weiteren werden elementare Daten wie Anzahl und Alter der Geschwister und Familienverhältnisse sowie Feldnotizen der Projektmitarbeiter, die die regelmäßigen Patientenbesuche durchführten, zur Analyse herangezogen. Schließlich wird das Hörspiel „Hier kommt Ponyfee" von Barbara Zoschke, das den Kindern als Vorlage für ihr improvisiertes Rollenspiel diente, betrachtet.

Im Einzelnen betrifft die Fallanalyse eine 7:29 Minuten lange audiovisuelle Skypekonferenz zwischen der krebskranken, isolierten Patientin im Krankenhaus und ihrer Schwester zu Hause. Die Mutter der Kinder ist im Video sichtbar, tritt

---

[1] Analysierter Mitschnitt: 4eb6b7; betrachtete Akteure: Patientin, Schwester der Patientin; Dauer: 7:29 Minuten

aber lediglich als Nebenakteur auf. Das Videokonferenzmaterial zu dieser Patientin besteht insgesamt aus 90 Mitschnitten aus vier Wochen im April und Mai
2008. Die hier untersuchte Skypesitzung ist die letzte in dieser Serie. Sie beginnt
abends um kurz nach acht Uhr.

Im Modellprojekt „Telekommunikation krebskranker Kinder im Krankenhaus
mit Eltern, Lehrern und Freunden – TKK-ELF" wurden über zweitausend audiovisuelle Skypesitzungen zwischen Patienten und Partnern sowohl am Ort der
Patienten, also dem Krankenhaus, als auch am externen Ort, z.B. der Wohnung
der Familie, aufgezeichnet. Im hier untersuchten Fall kam der Mitschnitt jedoch
aus technischen Gründen nur auf dem Rechner im Isolierraum zustande. Daher
stützt sich die Untersuchung auf die qualitativ unterschiedlichen Selbst- und
Fremdbilder vom selben Ort. Zur Transkription der Videobilder der Patientin
konnten das (kleine) Selbstbild in Skype als auch der (größere) Kameramitschnitt
herangezogen werden, zur Transkription der Bilder der Schwester stand einzig
das Fremdbild in Skype zur Verfügung, das aber immerhin den halben Raum
eines Bildschirms einnimmt.

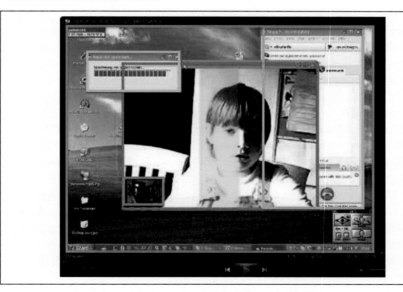

Abbildung 1:   Screenshot aus dem Screen Capturing mit dem Programm „Morae"

Gelb: Skype-Programmfenster	Blau: Selbstbild (Patientin)
Rot: Fremdbild (Schwester)	Grün: Programm Morae
Lila: Desktop	

Nachfolgend werden die Fenster im Einzelnen dargestellt.

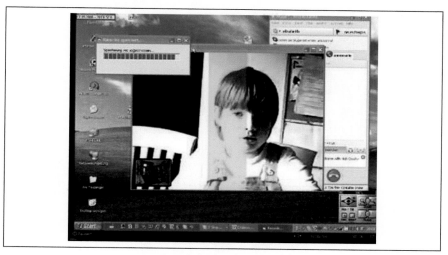

Abbildung 2:   Desktop des Computers der Patientin, darauf groß das Bild der Schwester

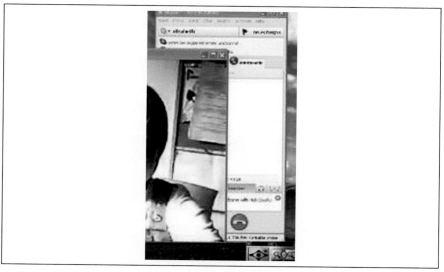

Abbildung 3:   Das Fenster hinter dem Fremdbild ist das Hauptprogrammfenster von
Skype Version 3.6

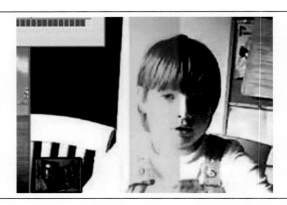

Abbildung 4:   Videobild des Fremdbildes, die Schwester am externen Ort zeigend

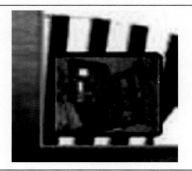

Abbildung 5:   Selbstbild in Skype. Diese Ansicht dient der Patientin im Krankenzimmer als lokales Kontrollbild.

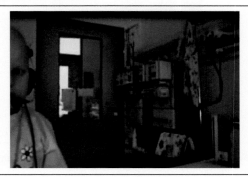

Abbildung 6:   Kameramitschnitt der Patientin: Diese größere Ansicht derselben Szene ist nur dem Forscher zugänglich und überwindet die Beengungen des Selbstbilds in Skype.

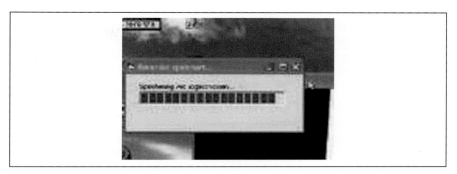

Abbildung 7:   Speichermitteilung des Mitschnittprogramms „Morae"

Jede Skypesitzung beginnt mit dem Öffnen des Hauptprogrammfensters. Hier kann zunächst die Option gewählt werden, lediglich eine Chatfunktion zu nutzen oder eine audiovisuelle Sitzung zu starten. Im vorliegenden Fall wurde eine audiovisuelle Sitzung eröffnet. Bild und Ton sind durchgehend existent. Das Bild ist gut sichtbar. Der Ton ist an manchen Stellen, insbesondere seitens der Patientin, nur schwer verständlich. Ein Grund dafür können die unterschiedlichen Aufnahmeinstrumente sein. Die Patientin nutzt ein Headset und wird über dieses aufgezeichnet. Die Schwester spricht frei in den Raum und wird über das Mikrofon des Computers aufgezeichnet, sie ist deutlich besser zu verstehen. Weitere Gründe sind möglich, sollen hier jedoch nicht betrachtet werden.

In dem vorliegenden Fallbeispiel ist erkennbar, dass diese Aufzeichnung keine vollständige Sitzung wiedergibt. Es können sowohl technische als auch inhaltliche Anhaltspunkte dafür aufgeführt werden, dass unmittelbar vor dieser Aufnahme bereits eine Sitzung stattfand. Die technische Beweisführung kann durch das grün markierte Fenster im Screenshot mit der Beschriftung: „Recording speichert.... Speicherung nicht abgeschlossen" verdeutlicht werden.

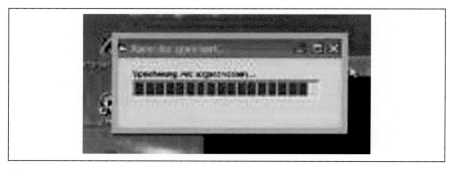

Abbildung 8:   Benachrichtigungsfenster „Recording speichert"

Das Programm „Morae" speichert automatisch bei Beendigung einer Sitzung, erst hierbei wird eine temporäre Datei in eine permanente Videodatei umgewandelt. Das dargestellte Fenster zeigt, dass kurz vor dieser Sitzung bereits eine andere Sitzung stattfand, welche das Programm abzuspeichern versucht. Allerdings ist keine Aufnahme zu finden, da der Recorder bei 90 % der Verarbeitungsleistung abstürzte und das Abspeichern fehlschlug. Neben den technischen Aspekten sind auch inhaltliche Anhaltspunkte dafür zu finden, dass die Kinder bereits während der vorhergegangenen Aufnahme ihre Interaktion begonnen hatten. Darum beginnt der Mitschnitt der hier untersuchten Skypesitzung zwischen der Patientin und der Schwester ohne einleitendes Grußwort. Des Weiteren weist die Patientin mit gestikulierenden Armen darauf hin, dass sie kurzzeitig kein Videobild der Schwester hatte.

Dies beweist, dass ein und dieselbe Sitzung durch einen technischen Ausfall unterbrochen wurde. Außerdem verdeutlicht der direkte thematische Einstieg der Kinder in ihre fiktive Geschichte, dass sie bereits ,vorgespielt' haben. Der letzte gelungene Mitschnitt einer Skypesitzung mit der Patientin fand am Vortag statt und ist inhaltlich nicht kongruent mit der hier betrachteten Sitzung.

1   Die Teilnehmer

Die Patientin ist fünf Jahre alt und hat eine Schwester, welche acht Jahre alt ist. Der Altersunterschied zwischen den Schwestern ist deutlich zu erkennen. Die Kinder sprechen sich jeweils mit einer Kurzform ihrer Namen an, die Mutter spricht die Kinder in der jeweiligen Langform an. Dies wird in der Transkription durch Großbuchstaben (Langform) und Kleinbuchstaben (Kurzform) unterschieden.

Der Gesundheitszustand der Patientin ist stabil. Sie ist bettlägerig, hat aber kein Fieber und ist agil. Sie muss sich zum zweiten Mal einer Behandlung (Knochenmarktransplantation) unterziehen. Dies geht mit höheren Risiken und geringeren Heilungschancen einher. Auch der Leidensweg der Eltern ist enorm. In der Zustimmung der Eltern, auf einem großen Werbeplakat mit dem Aufruf zur Typisierung ein Foto ihrer erkrankten Tochter erscheinen zu lassen, damit auch über den eigenen Fall hinaus mehr potentielle Spender in einer Spenderdatenbank vermerkt werden, kann außerdem als Bemühung verstanden werden, ihrem kranken Kind zu einem „Nachleben" zu verhelfen.

Auf der Grundlage dieser und auch anderer aufgezeichneter Skypesitzungen der Patientin ist deutlich zu erkennen, dass die Interaktion zwischen Schwester und Patientin regelmäßig in Form von Rollenspielen vollzogen wird. Diese Rollenspiele sind gekennzeichnet durch körperliche Bewegungen wie Hüpfen, Springen und Krabbeln auf allen Vieren, während die Geschichte von Pferden mit dazugehörigen Lauten wie beispielsweise Wiehern erzählt wird. Dieses interaktive Rollenspiel während der Skypesitzung ist im Vergleich zu den Sitzungen der anderen 30 Patienten des Forschungsprojektes einmalig und kann als besonderes Phänomen zwischen der Patientin und ihrer Schwester betrachtet werden.

Inhaltlich orientieren sich die Patientin und die Schwester an der Kindergeschichte „Hier kommt Ponyfee". Die Geschichte handelt von einer Fee namens Ponyfee, welche zwei Pferde mit den Namen „Mondmädchen" und „Sternschnuppe" besitzt. In der betrachteten Skypesitzung spielen die beiden Pferde mit einem weiteren Pony namens „Nero".

Des Weiteren ist jede Skypesitzung dieser Patientin charakterisiert durch die Teilnahme der Eltern, welche von Anfang an bei den Sitzungen anwesend sind, sich aber im Hintergrund halten und lediglich die Skypesitzungen starten, währenddessen sie die Technik kontrollieren, bei Bedarf neu starten und beenden. Das eigentliche Gespräch wird folglich überwiegend zwischen den Geschwistern geführt.

2   Der Verlauf

Ziel dieser Fallanalyse ist die Untersuchung, wie sich die Patientin und ihre Schwester innerhalb der Videokonferenz koordinieren. Mit Koordination sind das Aufeinanderabstimmen und die wechselseitige Steuerung des Verhaltens gemeint. Im Rahmen dieser Skypesitzung stehen das Erzählen und Nachspielen einer Kindergeschichte im Vordergrund[2]. Die Geschwister kennen die Märchenserie „Hier kommt Ponyfee" und spielen mit körperlicher Darstellung eine bestimmte Folge daraus nach. Dieses gemeinsame Wissen stellt eine Art Drehbuch (Story Plot) der Interaktionspartner dar und bedingt das gemeinsame Rollenspiel und die Interaktion innerhalb der Videokonferenz. Wechselseitige Steuerung wird in dem dargestellten Ausschnitt einerseits über gemeinsames Vorwissen aus der Kindergeschichte ermöglicht, andererseits wird die Sprache zum aktuellen Vollzug der Steuerung benutzt. Das ermöglicht es den Kindern, weitgehend ohne Nutzung der visuellen Verbindung zur Koordination auszukommen.

Im Folgenden verdeutlicht ein Diagramm die Momente, in denen wechselseitige Steuerung erkennbar ist. Hierbei wurde unterschieden zwischen 1) **Koordination durch Vorwissen**, das heißt, dass die Kenntnis der Geschichte das Han-

[2]   Folge 03 „Hier kommt Ponyfee: Das Geheimnis am Perlensee", Barbara Zoschke

deln der Interaktionspartner bestimmt, und 2) **Koordination durch Sprache**, das heißt, dass das Erzählen von Handlungen deren Umsetzung bedingt.

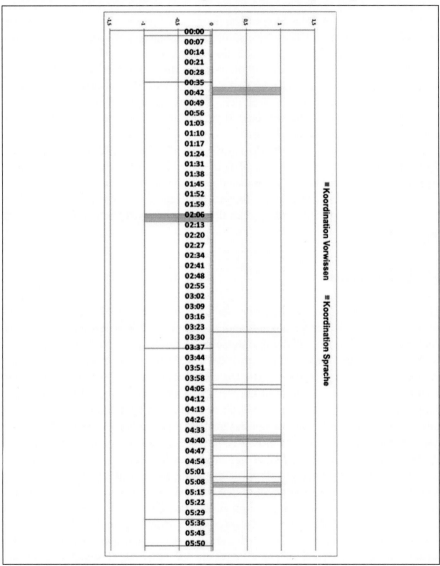

Abbildung 9:   Wechselseitige Steuerung im Mitschnitt (Minute 00:00-05:50)

Die Aufnahme kann in vier Phasen unterteilt werden:

Tabelle 1: Vier Phasen der Interaktion

Zeitraum in der Aufnahme	Interaktionsphase	Hauptakteure
00:00 - 00:35	Aufklärung einer technischen Störung	Beide Kinder
00:35 - 3.27	Erzählung und Vorspielen der Geschichte	Schwester
03:27 - 5:27	Aktives Mitspiel der Patientin	Beide Kinder
ab 5:27	Verabschiedung aus der Tagessitzung	Mutter

2.1 Anfangsphase: 00:00-00:35 Minute

Die Anfangsphase ist gekennzeichnet durch eine Beschwerde der Patientin, dass die Kamera nicht funktioniere. Die Patientin sitzt vor ihrer Kamera auf dem Bett und die Schwester vor der ihrigen auf einem Stuhl. Die Gesprächsteilnehmer haben Blickkontakt und sprechen über das Funktionieren der Kamera. Die Patientin stützt den Rumpf auf Arme und Oberschenkel. Mit beiden Handflächen und beiden Knien „steht" sie auf der Bettoberfläche. Sie schaut in die Kamera und legt sich mit dem ganzen Körper flach auf das Bett. Die Mutter will dem Kameraproblem auf den Grund gehen. Diese Anfangsphase endet mit der Aufforderung der Mutter, „friedlich zueinander zu sein".

Wechselseitige Steuerung wird in der Anfangsphase durch das Sprechen vollzogen. Die Patientin koordiniert durch die Äußerung „Warum hast du die Kamera zugemacht?" das Verhalten der Schwester. Diese antwortet „Ich hab die Kamera nicht zugemacht" und verdeutlicht dies der Mutter und der Patientin, indem sie die Hand zur Kamera führt: „Ich hab nur so gemacht, das macht p auch, wenn sie traurig ist."

2.2 Erzählungs- und Vorspielphase: Ab 00:35 bis 3:27 Minute

Die Schwester leitet die Erzähl- und Vorspielphase durch Nennung des Namens der Patientin ein und beginnt ohne thematische Einleitung das Spielen: „Im Spiel war Nero ganz traurig." Gleichzeitig erweitert sie ihr Aktivitätsfeld durch Hinzunahme eines weiteren Stuhls – sie spiegelt die Aktivitätsfläche der Patientin wider. Diese liegt flach auf ihrem Bauch im Bett. Die Schwester beginnt mit dem

Erzählen einer Episode aus der Geschichte „Hier kommt Ponyfee". Ihre beiden Pferde spielen mit einem weiteren Pony namens Nero. Nero ist verunglückt und hat eine blutige Verletzung am Bein. Die beiden Ponys helfen Nero: „Im Spiel war Nero ganz traurig, und Sternschnuppe schleppte ihn mit seinem Kopf auf ihrem Rücken." Die Schwester ähnelt ihre Körperhaltung einem Pferd an, indem sie ihren Oberköper auf allen Vieren zu einem Tierbuckel formt und nach unten und oben bewegt. Sie spielt die Rolle von Sternschnuppe und verdeutlicht, wie sie das verletze Pferd Nero ‚auf ihrem Rücken schleppt'. Sie ächzt und stöhnt vor Anstrengung. Gleichzeitig partizipiert die Patientin am Rollenspiel und steht in der Körperhaltung eines Pferdes auf allen Vieren auf dem Bett. Sie verdeutlicht die Erschöpfung des verletzten Pferds Nero und legt sich wieder flach auf ihren Bauch nieder. Sie nutzt diese Haltung zur Darstellung des laufbehinderten Pferdes, das von einem anderen abgeschleppt wird. Dabei nimmt die unter ihr liegende Matratze die Rolle des tragenden Pferdes ein (Ersatzobjekt am eigenen Ort), denn die ‚wirkliche' Verkörperung des tragenden Pferdes wird an dem externen Ort von der Schwester dargestellt. Sie bleibt bis zum Beginn der Mitspielphase in Minute 3:35 als gehbehindertes Pferd flach auf dem Bauch liegen. Die Schwester erzählt, wie die Pferde dem verletzten Nero helfen, indem sie ihn tragen und das Blut „wegschlecken". Sie berichtet über die Genesung Neros aufgrund von Heilblättern, „es ging ihm schon besser. Da waren die [Pferde], da war sie [Ponyfee] glücklich. Vor allen Dingen Sternschnuppe und Mondmädchen."

Die Schwester beendet die Erzählungs- und Vorspielphase mit der Aussage: „Er war vorher das schnellste Pferd, und jetzt das [langsamste]. Aber das macht ihm nichts aus." Letztgenannter Satz kann als Beendigung eines Kapitels verstanden werden und eröffnet der Patientin die Möglichkeit, in darauf folgender Mitspielphase die Erzählerrolle zu übernehmen.

Wechselseitige Steuerung findet überwiegend durch Vorwissen über die erzählte Geschichte statt.

Die Schwester beginnt ohne thematische Einleitung, die Pferdegeschichte zu erzählen, und berichtet von dem verletzten Nero. Gleichzeitig spielt die Patientin das verletzte Pferd nach, indem sie auf allen Vieren steht und sich dann erschöpft hinlegt. Des Weiteren nutzt die Schwester die Sprache und nimmt direkten Einfluss auf den Fortgang der Geschichte.

Eine Ausnahme findet sich nur an einer Stelle, als in Minute 03:04 die Schwester einen Rollenwechsel vornimmt und das verletzte Pferd Nero vorspielt, wobei sie sagt: „(Nero) konnte nur langsam rennen, also so: (...)". Daraufhin nimmt sie die Körperhaltung des Pferdes Nero ein und macht der Patientin vor, wie das Pferd laufen kann. In dieser Sequenz funktioniert die Steuerung also außerdem über die visuelle Verbindung.

2.3   Mitspielphase: 03:27 Minute bis 5:27 Minute

Die Patientin nimmt die Erzählerrolle ein und führt die Geschichte weiter. Die Schwester hört aufmerksam zu, sie äußert ein bestätigendes „Mhh" und sitzt aufrecht auf dem Stuhl.

Darauf folgend legt sich die Schwester auf die Stühle und verschwindet aus dem Aufnahmewinkel der Kamera. Gleichzeitig stellt sich die Patientin auf alle Viere und blickt in die Kamera. Es herrscht eine stetig abwechselnde Aktionsbereitschaft der Kommunikationsteilnehmer.

Die Patientin legt sich wieder hin und erzählt weiter: „(...) glaubt sie ihren Augen nicht". Hier findet eine sprachliche Steuerung statt. Die Schwester kommt wieder ins Bild und sitzt aufrecht vor dem Computer. Sie reagiert auf diese Aussage mit einem überrascht klingenden Luftholen „Huuuuuu" und fängt an, wie ein Pferd zu wiehern. Außerdem fängt sie an, auf dem Stuhl auf und ab wie ein Pferd zu galoppieren. Das Vorwissen über die Geschichte ermöglicht ihr, die Geschichte weiter zu erzählen: „Und Nero war glücklich. Er stand auf und freute sich."

Das initiiert, dass die Patientin die Rolle Neros einnimmt. Sie erhebt sich aus der Liegeposition und verharrt auf allen Vieren. Sie ruft „Ponyfee", und die Schwester horcht aufmerksam auf. Daraufhin fängt die Patientin in der Rolle des wieder gesunden Pferdes Nero an, im Bett auf und ab zu galoppieren. Die Schwester jubelt Nero zu.

Die Gesprächsinhalte sind konstant auf die fiktive Geschichte gelenkt und werden wechselseitig von beiden Teilnehmern reproduziert. Die Patientin wird langsamer und nimmt Einfluss auf den Fortgang der Geschichte, indem sie sagt: „Irgendetwas stimmt mit dir nicht mein Junge." Die Schwester zitiert diesen Satz und fügt hinzu: „Was soll denn daran nicht stimmen? Läufst langsamer. Ach ja wegen deinm Fuß. Stimmt ja. Aber sonst bist du schweeeer in Ordnung." Die letzte Aussage leitet das Ende der Kindergeschichte ein. Die Geschwister verlassen die Rollenspiele und sitzen vor dem Computer, die Patientin im Schneidersitz und die Schwester aufrecht auf dem linken Stuhl, die Mutter nutzt die Gelegenheit, die Abschiedsphase einzuleiten.

Die **Steuerung** wird in dieser Phase gleichermaßen durch Sprache und Vorwissen vollzogen.

Diese Phase ist geprägt von einem Erzählerwechsel. Dies verdeutlicht, dass die Geschwister Vorwissen über den Fortgang der Geschichte besitzen. Beide sind aktive Gestalter des Rollenspiels und reagieren aufeinander. Außerdem nutzen die Geschwister Sprache und koordinieren dadurch bestimmtes Verhalten.

2.4   Abschiedsphase: ab 5.27 Minute

Die Abschiedsphase wird durch die Mutter eingeleitet, welche auf die Beendigung der Geschichte gewartet hat und die Kinder mit dem Kosenamen „Pferdchen" ins Bett schickt. Die Schwester scheint dem Wunsch ungern folgen zu wollen. Die Patientin äußert, wie müde sie ist. Daraufhin erwidert die Schwester: „Okeey dann geh ich auch ins Bett." Die Schwester verabschiedet sich mit einem Kuss in die Kamera und verlässt den Aufnahmewinkel.

3   Befund

Die Kinder spielen örtlich getrennt ein gemeinsames Rollenspiel mit verteilten Rollen. Gegebene Voraussetzung hierfür ist, dass sie den Hergang des Geschehens im Großen und Ganzen schon vorher kennen. Den Fortgang dieser „Aufführung" steuern sie im Einzelnen über sprachliche Äußerungen und verschiedene Geräusche der nachgespielten Tiere. Die Sichtverbindung über die Kameras hingegen benutzen sie kaum zur wechselseitigen Steuerung aktueller Handlungen, sondern vor allem zur Sicherstellung, dass ihre getrennten Orte quasi zu einer Bühne verschmolzen sind. Für die Patientin vergrößert sich dadurch der Raum, in dem sie sich physisch bewegt, mental um den Raum der realen Küche ihrer Herkunftswohnung. Dadurch kann sie in ihrem Isolierraum der Klinik fast so spielen, als wäre sie zu Hause.

Psychologisch wertvoll ist der Aspekt, dass die Geschwister diese spezifische Szene aus dem Kindermärchen „Hier kommt Ponyfee" gewählt haben und die Rollen ohne Absprache klar verteilt sind: die Patientin spielt das verletzte Pferd und wird im Laufe der Geschichte von den gespielten anderen Pferden geheilt.

Die gewählte Episode des Märchens und die erfolgte Rollenverteilung können auf die Auseinandersetzung der Geschwister mit dem Krankheitsbefund hindeuten. Durch die Videokonferenz wird es den Geschwistern ermöglicht, die Thematik der Krankheit in den Rollen von Pferden darzustellen und eventuell (unbewusst) die Krankheit der Patientin zu verarbeiten, indem sie gemeinsam zur Genesung des kranken Pferdes beitragen.

3.2   Anhang: Transkript des analysierten Mitschnitts

Uhrzeit	Stelle	p Audio	p Video	sr Audio	sr Video	m Audio	m Video	Desktop
20:06:50	00:00:01			was ist				
20:06:52	00:00:02	Warum hast		denn, p	schaut auf p, lächelt dreht Körper nach links		Außerhalb des Aufnahmewinkels bis 00:30	Benachrichtigung "Recorder speichert" von vorausgegangener Verbindung, Fortschrittsbalken konstant bei 90%
20:06:53	00:00:03	Du die	rechte Kopfseite zu sehen, beide Arme hebend	ich bin doch da				
20:06:54	00:00:04	Kamera zugemacht	schaut nach unten, Kopf nach rechts gesenkt		Mund-winkel unten			
20:06:55	00:00:05		schaut nach rechts in den Raum, dreht Kopf Richtung Bildschirm		schaut nach rechts			
20:06:55	00:00:05		schaut auf Bildschirm		schaut nach rechts unten, bewegt linken Arm zum PC			
20:06:56	00:00:06				bewegt Kopf zum PC, schaut auf p			
20:06:57	00:00:07			ich hab die				
20:06:58	00:00:08		bewegt Oberkörper nach rechts,	Kamera nicht zu-gemacht	schaut innerhalb des Bildschirms nach rechts			

Uhrzeit	Stelle	p Audio	p Video	sr Audio	sr Video	m Audio	m Video	Desktop
20:06:59	00:00:09		Oberkörper und Kopf rechts gedreht, rückt weiter ins Bild		schaut frontal auf Bildschirm			
20:07:01	00:00:11	aber ich hab dich auf einmal nicht mehr gesehen sr	hebt Körper und steht auf allen Vieren, Kopf zu Kamera gedreht, Ober-körper und Po zu sehen					
20:07:01	00:00:11		senkt unteren Körper-teil					
20:07:02	00:00:12		dreht Kopf näher zur Kamera, schaut auf sr			sr, was machst		
20:07:03	00:00:13		schaut in die Kamera		dreht Kopf nach rechts	du da?		
20:07:03	00:00:13			ich hab nichts	dreht Kopf nach rechts, beugt Körper nach links			
20:07:04	00:00:14		schaut auf sr, senkt Körper runter	ge	beugt Oberkörper weiter nach links			
20:07:05	00:00:15		senkt Körper nach unten aufs Bett, legt sich aufs Bett, nur oberer Teil des Rückens zu sehen	macht	richtet Ober-körper auf			

Uhrzeit	Stelle	p Audio	p Video	sr Audio	sr Video	m Audio	m Video	Desktop
20:07:05	00:00:15		Keine Ver-änderung bis 00:41		beugt Körper nach rechts, linke Körperseite sichtbar, dreht Kopf nach vorne, linke Gesichthälfte zu sehen			
20:07:05	00:00:15				presst Lippen zusammen, rückt nach links ins Bild			
20:07:07	00:00:17				rückt weiter links ins Bild, schaut auf p, Gesicht zu sehen			
20:07:08	00:00:18	ich hab gesagt (................. ....)			schaut auf p, bewegt Kopf und Körper nach links			
20:07:09	00:00:19				schaut in Kamera			
20:07:09	00:00:19				schaut nach rechts			
20:07:10	00:00:20				Augen zu			
20:07:10	00:00:20			((skeptisch)) mmh	Augen auf, schaut auf p			
20:07:12	00:00:22				schaut und dreht sich nach links	was ist denn mit der Kamera		
20:07:13	00:00:23				dreht sich zur Kamera, schaut auf p	passiAt		
20:07:14	00:00:24			nichts	schaut rechts			
20:07:15	00:00:25			ich hab einfach nur	schaut zur Kamera			
20:07:15	00:00:25			so	führt Hand zur Kamera			
20:07:16	00:00:26			gemacht das macht p auch	verdeckt mit Hand Kamera			

Uhrzeit	Stelle	p Audio	p Video	sr Audio	sr Video	m Audio	m Video	Desktop
20:07:17	00:00:27			wenn sie traurig ist	nimmt Hand wieder zurück			
20:07:18	00:00:28				Kopf nach unten gedreht			
20:07:19	00:00:29				Kopf zur Kamera gedreht, Augen weit auf	(..................... ....)		
20:07:20	00:00:30				schaut auf den Bild-schirm und schaut nach oben und unten	so....	roter Pullover zu sehen, steht hinter p	
20:07:22	00:00:32				schaut auf p	friedlich zu ein-ander (.....)	Außerhalb des Aufnahmewi nkels bis 5:38	
20:07:22	00:00:32			ja		Ärger mit euch		
20:07:23	00:00:33				bewegt Körper nach links, schließt Augen zu einem Spalt			
20:07:24	00:00:34				Augen normal geöffnet, schaut auf p			
20:07:25	00:00:35			p	nähert sich Kamera			

Uhrzeit	Stelle	p Audio	p Video	sr Audio	sr Video	m Audio	m Video	Desktop
20:07:26	00:00:36	mmhh		im spiel war Nero	beugt sich nach rechts, auf allen Vieren auf dem zwei Stühlen, beugt Oberkörper nach unten, nur oberer Rücken zu sehen ((führt Bewegungen eines Pferdes vor))			
20:07:27	00:00:37				bewegt Oberkörper auf allen Vieren von links nach rechts			
20:07:28	00:00:38			ganz traurig	beugt Oberkörper nach unten			
20:07:29	00:00:39			und Sternschnuppe schleppte ihn mit seinem Kopf	hebt Oberkörper, oberer Rücken von der Seite zu sehen, dreht Kopf nach rechts in die Kamera, schaut auf Bild-schirm			
20:07:32	00:00:42			auf ihrem Rücken	beugt Oberkörper nach unten, nur unterer Rücken von der Seite zu sehen			

Uhrzeit	Stelle	p Audio	p Video	sr Audio	sr Video	m Audio	m Video	Desktop
20:07:33	00:00:43		hebt Ober-körper ins Bild, auf allen Vieren im Bett, Rücken und Kopf von der rechten Seite zu sehen		beugt sich weiter nach unten			
20:07:34	00:00:44		schaut zum Kopf-ende,		nicht zu sehen			
20:07:34	00:00:44		senkt Ober-körper Richtung Kopfende, streckt Po in die Höhe	((ächzt))	schaut in Kamera			
20:07:35	00:00:45		legt sich flach aufs Bett		Kopf nach unten, auf allen Vieren von links nach rechts bewegen			
20:07:36	00:00:46		Hinter-kopf mit Headset zu sehen	und leckte das Blut ab ((Leck-	schaut in Kamera			
20:07:37	00:00:47	außer-dem müssen die beiden	schiebt Körper ins Bild, liegt auf der Seite, rechte Seite des Ober-körpers, des Po's zu sehen, kein Gesicht aber Headset sichtbar		Kopf näher zur Kamera, schaut in Kamera			
20:07:38	00:00:48	(................. .....)	hebt linken Ellenbogen hoch		Ober-körper nach unten gebeugt, nur mini-maler Teil des unteren Rücken zu sehen bis 00:52			
20:07:39	00:00:49		senkt linken Ellenbogen					

Uhrzeit	Stelle	p Audio	p Video	sr Audio	sr Video	m Audio	m Video	Desktop
20:07:42	00:00:52		liegt weiter-hin auf der Seite bis 00:00:57		beugt Ober-körper wieder hoch, Kopf nach links zu Kamera gedreht, Mund auf			
20:07:43	00:00:53				Mund weiter auf, Kopf und Ober-körper von der linken Seite sichtbar, schaut auf Bild-schirm			
20:07:45	00:00:55				sitzt aufrecht in beiden Stühlen, schaut in die Kamera			
20:07:47	00:00:57		legt sich außerhalb des Aufnahmewinkels hin bis 00:03:40	hhhhh ((Luftschnappen))	sitzt aufrecht, schaut in Kamera, ge-öffneter Mund			
20:07:48	00:00:58			ich verstehe ich soll mit euch mitkommen	Mund weit aufgerissen, Augen weit auf			
20:07:49	00:00:59				auf allen Vieren			
20:07:50	00:01:00			oh nein Blut quellt aus	auf Stuhl sitzend, Mund geschlossen, Augen normal geöffnet, Kopf nach an Bild-schirm, schaut auf p, Ober-körper nach vorne zum Bild-schirm gebeugt			

Uhrzeit	Stelle	p Audio	p Video	sr Audio	sr Video	m Audio	m Video	Desktop
20:07:53	00:01:03			seinem Bein	Oberkörper rückt nach hinten und auf den linken Stuhl, Kopf nach am Bildschirm, schaut auf p			
20:07:54	00:01:04			Stern-schnuppe!	Kopf nah an Kamera, schaut auf p			
20:07:55	00:01:05			Mond-mädchen!	auf allen Vieren hin und her bewegend ((führt Bewegung eines Pferdes vor))			
20:07:57	00:01:07			helft ihm	auf allen Vieren bis 1:44			
20:07:58	00:01:08				Ober-körper nach unten gebeugt, nur minimaler Teil des unteren Rückens zu sehen bis 00:01:23			
20:07:59	00:01:09			((wiehern)) whuu				
20:08:02	00:01:12							
20:08:04	00:01:14			hob ihren				
20:08:05	00:01:15			unter den Bauch von				
20:08:08	00:01:18			Nero hob ihn laangsam				
20:08:10	00:01:20			und				
20:08:13	00:01:23			ließ ihn vorsichtig	hebt Oberkörper, krümmt Rücken zu einem Katenbuckel			

Uhrzeit	Stelle	p Audio	p Video	sr Audio	sr Video	m Audio	m Video	Desktop
20:08:15	00:01:25			auf ihren	richtet Rücken gerade,schaut auf den Bild-schirm p bis 00:01:31			
20:08:16	00:01:26			Rücken				
20:08:17	00:01:27			und leckt das				
20:08:18	00:01:28			und und				
20:08:19	00:01:29			und schleckt				
20:08:20	00:01:30			und und und				
20:08:21	00:01:31			sagte Stern-schnuppe auf Pferde-sprache	beugt Kopf nach unten, Gesicht nicht zu sehen bis 00:01:44			
20:08:24	00:01:34			los leck das				
20:08:25	00:01:35			leck das				
20:08:26	00:01:36			Blut ab				
20:08:27	00:01:37			und dann				
20:08:29	00:01:39			nach, als das Blut schon wieder weg war				
20:08:33	00:01:43			hatten				
20:08:34	00:01:44			die beiden Pferde	dreht Körper zu Kamera			
20:08:35	00:01:45			ein Idee	setzt sich aufrecht hin			
20:08:36	00:01:46			sie gingen mit Nero laaangsam	schaut auf p			
20:08:41	00:01:51			zum, zur, zum	bewegt Kopf von links nach rechts			
20:08:44	00:01:54			roten Busch	dreht Kopf nach links unten			
20:08:46	00:01:56			rissen ein Blatt ab und klebten, und schmie-	schaut nach links unten			
20:08:51	00:02:01			und und	dreht Kopf nach vorne zum Bildschirm			
20:08:52	00:02:02			klebten es mit ihrer	schaut auf p			

Uhrzeit	Stelle	p Audio	p Video	sr Audio	sr Video	m Audio	m Video	Desktop
20:08:54	00:02:04	Nein		(........)	sitzt auf beiden Stühlen, links im Bild bis 00:02:35			
20:08:55	00:02:05	(.................. ......)						
20:09:00	00:02:10			Neiiin				
20:09:02	00:02:12	(...........)		ok				
20:09:03	00:02:13			mit dem Saft von dem ausgepre-,				
20:09:05	00:02:15			und pressten da Blätter				
20:09:07	00:02:17			und klebten es mit dem Heilsaft der Blätter da				
20:09:11	00:02:21			und Nero hohhoh wiehert				
20:09:15	00:02:25			es ging ihm schon besser				
20:09:20	00:02:30			da waren die, da war sie glücklich	Kopf nach links gedreht, linke Gesichtshälfte zu sehen			
20:09:22	00:02:32				Kopf nach links unten gedreht, Gesicht zu erkennen			
20:09:25	00:02:35			vor allen Dingen	schiebt sich vom linken Stuhl auf den rechten Stuhl			
20:09:26	00:02:36			Stern-schnuppe und Mond-mädchen. xxx	hebt rechtes Bein in die Höhe und streckt diesen Richtung Kamera, Gesicht wird verdeckt			

Uhrzeit	Stelle	p Audio	p Video	sr Audio	sr Video	m Audio	m Video	Desktop
20:09:30	00:02:40			Und schschon	senkt rechtes Bein ein Stück, Gesicht zu erkennen			
20:09:32	00:02:42			nach einigen Wochen nachdem,	senkt Bein komplett			
20:09:35	00:02:45			nach-dem die beiden die beiden				
20:09:38	00:02:48			immer				
20:09:40	00:02:50			da den Verband				
20:09:41	00:02:51			gewechselt hatten,				
20:09:43	00:02:53			also das sch- (....) BlAtt,	dreht Oberkörper nach links, schaut auf Bildschirm			
20:09:45	00:02:55			konnte NEro	bewegt Oberkörper von links nach rechts			
20:09:48	00:02:58			schon wIEder richtig laufen. Bloß rennen	dreht Oberkörper Richtung Bildschirm, hebt linkes Knie ins Bild			
20:09:52	00:03:02			das konnte er nicht.				
20:09:54	00:03:04			Der konnte nur lAngsam rennen,	senkt Knie, stützt stützt sich nach links gebeugt auf alle Vieren			
20:09:57	00:03:07			also so:	auf allen Vieren auf beiden Stühlen: führt Bewegungen des Pferds Nero vor bis 3:28			
20:09:59	00:03:09				bewegt Oberkörper von links nach rechts			

Uhrzeit	Stelle	p Audio	p Video	sr Audio	sr Video	m Audio	m Video	Desktop
20:10:02	00:03:12			richtig sch-sch,	bewegt Oberkörper von links nach rechts			
20:10:03	00:03:13			er konnte zwar im Galopp rennen,	schaut auf Bildschirm bis 00:03:18			
20:10:05	00:03:15			aber er war immer ein bißchen langsama,				
20:10:09	00:03:19			als die beiden	schaut gerade aus			
20:10:10	00:03:20			er war vorher das schnellste Pferd, und jetzt das				
20:10:15	00:03:25			Aber das macht ihm nichts aus				
20:10:17	00:03:27	(.........)						
20:10:19	00:03:29				schaut auf p			
20:10:20	00:03:30	(......................			Kopf näher zum Bild von p, setzt sich hin			
20:10:21	00:03:31	....			sitzt links gedreht zum Bildschirm, schaut auf p			
20:10:22	00:03:32	langsam und gleichmäßig.. ..			schaut auf Bildschirm			
20:10:25	00:03:35	in den Stall			schaut auf p			
20:10:28	00:03:38	....		((zustimmend)) öHö				
20:10:29	00:03:39	........)						
20:10:30	00:03:40		hebt Kopf ins Bild, Gesicht nicht zu sehen		nicht im Bild bis 4.01			
20:10:32	00:03:42		hebt Oberkörper, auf allen Vieren, Gesicht Richtung Kopfende					

Uhrzeit	Stelle	p Audio	p Video	sr Audio	sr Video	m Audio	m Video	Desktop
20:10:33	00:03:43		stützt sich auf allen Vieren, dreht sich Richtung Bild-schirm					
20:10:34	00:03:44		rückt Körper Richtung Fußende,sch aut auf Bild-schirm					
20:10:35	00:03:45		dreht Kopf zum Kopfende, auf allen Vieren zum Kopfende krabbelnd					
20:10:40	00:03:50		stützt sich auf allen Vieren					
20:10:42	00:03:52		beugt Ober-körper nach unten, streckt Po nach oben, legt sich hin, Gesicht nicht sichtbar, linke Seite vom Oberkörper und Oberschenke l sichtbar			((Stoß-geräusch)) aua		
20:10:49	00:03:59	sr	liegt auf linker Seite 00:04:15					
20:10:50	00:04:00	was hast du gemacht			kommt hoch ins Bild, schaut auf p, sitzt auf linken Stuhl			
20:10:51	00:04:01				schaut nach rechts			
20:10:52	00:04:02			ja ich	Mund auf, schaut nach rechts dann auf p			

Uhrzeit	Stelle	p Audio	p Video	sr Audio	sr Video	m Audio	m Video	Desktop
20:10:53	00:04:03	(..........) glaubt sie ihren Augen nicht			schaut auf p, Körper bewegt sich langsam nach links			
20:10:56	00:04:06			((Luft einatmend)) huuuuu	Mund weit geöffnet, Augen auf			
20:10:57	00:04:07			((wiehern)) hhhoooooo	Kopf näher an Kamera, weiter Mund auf, schaut auf p			
20:10:58	00:04:08			hooooo	Mund auf und zu			
20:11:00	00:04:10			whuuuhuuu huu	bewegt Oberkörper nach links			
20:11:04	00:04:14			whhuuu	((führt Bewegung eines Pferdes vor)) auf beiden Stühlen auf allen Vieren, Ober-körper hoch und runter werfend			
20:11:05	00:04:15		bewegt sich, hebt Kopf im Liegen	huuuuu	sitzt aufrecht auf Stuhl klatscht			
20:11:06	00:04:16		hebt Oberkörper	whuuu	((führt Bewegung eines Pferdes vor)) auf allen Vieren auf Stuhl bis 00:04:28			
20:11:07	00:04:17		auf allen Vieren	huuuuu				
20:11:08	00:04:18		bewegt sich auf allen Vieren Richtung Kopfende					
20:11:09	00:04:19		Unterkörper zu sehen					

Uhrzeit	Stelle	p Audio	p Video	sr Audio	sr Video	m Audio	m Video	Desktop
20:11:10	00:04:20		dreht Körper Richtung Bildschirm, setzt sich hin	whoooo und sie schlugen mit den zwei Powerreifen ineinander (("applaudiere n"))				
20:11:12	00:04:22		schaut zum Fußende	((wiehern)) whooohooo				
20:11:15	00:04:25		schaut nach unten	whuhuuhoo				
20:11:17	00:04:27		schaut auf sr	hoooohoooh oo				
20:11:18	00:04:28		schaut nach oben Richtung Fußende in den Raum	whooohooo oiiiiiiii	klatscht			
20:11:19	00:04:29		schaut zum Bildschirm	mmmhhhhh	Körperbewe gung zur Kamera			
20:11:20	00:04:30		senkt Oberkörper Richtung Fußende	mmmaaaaa ((Kussgeräus ch))	Kopf nah am Bildschirm			
20:11:23	00:04:33		Oberkörper zu sehen, kein Gesicht		Kussmund direkt am Bildschirm			
20:11:26	00:04:36		hebt langsam Ober-körper	und Nero war glücklich	auf den Knien aufrecht stehend, Kopf außerhalb des Aufnahmewi nkels			
20:11:27	00:04:37		kommt auf auf allen Vieren hoch	er stand auf	beugt sich nach vorne, auf allen Vieren			
20:11:29	00:04:39		steht auf allen Vieren Richtung Fußende, schaut nach vorne	und freute sich	Kopf nach unten gebeugt und nicht zu sehen			
20:11:30	00:04:40	(.....)	linke Seite des Gesichts und Oberkörpers zu sehen	und sie war (........)	Oberkörper nach unten gebeugt			

Uhrzeit	Stelle	p Audio	p Video	sr Audio	sr Video	m Audio	m Video	Desktop
20:11:31	00:04:41	Ponyfee.						
20:11:32	00:04:42		setzt sich aufrecht auf die Hinterbeine hin, schaut zum Bildschirm					
20:11:34	00:04:44	(..................	Blick nach oben Richtung Fußende		hebt Oberkörper und Kopf, Kopf von der linken Seite zu sehen			
20:11:35	00:04:45	....	stützt Oberkörper nach vorne auf den Händen ab		auf allen Vieren, dreht Kopf nach rechts zur Kamera, schaut zu p			
20:11:36	00:04:46	....	auf allen Vieren, schaut nach oben					
20:11:37	00:04:47	....	setzt sich auf Hinterbeine, schaut nach oben		dreht Oberkörper seitlich in die Kamera, stützt sich auf beiden Stühlen ab			
20:11:38	00:04:48	....			wechselt zum linken Stuhl			
20:11:39	00:04:49	....	springt auf allen Vieren zum Fussende, dreht Körper und springt zum Kopfende		lacht			
20:11:41	00:04:51	die Ponys		((schnappt nach Luft))	sitzt auf linkem Stuhl, rechte Seite des Oberkörpers sichtbar			

Uhrzeit	Stelle	p Audio	p Video	sr Audio	sr Video	m Audio	m Video	Desktop
20:11:43	00:04:53	........)	wiederholt von links nach rechtsspringen bis 5:03	Neroooo				
20:11:44	00:04:54			TOoooool. Hipiijeahhh	Mund weit auf, schaut zu p			
20:11:45	00:04:55			whooooo				
20:11:46	00:04:56			whooooooho o	linker Arm in der Luft,			
20:11:48	00:04:58			whooooooo	Arme unten, schaut auf p			
20:11:49	00:04:59			tollllll, bravooooooo o	klatscht in die Hände in der Luft			
20:11:50	00:05:00			ooooooo	klatscht in die Hände			
20:11:54	00:05:04	(............)	bleibt auf allen Vieren stehen, schaut nach unten, Körper Richtung Kopfende gedreht	ooooo	schaut nach rechts (zur Mutter)			
20:11:55	00:05:05	aber irgendetwas stimmt bei dir nicht mein Junge	auf allen Vieren zum Kopfende krabbelnd		schaut auf p bis 00:05:25			
20:11:59	00:05:09			((zitierend)) "irgendetwas stimmt bei dir nicht				
20:12:00	00:05:10		auf allen Vieren am Kopfende, Rücken zum Bildschirm gedreht	was	zurück geleht bis 00:05:22			
20:12:01	00:05:11		steht auf allen Vieren dreht sich nach rechts, Unterkörper von hinten zu sehen.	soll denn daran nicht stimmen				

Uhrzeit	Stelle	p Audio	p Video	sr Audio	sr Video	m Audio	m Video	Desktop
20:12:02	00:05:12	er läuft langsamaa	wendet Körper auf allen Vieren nach rechts					
20:12:03	00:05:13		setzt sich auf Hinterbeine					
20:12:04	00:05:14		schaut auf den Bildschirm, hebt kurz linken Arm					
20:12:05	00:05:15		beugt sich nach vorne, auf allen Vieren					
20:12:06	00:05:16		krabbelt zum Fußende					
20:06:50			auf allen Vieren	läufst langsamer				
20:12:08	00:05:18		Oberkörper außerhalb des Aufnahmewinkelns, Po zu sehen	ach ja				
20:12:10	00:05:20		Außerhalb der Kameraaufnahme	wegen deinm Fuß	die Mund-winkel nach rechts gezogen			
20:12:10	00:05:20		Kopf erscheint von links	stimmt ja	hebt linkes Knie ins Bild			
20:12:11	00:05:21		krabbelt auf allen Vieren Richtung Kopfende					
20:12:12	00:05:22		von hinten zu sehen, auf allen Vieren	aber sonst	beugt sich nach rechts und nach vorne zum Bild-schirm			
20:12:12	00:05:22			bist du	linke Gesichtshälfte im Bild			
20:12:13	00:05:23		Kopf nicht im Bild	schweeeer	beugt sich weiter nach vorne, linke Gesichtshälfte zu sehen			
20:12:14	00:05:24		dreht Kopf ins Bild	in	beugt sich zurück			

Uhrzeit	Stelle	p Audio	p Video	sr Audio	sr Video	m Audio	m Video	Desktop
20:12:15	00:05:25		setzt sich auf die Hinterbeine	Ordnung	schaut runter. hebt Glasschale zu Mund, trinkt	((Räuspern))		
20:12:17	00:05:27		setzt sich in Schneidersitz, rechtes Knie angewinkelt		trinkt, schaut auf p	so und jetzt		
20:12:18	00:05:28		schaut nach links, rechte Hand zum Kopfhörer			gehen alle Pferdchen ins Bett		
20:12:19	00:05:29		schaut auf sr, rechte Hand am Kopfhörer	((aufmerken d)) mmm?	trinkt, schaut nach rechts zur Mutter			
20:12:20	00:05:30		schaut auf sr, beide Hände am Kopfhörer	((bestätigen d)) mmm	schaut hoch auf p	(...)		
20:12:21	00:05:31		beide Hände am Kopfhörer rechts			(...)		
20:12:22	00:05:32		schaut auf sr bis 00:05:40, Arme unten		lehnt sich zurück			
20:12:24	00:05:34	Ja sr ich bin müde			hebt Arme hoch, Augen weit auf, Lippen schmal aufeinander gepresst			
20:12:25	00:05:35				klatscht Hände zusammen, Arme runter			
20:12:26	00:05:36	morgen können wir weiter spielen			Oberkörper nähert sich nach vorne zur Kamera, nimmt Glas in die Hand			
20:12:28	00:05:38	(.....)			schaut auf p		kommt ins Bild, rechter Arm sichtbar	

Uhrzeit	Stelle	p Audio	p Video	sr Audio	sr Video	m Audio	m Video	Desktop
20:12:30	00:05:40		schaut nach oben Richtung Fußende					
20:12:31	00:05:41		schaut auf sr, hebt kurz rechten Arm zum Mund	Häää	hält Glas in beiden Händen,			
20:06:50	00.05:42	(................			trinkt, schaut runter			
20:12:35	00:05:45	sehr viel	schaut nach oben Richtung Fußende		schaut auf p		bückt sich hinter sr ins Bild	
20:12:37	00:05:47	....			schaut nach links			
20:12:38	00:05:48	....					bückt sich hoch, steht neben sr, linke Hand im Bild	
20:12:39	00:05:49	.......)	schaut auf sr bis 5:55		schaut nach links oben zur Mutter			
20:12:42	00:05:52			Okeey dann	schaut auf p, grinst			
20:12:43	00:05:53			geh ich auch ins Bett	dreht sich nach links, lächelt			
20:12:44	00:05:54		schaut nach oben Richtung Fußende		bückt sich nach links aus dem Bild			
20:12:45	00:05:55	Nacht sr			wendet sich zurück und schaut nach rechts oben zur Mutter			
20:12:46	00:05:56	(................	schaut auf sr bis 00:06:08		wendet sich zum Bildschirm			
20:12:47	00:05:57	.......)		((Kussgeräusch))	Kusshand			
20:12:48	00:05:58			mh	Mund auf			
20:12:49	00:05:59				Nicht im Bild			

Uhrzeit	Stelle	p Audio	p Video	sr Audio	sr Video	m Audio	m Video	Desktop
20:12:50	00:06:00			Bis morgen Abend wir machen wieder Videokonfer enz				
20:12:56	00:06:06							
20:12:57	00:06:07					gute Nacht p		
20:12:58	00:06:08	gute Nacht bis Morgen	winkt mit r. Hand					
		((Auslassung))						
20:14:19	00:07:29	((Ende))						

Transkriptionskonvention

p Audio = gesprochene Sprache der Patientin
p Video = deskriptive Darstellung der visuellen Aufnahme der Patientin
sr Audio = gesprochene Sprache der Schwester der Patientin
sr Video = deskriptive Darstellung der visuellen Aufnahme der Schwester der Patientin
Desktop = ausgewählte Inhalte des Desktopgeschehens der Patientin
(( )) = Sprachlich ausgedrückte Geräusche
(...) = nicht deutlich hörbar

Multimodale Kommunikation im Interaktionsverbund

Angelika Wirtz

1 Einleitung

Wollen räumlich getrennte Partner unter Einsatz einer Technologie miteinander in Kommunikation treten, dann ergeben sich hohe Leistungs- und Kompetenzanforderungen für sie. Über die ohnehin zu erbringenden kommunikativen Leistungen hinaus müssen die Teilnehmer die sie vermittelnde Technik beherrschen und für ihre Zwecke einsetzen können, - sie sind also mit einer Reihe praktischer Probleme konfrontiert, die für das Gelingen ihrer Interaktion erfolgreich gelöst werden muss. Zudem erfordert die Tatsache, dass die Kommunikationspartner sich eben nicht, wie gewohnt, im selben Raum befinden, sondern in voneinander getrennten Räumen, zum Teil enorme kognitive Anpassungsleistungen, die aus Face-to-face-Kommunikation so nicht bekannt sind und ein hohes Maß neuartiger, riskanter Situationen bergen. Den erhöhten Anforderungen und Schwierigkeiten steht gegenüber, dass die Überbrückung geografischer Distanzen, also die Möglichkeit authentischer Nähe zum fernen Partner beispielsweise mit Live-Bewegtbild und Ton, natürlich einen großen Gewinn dank technisch vermittelter Kommunikation darstellt. Darüber hinaus besteht der eigentliche Zugewinn, insbesondere für aktive und technikoffene Kommunikationspartner, in den vollkommen neuen interaktiven Handlungsoptionen, die sich allein aus den Arten und Möglichkeiten der technischen Verbundenheit ergeben und den Beteiligten bislang unbekannte Interaktionsdimensionen eröffnen. Um die kommunikativen Merkmale solch neuartiger Phänomene wird es im folgenden Beitrag gehen.[1]

Nach einem kritisch ordnenden Überblick über die in der zeitgenössischen Forschung vorliegenden Verständnisse von „Multimodalität" positioniert sich die Untersuchung im Schnittpunkt interaktionstheoretischer, sozialphänomenologischer und handlungstheoretischer Perspektiven. Die folgende Entfaltung der kommunikationstheoretischen Grundlagen der Fallstudie richtet sich in ihrer Verbindung des Handlungsbegriffs nach Alfred Schütz mit kommu-

---

[1] Wesentliche Aspekte dieses Beitrags sind in einer ausführlicheren ersten Fassung bereits in meiner Dissertation „Neue Formen multimodaler Kommunikation - Eine empirische, methodenkritische Untersuchung zu ihren Grundlagen und Dimensionen am Beispiel Videokonferenz" (2014) publiziert.

nikationswissenschaftlichen Konzepten vor allem auf die Erhellung der Voraussetzungen, die die hier besonders interessierenden Interaktionsverbünde erst ermöglichen.

Die empirische Untersuchung beginnt mit der Beschreibung der Struktur eines
Interaktionsverbundes. Unter einem Interaktionsverbund wollen wir teilweise
simultan ablaufende Kommunikationsprozesse mehrerer Personen verstehen, die
derart gestaltet werden, dass etablierte Konstellationen von Kommunikationsformen, -teilnehmern und -zwecken jederzeit und immer wieder neu durch Nutzung
bestehender Selektionsmöglichkeiten verändert werden.

Als Beispiel wurde aus einem Korpus synchroner Audio- und Videokonferenzen von Kindern in authentischen Alltagskommunikationen ein simultanes Mitschnittpaar etwa einstündiger Dauer genauer betrachtet.[2] Im simultanen Mitschnittpaar sind Aufzeichnungen von Audio-, Video- und Desktopgeschehen
zweier separater Rechner als *ongoing documentation* (Bergmann/Meier 2004:
244) nachträglich zu einer Datei vereint.[3] Einer der beiden Rechner befand sich
zum Aufnahmezeitpunkt im Einsatz des 12-jährigen Alex, Krebspatient in einem
Isolationsraum der Kinderonkologie im Universitätsklinikum Essen. Den zweiten
Laptop bediente der 14-jährige Christian, Alex´ Freund und zum Aufnahmezeitpunkt Gast in einer Gruppe ihm vertrauter Personen in einer Wohnküche im
Ruhrgebiet. Dank der großzügigen Bereitschaft der Mitwirkenden konnte die
Datenerhebung infrastrukturell so gestaltet werden, dass über einen Zeitraum von
etwa drei Monaten Rechnerpaare in die private Nutzung entliehen wurden und
Aufnahmen immer dann automatisch starteten, wenn ein Kommunikationsprogramm gestartet wurde. Für die Dauer der Fernkommunikation verliefen die Auf-
zeichnungsprozesse für die Beteiligten unbemerkbar vollständig im Rechnerhin-
tergrund und übten keinerlei Einfluss auf das Desktopgeschehen aus. Der
Datenkorpus des Teilnehmerpaares `Alex und Christian´ umfasst 175 Einzel-
Mitschnitte, 12 von ihnen konnten zu 6 simultanen Mitschnittpaaren vereint werden. Die Einzel-Mitschnitte sind hinsichtlich ihrer Aufzeichnungsorte (Isolations-

---

[2] Datenerhebung und Begleitevaluation erfolgten im Rahmen des Gemeinschaftsprojekts
„Telekommunikation für Kinder im Krankenhaus mit Eltern, Lehrern und Freunden
TKK-ELF" (9/2006-11/2009) des Instituts für Kommunikationswissenschaft (Prof.
H.W. Schmitz) der Universität Duisburg-Essen und der Kinderonkologie des Universi-
tätsklinikums Essen.

[3] Zur Synchronisierungsmethode siehe den Beitrag „Kodierung von Bildinhalten in
Videokonferenzen" von Bliesener in diesem Band.

raum, Küche, Christians Jugendzimmer) und ihrer Teilnehmerschaften (Alex, Christian, Oma Uschi, Oma Moni, Azer) ähnlich aufgebaut.[4]

Das als Fallbeispiel ausgewählte Mitschnittpaar zeigt die technikbasierte Spiel- und Kommunikationspraxis einiger Kinder (simultan via Audio- und Videokonferenz, Chats, Onlinespiel und Mail) im synchronen Kontext eines Face-to-face-Gesprächs der Küchenbesucher sowie zweier Telefonate und eines kurzen Gesprächs zwischen einer Pflegeperson und dem Patienten.

Methodologisch folgt die Ausdifferenzierung von Handlungsmustern *idealtypischen Verfahren*[5]. Mit dem Ziel einer späteren Methodentriangulation finden eine kommunikationswissenschaftliche Auswertung des Mitschnittpaars unter interaktionsstrukturellen Aspekten sowie eine qualitative Nachbefragung statt. Aus der Konfrontation der Teilnehmer mit Videoausschnitten, die sie selbst als Handelnde zeigen, und den qualitativen Begleitbefragungen werden Erkenntnisse über kognitive Dimensionen, wie z.b. Erwartungen, und Teilnehmerperspektiven abgeleitet.

Die Ergebnisse der ersten und zweiten Analyse werden im Kontext ethnografischer Beschreibungen trianguliert.[6] Mit diesem methodischen Vorgehen wird der berechtigten Forderung einer ethnografischen Einbettung von Gesprächsanalysen (Deppermann 2000, Schmitz 1998c) speziell auch für Daten computervermittelter Kommunikation (Bergmann/Meier 2004: 244) entsprochen.

Im ersten Teil der Untersuchung werden *antizipatorische Initiativen* als charakteristische Merkmale unseres Fallbeispiels eines Interaktionsverbundes identi-

---

[4]   Aus gutem Grund sei noch einmal auf den Unterschied der Forschungsgegenstände der hier präsentierten Kommunikationsforschung und solcher Forschung hingewiesen, die mittels Videoaufzeichnungen Daten zwischenmenschlicher Kommunikation erhebt. In unserem Fall haben wir es gegenständlich mit zwischenmenschlicher Kommunikation zu tun, die computervermittelt ist. Somit ist unserem Gegenstand eine erste grafische/visuelle Komponente, nämlich der Desktop, von vornherein inhärent. In der Videokonferenzkommunikation ist darüber hinaus das Partnervideo inbegriffen, welches sich als zweite Videokomponente in die bestehende Videokomponente, den Desktop, schiebt. „Video" ist also ein Konstitutionsmerkmal der von uns betrachteten Kommunikationsform, und zwar im tatsächlichen Kommunikationsereignis und nicht erst in dessen Dokument. Im Unterschied hierzu kann Video als Instrument der Datenerhebung von Kommunikationsereignissen eingesetzt werden. In solchen Fällen ist es gerade nicht Konstitutionsmerkmal des Ereignisses, welches Betrachtungsgegenstand ist, sondern der Aufzeichnung des Ereignisses. Einer eingehenden Diskussion methodischer und methodologischer Aspekte jener Untersuchungen widmet sich die Video Interaction Analysis (Kissmann 2009), den besonderen Aspekten der Transkription darüber hinaus zum Beispiel auch Sissons (2013).

[5]   Vgl. Weber 1988 und Schütz 2004: 86.

[6]   Vgl. hierzu auch die ethnografischen Beiträge von Bliesener, Minas, Rudzinski und Wirtz in diesem Band.

fiziert. Unter antizipatorischen Initiativen werden in punktuellem Rückgriff auf Schmitt (2010: 213) kommunikative Beiträge verstanden, die von Kommunikationsteilnehmern initiativ und eigenständig in den Gesamtprozess eingebracht werden. Als eine Form strategischen zielorientierten Handelns konstituieren antizipatorische Initiativen den hier betrachteten Interaktionsverbund und markieren dessen Eigenschaften *Kooperation, Teilhabe* und *Transparenz*.

Im zweiten Untersuchungsteil werden kommunikative Verfahren der Partneradressierung und -selektion beleuchtet. Insbesondere wird geprüft, inwieweit Sprecher- und Höreraktivitäten, wie sie für die Einheit des Kommunikationsprozesses konstatiert sind, an die speziellen Bedingungen des Interaktionsverbunds angepasst werden.

2 Zur theoretischen Situierung

Die theoretische Situierung dieser Untersuchung erfolgt über zwei Wege. Zunächst wird geklärt, wie sich unser Forschungsgegenstand, nämlich ein Verbund multimodaler Interaktionspraktiken, und unser Forschungsinteresse zum aktuellen Multimodalitäts-Diskurs verhalten. Anschließend wird vor sozialphänomenologischem Hintergrund ein Handlungsbegriff skizziert, den wir der Deskription und der Erklärung interaktiver und kommunikativer Prozesse zugrunde legen wollen.

2.1 Verständnisse von `Multimodalität´ in der Forschung

Die Menge der unterschiedlichsten Forschungsgegenstände, die in zahlreichen wissenschaftlichen Disziplinen als `Multimodalität´ oder `multimodale Interaktion´ bezeichnet wird, ist mittlerweile unübersehbar. Zu den hier gemeinten Disziplinen gehört u.a. das Feld der Informationswissenschaften, Informatik, Computing Science und deren Nachbardisziplinen, welche sich mit Technologien befassen, die für Human Computer Interaction (HCI) nutzbar sind (Brown/Williamson 2007; Lemke 2009; Maragos/Potamianos/Gros 2008; Sauer 2011; Zancanaro/Lepri/Pianesi 2006).

Einheitlich verschiebt sich in der Erforschung medial vermittelter Kommunikation der Schwerpunkt von der Vermittlungsfunktion der Technologie (computervermittelte Kommunikation, CMC) hin zu den Formen ihrer Anwendung, ihren Partizipations- und Kollaborationsfunktionen, zum Beispiel dem "computer-supported collaborative learning" (CSCL, Ciekanski/Chanier 2008) oder den „Social Participation Technologies" (SPTs, Chaka Chaka 2010). Im Zuge dieser Entwicklung sind kollaborative Aktivitäten am Beispiel gemeinsam gesteuerten

Einsatzes des Videobildes auch im Falle der Videotelefonie erforscht worden (Licoppe/Morel 2009: 3).

Innerhalb dieser Disziplinen ist ein Verständnis von 'Kommunikation' verankert, welches sich ausdrücklich auf Sender-Empfänger-Bezüge in Informationsübertragungsmodellen beruft, sich so aber auch in neueren Massenkommunikations-Modellen wiederfindet (Jones 2009). Von diesem Verständnis wird in der Regel ein kategoriales Schema modaler „Kommunikationsressourcen" abgeleitet, zu denen scheinbar summierbare und trennbare, im Kommunikationsprozess vermeintlich 'übertragbare' visuelle, akustische oder haptische Ereignisse zählen sollen.

Andere Fachdisziplinen argumentieren in ähnlicher Weise. Zum Beispiel werden in den Behavioural Sciences Funktionen des Sprachverhaltens der Mutter im frühkindlichen Erstspracherwerb untersucht, wobei das Zusammenwirken von Gestik und verbaler Sprache als „bi-modal und synchron" besonders hervorgehoben wird (Gogate/Bahrick/Watson 2000). Dem gleichen Ansatz folgend wird ein videogestütztes Instrument zur Erweiterung des kommunikativen Ausdrucks von Kindern mit Cerebrallähmung beschrieben (Wadnerkar et al. 2010). Multimodalität wird hier aufgefasst als eine Ansammlung kommunikativer Ausdrucksweisen, die an eine Übertragungs-Technologie gekoppelt sind. In den Medien- und Kulturwissenschaften wird mittlerweile die Internetnutzung selbst mit der Eigenschaft 'multimodal' belegt (Wei 2012), womit allerdings nichts anderes bezeichnet ist als die Quantität, die Zahl von Gebrauchsweisen des Internets. Mit diesem Begriffsverständnis würde seine Nutzung als Suchmaschine, als Personensuchmaschine oder für Postings das Internet zu einem 'multimodalen Instrument' machen.

Vor dem Hintergrund der Annahme, Phänomene zwischenmenschlicher Kommunikation ließen sich anhand der Summe verwendeter Mittel oder Medien kapazitativ vermessen, werden zahlreiche Erklärungsversuche computer- oder auch speziell videovermittelter Kommunikation entsprechend angelegt, sodass schon der Einsatz mehrerer Technologien einschließlich der zugehörigen Nutzungspraktiken (Video, Audio, Chat) die Bezeichnung derartiger Kommunikation als 'multimodal' rechtfertigt. Damit vereinbar ist die Auffassung von Fägersten/Holmsten/Cunningham (2010: 149), wonach es in der Videokonferenzkommunikation darüber hinaus eine „meta-modale Kommunikation" geben soll, eine diese Kommunikationsform kennzeichnende Reparations-Leistung des Gesprächsmanagements.

Im angloamerikanischen Raum hat sich ein ganzer Forschungsstrang zur „*Multimodal Research*" bzw. „*Multimodal Analysis*" etabliert. In ihm sind unterschiedlich beeinflusste Ansätze hauptsächlich zu drei Forschungsschwerpunkten vereint (Jewitt 2009: 36). Jewitt folgend, ist ihnen die Beschäftigung mit der Materialität unterschiedlicher Interaktionskanäle gemein (zur Kritik vgl. etwa Mondada/Schmitt 2010: 23), die als technologische Voraussetzung für Kommunikation angesehen wird. Insbesondere rücken also die neuen Medientechnologien in das Zentrum des Forschungsinteresses, und von dorther werden unter Multimodalität all jene Besonderheiten zusammengefasst, die sich aus der Anwendung der technologischen Möglichkeiten ergeben:

Erstens, in der *Multimodal Interaction Analysis* (Norris 2009a, Jones 2005, 2009, Scollon 2008, Scollon/Scollon 2009) sind nach Jewitts Auffassung soziologische (Goffman 1963, 1974) bzw. soziolinguistische (Gumperz 1982) Interaktionsanalysen mit jüngeren Beiträgen zur Diskursanalyse (Scollon/Scollon 2003, Scollon 2008) und „Multimodalität" (Kress/Van Leeuwen 2001) zu einer Perspektive vereint. In dieser Forschungsrichtung werden Ausdruck und Tätigkeiten der Akteure im Kontext konkreter Interaktionssituationen[7] als multimodale Prozesse analysiert. Multimodalität gilt dabei als an Interaktionsprozesse gekoppelt und nur interaktionell produzierbar. Als Modalitäten werden die verschiedenen Modi bezeichnet, nämlich Gestik, verbale Sprache, Mimik oder die Bedienung eines Gerätes, die man etwas vereinfachend als getrennte Einheiten betrachtet und deren Zahl als charakteristisches Kapazitätsmaß einer multimodalen Interaktion behandelt wird. Als Analysekategorien werden von Norris (2009b: 79) dafür „density" oder „complexity" vorgeschlagen. Norris fokussiert einzelne Ausdrucksvariationen in ihrem Zusammenwirken auf einer zentralen unmittelbaren Ebene, im Original „immediate [oder] central layer of discourse" (Norris 2013: 4) genannt, und argumentiert somit aus einer Perspektive, die durchaus soziale Interaktion als ganzheitlichen Prozess zu betrachten sucht (vgl. auch Norris 2011a).

Zweitens, in der *Multimodal Discourse Analysis* (O`Halloran 2005, 2009, Unsworth/Cléirigh 2009, Stenglin 2009, im spezielleren systemischen Sinne auch Baldry 2004) wird dagegen Multimodalität als eine systemisch vorgegebene Konfiguration definiert, innerhalb der Interaktion stattfindet. In diesem Ansatz, der den Schwerpunkt auf das technische System legt, ist Multimodalität durch die Menge von Wahlmöglichkeiten, Ebenen und Organisationsprinzipien des Systems bestimmt, wozu digitale Kommunikationsgeräte, Software-Applications, Texte etc. zählen. Es verwundert nicht, dass `Modalität´ hier häufig synonym mit `Übertragungskanal´ verwendet wird.

Drittens, die *Social Semiotic Multimodal Analysis* (Ajayi 2012, Kress 2001, 2003, 2005, 2009, Kress/Van Leeuwen 2001, Van Leeuwen 1999, 2005, Jewitt

---

[7]   Mortensen nennt den Zusammenhang die „…interdependence of *embodied modes* (…) and *disembodied modes* (…)." (2013: 2, Herv. i. O.)

2008), die traditionell von Halliday (1978, 1989) beeinflusst ist, betrachtet Inter-
aktionszusammenhänge in Hinblick auf Zeichen- und Interpretationsleistungen
einzelner Individuen. Multimodalität meint hier die Vielfalt semiotischer Ressourcen und wird im Kontext kultureller Einflüsse, zum Beispiel des öffentlichen
Raums (Jaworski/Thurlow 2009), beleuchtet. Über Jewitts Systematik hinausge-
hend, wären diesem Zweig der Multimodalitätsforschung noch vereinzelte Ansätze zuzuordnen, die sich mit Online-Kommunikation befassen.

Dazu würde in Deutschland die u.a. an Foucault anschließende *Diskursanalyse* bzw. *Diskurslinguistik* gehören, wie sie zum Beispiel von Fraas/Pentzold
(2008), Fraas/Meyer (2011) und Meier (2008, 2010) vertreten wird, die für eine
Ausweitung der Diskursanalyse auf Online-Diskurse plädieren. Darüber hinaus
wären hier Ciekanski/Chanier (2008: 163) zu nennen, die sich selbst dieser Forschungsrichtung zuordnen, dabei aber ein Verständnis von Kommunikation als
grundsätzlich multimodaler Aktivität zumindest andeuten. Sie fordern, Online-
Kommunikation nicht als eine Summe technisch verfügbarer Wahrnehmbarkei-
ten, sondern als einen bereits in sich multimodalen Prozess zu begreifen. Aus
diesen Forderungen resultierende Hypothesen richten sich allerdings nicht auf
innere Strukturen von Online-Kommunikation, sondern vordergründig auf Besonderheiten des simultanen Zusammenwirkens verschiedener technisch vermittelter Kommunikationspraxen.

Den drei von Jewitt unterschiedenen Forschungsansätzen liegt in der Regel
ein Kommunikationsbegriff zugrunde, der entweder eine Art von Transportmo-
dell der Kommunikation nahelegt oder sich aus diskursanalytisch geprägtem
Verständnis von Massenkommunikation speist. Dabei wird der an die Informa-
tionsübertragungs-Metapher angelehnte Kommunikationsbegriff dem Interaktionsbegriff sogar übergeordnet (vgl. etwa Jones 2009). Für die Analyse von Aufbau und Strukturen technisch vermittelter interpersonaler Kommunikation sind
diese Ansätze insofern unergiebig, als ihnen eine handlungstheoretische Fundie-
rung vollständig fehlt. Auch sucht man nach einer Übertragbarkeit theoretischer
Konzeptionen auf interpersonale Kommunikation deswegen vergeblich, weil eine
Grundlagenorientierung auf die *Binnen*strukturen von Kommunikation hin
durchweg nicht verfolgt wird.

Außerhalb der Multimodalitätsforschung sind vereinzelt Ansätze zu verzeich-
nen, die Multimodalität in Kommunikation als ganzheitlich und nicht differen-
zierbar postulieren und sich dabei teilweise explizit vom Sender-Empfänger-
Modell distanzieren. Dies übernehmen beispielsweise Stivers/Sidnell (2005) oder
in philosophischer Tradition Quaeghebeur (2012: 167, 174) mit ihrem Plädoyer
für die analytische Untrennbarkeit von Gestik und Sprache.

Im handlungstheoretisch und linguistisch fundierten Verständnis der Konversationsanalyse ist Multimodalität als Kerneigenschaft und grundsätzliche Qualität sozialer Interaktion beschrieben (Mondada/Schmitt 2010: 22, Deppermann/Schmitt/Mondada 2010: 1701). Erst in dieser Perspektive wird Interaktion als hoch voraussetzungsvolles soziales Geschehen behandelt. Akustischer oder visueller Kontakt, Mimik und Gesten sind unter diesem Postulat auch nicht länger einfach als singuläre Modalitäten differenzierbarer Interaktionswege benannt, die in der Summe Multimodalität ergeben sollen, sondern als interaktionsinhärente `multimodale Ressourcen´ (Mondada 2010: 280), deren kollektiver Einsatz `emergente multimodale Gestalten´ (Mondada 2012) bildet. Dem Anspruch nach ist damit die Reduktion auf einzelne Modalitäten wie zum Beispiel Verbalität oder Körperpositionierung in dieser Richtung der Gesprächs- bzw. Konversationsanalyse ausgeschlossen, sie findet sich aber dennoch in konkreten Analysen, oft entschuldigt durch Verweis auf pragmatische Gründe.

Unter Bezugnahme auf konversationsanalytische Vorgaben sind Erkenntnisse über die durch neue mediale Rahmenbedingungen erzeugten bzw. veränderten Interaktionsstrukturen erfolgreich abgeleitet worden. Arminen/Weilenmann (2009: 1908, 1921) haben beispielsweise im Anschluss an den Begriff der „contextual configuration" (C. Goodwin 2002, 2007, 2009: 21[8]) eine `hybride Symbolstruktur von Mobilkommunikation´ identifiziert, während andere Autoren (McIlvenny/Broth/Haddington 2009: 1881) in ihren Untersuchungen eine `dynamische Beschaffenheit des Interaktionsraums´ nachgewiesen haben.

2.2   Soziale Handlung und Multimodalität in interpersonaler Kommunikation

Ganzheitlichkeit und Multimodalität sind diejenigen Grundannahmen, die für Prozesse interpersonaler Kommunikation vorausgesetzt werden müssen. Kommunikation ist als symbolisch vermittelte Interaktion eine Form oder Spezies sozialer Interaktion, also dem Interaktionsbegriff kategorial untergeordnet. In einer strengen Bestimmung unterscheidet sich der Kommunikationsbegriff also fundamental von jenem der Multimodalitätsforschung, die unter „Kommunikation" genau genommen jedwede menschliche Ausdrucksvariante fasst. Es ist insofern überaus treffend, `multimodale Interaktion´ nicht als außergewöhnliches oder neuartiges Phänomen, sondern als „empirischen Normalfall" (Mondada/Schmitt

---

[8]   „A particular, locally relevant array of semiotic fields that participants demonstrably orient to (not simply a hypothetical set of fields that an analyst might impose to code context) is called a *contextual configuration*." (Hervorh. i. O.)

2010: 22) zu bezeichnen, sodass von diesem Standpunkt aus der Ausdruck `multimodale Interaktion´ ganz so wie „weißer Schimmel" (ebd.) als Pleonasmus eingestuft werden muss.

Auch wenn für die empirische Forschung die Konzentration auf Ausschnitte eines interaktiven Prozesses methodisch viele Vorteile böte, lassen sich Sozialhandlungen doch nicht ohne ihre kontextuelle Einbettung verstehen. Besonders in Untersuchungen medienvermittelter Kommunikation ist es verbreitet, Anfang und Ende beispielsweise eines Telefonats oder einer Videokonferenz (Mondada 2010: 278) mit dem vermeintlichen `Beginn´ und `Ende´ des zugrunde liegenden Kommunikationsprozesses gleichzusetzen. Zwei Gründe scheinen diese Vereinfachung zu begünstigen. Erstens suggeriert das Moment der Technik in Formen technisch vermittelter Kommunikation, der Kommunikationsprozess beginne erst, wenn `die Leitung steht´. Tatsächlich aber haben dem Kommunikationskontext zugehörige (generelle) Bereitschaften oder Verabredungen, Erwartungen und Erwartungserwartungen dazu geführt, dass das Telefonat oder die Videokonferenz nun stattfindet. Zweitens verleiten komfortable Möglichkeiten moderner Videodatenaufzeichnung zusätzlich zu der Illusion, der Kommunikationsprozess sei dann vollständig erhoben, wenn er qua technischer Vermitteltheit erfasst ist. Zum Gesamtprozess der Kommunikation gehören konstitutiv jedoch neben seiner technischen Vermitteltheit selbstverständlich ebenso sozio-biografische und gesellschaftliche Rahmenbedingungen sowie kognitive und praktische Merkmale, Leistungen und Kompetenzen der Teilnehmenden.

2.3   Handlungsbegriff im Anschluss an Alfred Schütz

Die dem Interaktionsverbund inhärenten Strukturen und Kommunikationsprozesse im Kontext einer Handlungstheorie deskriptiv und analytisch zu erschließen, soll aus zwei Gründen in der soziologisch-phänomenologischen Tradition Alfred Schütz´ beginnen.[9]

Schütz positioniert sich Anfang des 20. Jahrhunderts im Schnittpunkt hauptsächlich dreier theoretischer Strömungen bzw. ihrer vordersten Vertreter: der verstehenden Soziologie (Max Weber), der begreifenden Ökonomik (Ludwig von Mises) und der phänomenologischen Philosophie (Edmund Husserl). Webers erfahrungsbezogene Soziologie und von Mises´ apriorische Grenznutzenlehre sieht Schütz in ihrer methodischen Fokussierung der Subjektivität von Handeln-

---

[9]   Die Schütz´sche Tradition wird sehr detailliert in der Einleitung der Herausgeber zur Werkausgabe, Bd. II: „Der sinnhafte Aufbau der sozialen Welt" herausgearbeitet, auf die hier ausdrücklich verwiesen wird (Endreß/Renn 2004).

den vereint. Schütz lehnt sich dauerhaft dem Weber´schen Verständnis von sozialem Handeln als sinnhaftem Handeln und der Erklärung subjektiven Sinns als Wert, der sich "idealtypisch" in der Zweck-Mittel-Relation erschließt, an (vgl. Endreß/Renn 2004: 37) und übernimmt von Mises´ Aspekte der `Zeitlichkeit des Handelns´ und der `subjektiven Wertlehre´ (ebd. 25-27, 30) für die Entwicklung seiner eigenen Grundlagentheorie. Anders als seine Zeitgenossen widmet sich Schütz primär den Konstitutionszusammenhängen sozialen Handelns, was für ihn mit ausschlaggebenden methodologischen und theoretischen Fragestellungen einhergeht. Unter Zuhilfenahme von Husserls Phänomenologie als theoretischem Instrumentarium, darunter im Besonderen zu nennen dessen Begriff der `Intentionalität´ (vgl. Schnettler 2007: 106), eröffnet sich Schütz die Zugänglichkeit des Gegenstands subjektiver Sinnkonstitution in der Alltagswelt. Als eine konkrete Erweiterung des von Weber vertretenen Handlungsbegriffs knüpft er seine Analyse der Motivstrukturen sozialen Handelns direkt daran an.

Schütz´ Angebot einer Konstitutionstheorie und einer Grundlagenklärung sozialwissenschaftlicher Gegenstände führte in den Sozialwissenschaften zu einem weit reichenden Perspektivenwechsel.[10] Mit ihm war eine begriffliche Voraussetzung für die Sozialhandlung `Kommunikation´ geschaffen, wie sie heute verstanden wird: Unter Aspekten sich steuernder Gegenseitigkeit stellt der Kommunikationsprozess einen sozialen Konstitutionszusammenhang dar, der sich aus dem laufenden *Mit*einander der Beteiligten konstituiert und der eben *nicht* mehr in weitere monologische Einheiten des Nacheinanders unterteilt werden kann. Somit fundieren Schütz´ Implikationen die spätere Prägung des Kommunikationsbegriffs als einen symbolisch vermittelten Verständigungsprozess, der gegenseitiger Steuerung unterliegt.

Handeln oder kommunikatives Handeln gewinnt nach Schütz seine *Sinnhaftigkeit* dadurch, dass es nicht etwa planlos und ungeordnet erfolgt, sondern an einem vorgefassten *Entwurf*[11] orientiert ist: Jedes Handeln wird vom Handelnden selbst an etwas Phantasiertem ausgerichtet, was zeitlich betrachtet in der Zukunft liegt. Schütz unterstellt Handelnden dabei neben Intentionalität grundsätzlich eine kundgebende Motivation. Er wendet sich aus externer Perspektive, die dem

---

[10]   Weiterführende Hinweise auf Differenzierungsmerkmale beispielsweise zwischen Weber und Schütz finden sich u.a. bei Schütz 2004: 86, Hanke 2002: 30, 35, Baumgartner 2000: 10f, zu Kritikpunkten am Weber´schen Handlungsbegriff auch Alkemeyer/Brümmer/Pille 2010: 229.

[11]   „Entwerfe ich ein Handeln, so probe ich (…) mein zukünftiges Handeln in der Phantasie durch. Das heißt, daß ich mir den Ausgang meines zukünftigen Handelns vorstelle. Ich blicke in meiner Phantasie auf dieses antizipierte Handeln als etwas, das vollbracht *worden sein wird*." [Hervorh. i.O.] (Schütz 1971: 246)

Kundgebenden in seinem Ausdrucksverhalten die impulsgebende Rolle zu-
schreibt, dem Sozialprozess als einem Verlaufs-Objekt zu. Hiermit sind einige der
egologischen und hauptsächlich durch den Husserl'schen Einfluss geprägten
Momente in Schütz' Theorie angedeutet (vgl. Endreß/Renn 2004: 55). Einzeln
betrachtet und einseitig weitergeführt (als jüngere Studie vgl. beispielsweise
Gebhardt 2008) bieten die egologischen Konzeptionen durchaus Grund zu einer
kritischen Haltung, die jedoch das Wesentliche verfehlt. In der Deskription des
„bewussten Handelns" (2004: 162) oder der „Ausdrucksbewegung" (1970: 178),
die er bereits sehr eindrucksvoll im Rahmen der Analyse gemeinsamen Musizie-
rens darlegt[12], tritt demgegenüber Schütz' Verfechtung des *dialogischen sozialen
Handelns* deutlich hervor.

Über soziale Handlungen etablieren sich weiterhin Beziehungen, für welche
die Kriterien geteilte Zeit, geteilter Raum und geteilte Relevanzen postuliert werden. Unter diesen Kriterien ist geteilter Raum für die hier durchzuführende Analyse von besonderem Interesse, da ja gerade dieses Merkmal unter Einsatz technischer Vermittlung zum *getrennten Raum* gebrochen wird.

Schütz' besonderer Verdienst für die Kommunikationswissenschaft liegt unumstritten in der weitreichenden Grundlagenermittlung sozialen Handelns. Mit
seinem Handlungsbegriff lassen sich spezifische, fundierende Aspekte des Kommunikationsprozesses strukturell vollständig in einer Tiefe zeigen, die ihresglei-
chen sucht. In der vorliegenden Untersuchung wird am Beispiel eines Interaktionsverbunds aber auch dargelegt, in welch hohem Maß sich die Komplexität von
Kommunikationsprozessen dadurch steigern kann, dass unvorhergesehene kommunikative Ereignisse sich dem intentionalen Entwurf der Handelnden geradezu
entziehen. Einerseits, so werden wir sehen, haben Spontaneität und Überraschungen, womit auch die Nicht-Verfügbarkeit oder die Aufgabe von Routinen einhergeht, eine wesentliche strukturbildende Funktion in Kommunikationsprozessen.
Andererseits scheint entgegen eigener Bestimmungen die Schütz'sche Theorie
dort Schwächen zu zeigen, wo sie für die Untermauerung emergenter Phänomene
eingesetzt werden soll. Für die Beschreibung emergenter Strukturen scheint der
Schütz'sche Handlungsbegriff nur bedingt nutzbar zu sein, oder genauer gesagt,
scheint das Konzept des Handlungsentwurfs nicht hinreichend tragfähig zu sein.
Die folgenden Überlegungen mögen dazu dienen, erste Aspekte für die Entwicklung neuer Begrifflichkeiten zur Verfügung zu stellen.

---

[12] „This relationship is established by the reciprocal sharing of the Other's flux of experiences in inner time, by living through a vivid present together, by experiencing this to-
getherness as a `We'." (Schütz 1964: 177)

2.4   Wahrnehmung und Bewegung als kommunikationsfundierende Prozesse

Sollen komplexe Kommunikationszusammenhänge im Verbund untersucht werden, ist zunächst die fundierende Ebene technisch vermittelter Kommunikation zu betrachten. Im kommunikationswissenschaftlichen Sinne ist im Anschluss an Loenhoff (2010; Friebel et al. 2003: 5) unter der „fundierenden Ebene" diejenige zu verstehen, auf welcher die den Kommunikationsprozess überhaupt ermöglichenden Bedingungen interaktiv konstituiert werden. Dieser Vorgang erfolgt über sensomotorische Rückkopplungsprozesse der Wahrnehmung und Bewegung. Er ist insofern an Körperlichkeit und körperliche Vermögen einerseits, andererseits auch an Umgebungsfaktoren gekoppelt. Das heißt, bereits bevor es im Kommunikationsprozess zu beispielsweise sprachlicher Symbolvermittlung kommt, kooperieren die Akteure, und sie suchen und verschaffen sich gegenseitig Orientierung darüber, ob und wie sie sich symbolisch verständigen können. Unter Aspekten der Körperlichkeit sind in soziologischer Handlungstheorie ebenfalls Phänomene der Wiederholung und Nachahmung (Figueroa-Dreher 2010: 196, 201f) als kommunikationsfundierende Abstimmungsprozesse postuliert. Sie stehen im Einklang mit der auf Arnold Gehlen (1966) zurückgehenden „Bewegungsphantasie" und den ihr entspringenden „explorativen Bewegungen" (Loenhoff 2010: 65).

Gemein ist jenen Fundierungsphänomenen ihr Anteil antizipatorischer Kognitionsleistung: kognitiver Leistung, die einerseits an etwas phantasiertem Zukünftigen, also einem Entwurf, orientiert ist, und deren explorativer Typus andererseits einen Folgeimpuls konstruiert, an den sich selbst anzupassen sie gleich mit erwartet (Erwartungserwartung).

Fundierungsphänomene empirisch nachzuweisen ist durch die Erforschung technisch vermittelter Kommunikation günstig beeinflusst worden. Im tatsächlichen fernkommunikativen Geschehen nämlich wie auch im gewonnenen Datenmaterial schiebt sich die Ebene der Technik in das Kommunikationsgeschehen als ein ermöglichendes und zugleich limitierendes Moment ein, welches die Fundierungsebene exemplarisch von der Ebene emergenter Kommunikationsprozesse zu unterscheiden erlaubt.

In Kommunikationssituationen unter Bedingungen getrennter Wahrnehmungsräume ist die Fundierungsebene stark modifiziert, und zwar vornehmlich durch das Fehlen direkter Rückkopplungen auf der Raum-Achse[13].[14] Die Selbst-

---

[13]   Vgl. Loenhoff (2013: 11).

beobachtung eines amerikanischen Studenten über sein Verhalten zu Beginn einer experimentellen Videokonferenz veranschaulicht diesen Aspekt: „When the videoconferencing began, I found myself evaluating the facial features and body language of the other team before conversation began." (Ozcelik/Paprika 2010: 686) [15] Der Student beschreibt sein Verhalten vor Gesprächsbeginn als ein exploratives Beobachten dessen, was gegeben ist. Für den Beginn der Symbolvermittlung hat die Beobachtung des Gegenübers eine fundierende Funktion. Derartige präsymbolische Abstimmungsprozesse (vgl. dazu Schütz 1964: 177f.) sind ihrerseits natürlich bereits von Merkmalen technischer Verbundenheit geprägt, deren genauerer Betrachtung sich dieser Beitrag widmet.

2.5   Sprecher und Hörer in der Einheit des Kommunikationsereignisses

Kommunikatives Handeln als ein gemeinsam konstituiertes, sinnhaftes Sozialhandeln unter Einbeziehung gegenseitiger Erwartungen zu betrachten, verlangt natürlich auch für Kontexte technisch vermittelter Kommunikation die Kommunikatoren als Sprecher/Hörer bzw. Hörer/Sprecher anzusetzen, also in Rechnung zu stellen, dass in kommunikativem Kontext jeder Hörer/Leser zugleich Sprecher/Autor und jeder Sprecher/Autor zugleich Hörer/Leser ist[16]. Darüber hinaus ist die Einheit des Kommunikationsereignisses in Geltung zu halten (dessen Relevanz sich gerade am Beispiel des Interaktionsverbunds noch erweisen wird), was in der Kommunikationstheorie für den Kommunikationsprozess in seiner Minimalkonstellation von Sprecher und Hörer schon konstatiert wurde:

„In der Einheit der Sozialhandlung Kommunikation sind beide Rollen derart aufeinander bezogen (vgl. dazu Schütz 1967: 202f.), daß immer dann, wenn A zu B spricht, A

Inwieweit Modifikationen der Zeit-Achse entspringen, hängt im Besonderen davon ab, ob Fernkommunikation als `synchron´ bezeichnet werden kann oder nicht.

15   In den letzten Jahren sind Videokonferenz-Analysen unter Aspekten der Simultaneität vereinzelt in die qualitative Forschung eingedrungen. Empirisch begegnen beispielsweise Ozcelik, Paprika (2010: 678, 680ff) aus dem Fachgebiet des `Organisational Behaviour´ dem Problem getrennter Raumsituation. Sie zeichnen per Screen-Capturing eine Videokonferenz in Labor-Situation an beiden beteiligten Orten auf. Die Teilnehmer sind Studentengruppen unterschiedlicher Kulturen und sich gegenseitig unbekannt. Im Nachhinein werden beide Teilnehmergruppen sowie eine externe Beobachtergruppe nachträglich mit dem Material konfrontiert und unter Fragestellungen der Wahrnehmung emotionaler Komponenten qualitativ befragt. In beiden Teilnehmergruppen konnten hohe Anteile erhöhter Aufmerksamkeit, Nervosität und Aufgeregtheit nachgewiesen werden, was ausschließlich auf Fremdheit der beiden Gruppen und die ihnen gestellte Aufgabe einer kontroversen Diskussionsführung zurückgeführt wurde.

16   Auf diesen Zusammenhang verweist explizit auch Goodwin (2009: 22).

antizipiert, daß B ihn verstehen wird, und dies impliziert, daß B imstande und willens ist, (zu)hörend und interpretierend die einzelnen Schritte nachzuvollziehen, in denen A ihn sprechend anleitet." (Schmitz 1998d: 60).

An der verwiesenen Stelle erläutert Schütz, was er unter der „reinen Sphäre des `Wir'" versteht: „Diese uns beiden gemeinsame Gegenwart ist die reine Sphäre des `Wir'." (Schütz 1971(1967): 202) Er formuliert hier als Grundverständnis des Sozialen die Unmittelbarkeit, also denjenigen Moment, in dem wir uns (nicht allein, sondern mit anderen) und andere gemeinsam erfahren. Schütz unterscheidet diesen Moment von dem Moment kurz danach, in dem Reflexion über das gemeinsam Erlebte einsetzt und der das unmittelbar Erlebte zu etwas Reflektiertem macht. Bezogen auf das unmittelbarste Zusammenspiel von Sprecher und Hörer heißt es an anderer Stelle: „Das Sprechen des Anderen und unser Zuhören werden in lebendiger Gleichzeitigkeit erfahren." (Schütz 1971: 200)

Bezogen auf technisch vermittelte quasi-synchrone oder asynchrone Kommunikation muss der Terminus „Gleichzeitigkeit" noch einmal gesondert betrachtet werden. Genau genommen kann von Gleichzeitigkeit immer dann nicht mehr die Rede sein, sobald Kommunikation technische Vermittlung erfährt. Technische Vermittlung impliziert eine geografische Distanz, die zurückgelegt wird. Und selbst wenn aus extrakommunikativer Perspektive zum messbar gleichen Zeitpunkt Ereignisse an getrennten Orten nachgewiesen werden können, so ist dies in kommunikativer Perspektive nicht identisch mit *unmittelbar* Erlebtem.

3 Interaktionsverbund als Phänomen technisch vermittelter interpersonaler Kommunikation

Der Gegenstand, um den es in der folgenden Untersuchung gehen wird, ist ein Verbund unterschiedlicher, eigenständiger Kommunikationsformen, die von ihren jeweiligen Teilnehmern kommunikativ derart miteinander verflochten werden, dass der Interaktionsverbund als eine übergeordnete, neue Form etabliert wird. Einzelne Kommunikationsformen[17] sind für den übergeordneten Verbund teil-

---

[17] Definitionen von `Kommunikationsform´ und `Medien´, wie sie beispielsweise Dürscheid (2005) in einem Überblick anbietet, basieren auf einem linguistischen Ansatz (Schmitz, U. 2004) oder auf publizistischen Kommunikationsmodellen (Wilke 2010). Sie dienen nicht dazu, die Merkmale interpersonaler Kommunikation zu erfassen.

funktional. Der Verbund selbst als übergeordnete Einheit bleibt für die Teilnehmer abstrakt und in seiner Gesamtheit nicht erfahrbar.[18]

Unter *eigenständige Kommunikationsform* sollen kommunikative Konstellationen verstanden werden, deren Abgrenzbarkeit sich durch Wahrnehmungsbedingungen und die Erreichbarkeit kommunikativer Ziele und Zwecke[19] über ein geteiltes Medium erfassen lässt, wenn unter den jeweiligen Rahmenbedingungen gegenseitige Verständigung unabhängig von weiteren Teilnehmern und Medien zumindest möglich ist.[20] Die kompetente Handhabung des geteilten Mediums ist dabei eine Voraussetzung für Kommunikation: In unvermittelter Kommunikation ist die Beherrschung einer gemeinsamen Sprache Voraussetzung, in technisch vermittelter Kommunikation die Beherrschung der Technologie, in einem Spiel die erfolgreiche Umsetzung der Spielkonventionen und in einem Online-Spiel die Beherrschung der Technologie *und* die erfolgreiche Umsetzung der Spielkonventionen.

In den von der Kommunikationsform und der Handhabung des Mediums bzw. der Medien gesetzten Rahmenbedingungen sind Kommunikationsprozesse stets situativ eingebettet, das heißt, sie sind auch an die Wahrnehmungsbedingungen, Wahrnehmungsmöglichkeiten und die Wahrnehmungsbereitschaft der Beteiligten angepasst.[21] Kommunikationsformen unterliegen jeweils eigenen Gesetzmäßigkeiten, beispielsweise dem Fehlen visueller Wahrnehmung in synchron-auditiven Formen wie Audiokonferenz oder Telefonat, oder der Internet- und Bildschirmabhängigkeit in Formen wie Videokonferenz oder Desktopübertragung.[22] Die

---

[18] Im Unterschied zu Goffmans „Partizipationseinheit" (1982:43 ff) wird der Interaktionsverbund als eine neue, übergeordnete Form aus dem Zusammenwirken unterschiedlicher Kommunikationsformen gebildet. Letztere entsprechen in einigen Kriterien Goffmans „Interaktionseinheiten" oder „Miteinandern". Als einzige Möglichkeit der gleichzeitigen Beteiligung in verschiedenen Miteinandern betrachtet Goffman allerdings das „Nebengespräch" (1982: 50 und Fußnote 34), - eine Sicht, die unter Aspekten technologisch gestützter Fernkommunikation natürlich in ein ganz neues Licht gerückt werden muss. Hingegen ist bereits mit dem Terminus des „participation framework" der entscheidende Zusammenhang angerissen: „When a word is spoken, all those who happen to be in perceptual range of the event will have some sort of participation status relative to it." (Goffman 1981: 3).

[19] Zur Verdeutlichung der Begriffe Kommunikationsziel und -zweck siehe Ungeheuer (1987).

[20] Dieses Verständnis steht in Einklang mit dem Terminus `Kommunikationsform´ von Friebel et al. (2003: 14-16).

[21] Zu den besonderen Wahrnehmungsbedingungen in technisch vermittelter Kommunikation siehe Loenhoff (2011).

[22] Versieht man einzelne Formen mit Attributen wie bspw. `synchron´ oder `asynchron´ kann es schnell zu einem Irrläufer komparativer Betrachtung kommen. Unter diesem Ansatz untersucht zum Beispiel Beißwenger (2007) die asynchrone Chat-

Rahmenbedingungen und bestehenden Teilnehmerschaften sind formspezifisch üblicherweise überschaubar, nicht aber unbedingt die Kompetenzen der anderen Teilnehmer im Umgang mit Medien und Technologien.

Nehmen nun mindestens drei Personen zwei unterschiedliche Kommunikationsformen gleichzeitig in Anspruch, so ist damit das einfachste Beispiel eines Interaktionsverbunds gegeben. Zumindest ein Teilnehmer ist darin in beiden Formen aktiv. *Übergangsformen* zwischen mono-thematischer Face-to-face-Kommunikation, innerhalb der von allen Beteiligten zu einem Zeitpunkt nur ein Thema behandelt wird, und einem Interaktionsverbund kennen wir aus unvermittelter Kommunikation im geteilten Wahrnehmungsraum. Ein Beispiel hierfür ist folgende Situation auf einem Schulhof, in der drei Kommunikationsformen face-to-face simultan ablaufen:

> Während ihrer Pausenaufsicht unterhält sich eine Lehrperson mit einer Kollegin, die neben ihr steht (a), beantwortet parallel zu dieser Unterhaltung die Fragen eines hinzukommenden Kindes (b) und mahnt gleichzeitig eine Gruppe tobender Schüler zur Ruhe (c). Zwar sind die einzelnen Kommunikationsstränge voneinander thematisch trennbar, aber mindestens ein Teilnehmer, in unserem Beispiel die Lehrerin, ist gleichzeitig in verschiedenen Kommunikationsformen als Sprecher und Hörer aktiv. Spricht die Lehrerin zu ihrer Kollegin, so ist sie als Sprecherin ebenfalls von dem einzelnen Kind und möglicherweise auch von der Schülergruppe zu hören. Während sie spricht, hört sie das gleichzeitig zu ihr sprechende Kind, hört ebenso die Schülergruppe und sie „hört" ihre Kollegin schweigen. Wenn die Lehrerin nun womöglich die Schülergruppe zur Ruhe mahnt, so beeinflusst diese Ermahnung auch das einzelne Kind, obwohl es selbst nicht direkt ermahnt wurde, die Ermahnung beeinflusst auch die Kollegin, die sonst wahrscheinlich die Ermahnung selbst ausgerufen hätte, usw.

Unter Einsatz technischer Vermittlung ist der kommunikative Wahrnehmungsraum nicht mehr geteilt, sondern getrennt. Dies geht mit einer enormen zeitlichen Verdichtung einher: meine verbale Aussage erreicht jemanden, der neben mir steht, genauso unmittelbar wie einen Telefonpartner am fernen Ende der Leitung.

Steht nun beispielsweise ein Student in einer Gruppe unter Kommilitonen auf dem Campus und führt zeitgleich ein Handytelefonat, chattet parallel noch via I-

---

Kommunikation in Konkurrenz zu Face-to-face-Kommunikation hinsichtlich des Anspruchs, als „interaktiv" gelten dürfen, allerdings anhand eines Maßstabes, der den Gesetzmäßigkeiten der Face-to-face-Situation entspricht, aber nicht denen der Chat-Kommunikation, und auch, ohne die jeweilige Zweckgebundenheit in Rechnung zu stellen.

Pad und wird dabei von seiner Freundin umarmt, so kann der Student seinem Telefongesprächspartner nun verbal über Ereignisse aus dem Chat berichten, oder seine Freundin kann einen Gruß in den Hörer rufen. Nicht zuletzt wird das Gruppengespräch der Kommilitonen von dem Chat des einzelnen Studenten, von dessen Freundin und dem Handygespräch mitbestimmt. In diesem *Interaktionsverbund* beeinflussen sich sämtliche Kommunikationsereignisse untereinander.

Für einen Interaktionsverbund sind folgende strukturellen Merkmale kennzeichnend:

Dynamisch-wechselnde Gesamtstruktur

Ein Interaktionsverbund besteht aus dem geordneten Zusammenwirken mehrerer Kommunikationsformen. Auftreten und Wegfall einzelner Kommunikationsformen sind für die Gesamtkonstellation konstitutiv. Zugehörige Formen unterliegen im Unterschied zu neu hinzukommenden Formen (beispielsweise ein unerwartet eingehender Telefonanruf) den Bedingungen eines bereits etablierten Wahrnehmungsraums, der die Teilnahme zumindest potentiell sichert. Jederzeit kann sich die Gesamtsituation für alle Beteiligten dadurch ändern, dass die Aufmerksamkeit eines Einzelnen in einer Form plötzlich besonders beansprucht wird. Umgekehrt kann das Beenden einer Videokonferenz Aufmerksamkeit des Einzelnen für andere vakant machen. Im Verbund existiert eine dynamische, sich im inneren Aufbau stets verändernde und an die sich ändernden Bedingungen anpassende Gesamtstruktur.

Dynamisch-wechselnde personale Teilnehmerschaften

Für jede Kommunikationsform gelten Wechsel, Ausfall oder Hinzukommen von Teilnehmern als potentiell. Für die Beteiligten bestehen Selektionsmöglichkeiten hinsichtlich Wechsel in andere Formen oder der zeitgleichen Teilnahme in weiteren Formen. Obligat sind dagegen Teilnehmerschaften, die sich aus der Mindestanzahl von zwei oder einer speziellen Funktion ergeben, die mit der Teilnehmerschaft verbunden ist, beispielsweise der Funktion des Experten in einem Expertengespräch. Im Fallbeispiel gilt für die Skype-Audiokonferenz das Obligat der Teilnehmerschaft sowohl für Alex als auch für Christian, da sie die beiden einzigen Teilnehmer der Audiokonferenz sind. In der Audiokonferenz wären also nur Wechsel oder Hinzukommen weiterer Teilnehmer möglich, das Ausscheiden eines Teilnehmers hätte den Wegfall dieser Kommunikationsform zur Folge.

Zur Wahrnehmungssituation im Interaktionsverbund

Obgleich das Merkmal der technischen Vermittlung nicht für jede beteiligte Kommunikationsform gelten muss, ist es existentielles Kriterium der meisten im Verbund beteiligten Kommunikationsformen, beispielsweise der Videokonferenz und des Onlinespiels, sowie für den Interaktionsverbund selbst: ohne technische Vermittlung wäre simultane Bewältigung multimodaler Kommunikationsanforderungen, wie sie hier nachgezeichnet werden, nicht zu erlangen. Allerdings sind Übergangsformen zwischen einer einzelnen Kommunikationsform und Interaktionsverbund auch ohne technische Vermittlung möglich.

Der audiovisuellen Fernkommunikation ist die Teilung der Teilnehmerperspektiven auf Lokal- und Gesamtgeschehen (Wirtz 2013) immanent. Zu Orientierungszwecken steht in dieser Kommunikationsform nicht wie in Face-to-face-Kommunikation ein identisches Lokalgeschehen für geteilte Wahrnehmung zur Verfügung, sondern zwei nicht-identische Lokalgeschehen bei getrennter Wahrnehmung. Wahl und Einsatz von Kommunikationsmitteln hängen maßgeblich davon ab, was als `geteilte Wahrnehmung´ gedeutet wird (Friebel et al. 2003: 7). So besteht beispielsweise bei Videokonferenzteilnehmern erhebliche Unsicherheit über das, was in wechselseitiger Wahrnehmung selbst oder dem Partner zugänglich bzw. unzugänglich ist. Technologiegebundene Besonderheiten wie Verzögerungen in der Videoübertragung (Friebel et al. 2003: 9ff) oder zu geringe Video-Darstellungsqualitäten (Loenhoff/Schulte 2006: 11) ließen sich in den letzten Jahren durch technische Entwicklung stark reduzieren oder beinahe vollständig aufheben. Unter modernen technologischen Bedingungen ist quasi-synchrone Telekommunikation möglich. Dies hat bereits dazu geführt, dass Mimik und Gesten in einem hohen Maß den Kommunikationsverlauf in der Videokonferenz mitbestimmen können.[23]

Bilder und Annahmen über Wahrnehmungsbedingungen des Partners, die sich von den eigenen unterscheiden, sind in Fernkommunikation *mit* handlungsorientierend (Wirtz 2013). Beispielsweise bedeutet eine aktive Videokonferenz-Verbindung innerhalb eines Interaktionsverbundes ja nicht per se, dass das Video dem Partner auch sichtbar ist: zu viele weitere Desktop-Anforderungen können es überdecken. Geschulte Teilnehmer berücksichtigen dies und binden mimische Kommunikationsanteile nicht ohne Absicherung („Siehst du mich?") ein. Be-

---

[23] Dass noch vor kurzer Zeit Gegenteiliges behauptet wurde (Mondada 2010: 280 unter Verweis auf eine Datenanalyse von Heath und Luff aus dem Jahr 1993) liegt nicht an Realitäten moderner Videokonferenz, sondern vermutlich eher an Hürden, denen die empirische Forschung gegenüberstand.

wusstsein um verringerte, beispielsweise mimische Anteile ist für den Kommunikationserfolg genauso bedeutsam wie Bewusstsein vervielfältigender Anteile. Eine schriftliche Äußerung im aktiven Chat steht nicht ausschließlich dem Chatpartner zur Verfügung, sondern potentiell auch Personen, die neben ihm stehen und einen Blick auf den Desktop werfen, oder Personen, die gerade ein Desktop-Sharing mit ihm ausüben.

In der komplexen Situationsstruktur des Interaktionsverbunds herrschen sich stets verändernde Wahrnehmungsbedingungen, die für niemanden sicher oder gar vollständig überschaubar sind. Unter diesen *inkonstanten Bedingungen getrennter Wahrnehmungsräume* werden im Interaktionsverbund auch Probleme der Partner-Adressierung sowie der Auflösung bzw. Etablierung stets neuer Interaktionsräume, wie sie für die „Multi Party Interaction" (Schmitt 2010: 216-217) konstatiert sind, bewältigt. In Multi Party Interaction, die beispielhaft aus dem Kontext eines Filmsets entwickelt wird, stehen allerdings entlastende Verteilungen der Handelnden im Raum sowie Rollen- und Organisationsstrukturen zur Verfügung. Für alle Beteiligten fungiert die übergreifende Orientierung hin auf einen gemeinsamen Zweck, nämlich die Produktion eines Films, stark handlungsstrukturierend. Es gilt eine klare Aufgabenverteilung, über deren Ordnung alle Mitarbeiter informiert sind. Mittels ihrer Kenntnisse und Vorhersagbarkeiten (Schmitt/Deppermann 2010: 337) sind bevorstehende Interaktionswechsel also für die Beteiligten in Multi Party Interaction vergleichsweise leicht abzusehen.

Als kommunikatives Merkmal wird im Folgenden *zielorientiert-strategisches Handeln* mindestens eines Teilnehmers als Voraussetzung für das Bestehen eines Interaktionsverbunds identifiziert. Im Interaktionsverbund sind die Teilnehmer mit neuartigen und als fremd erlebten Situationen konfrontiert. Zur kommunikativen Bewältigung dieser Situationen stehen ihnen keine verbindlichen Konventionen zur Verfügung. Erst im Laufe der Zeit und wachsender Erfahrung können Routinen (Schmitz 1998b: 5), das heißt bereits erfolgreich eingesetzte und geprüfte Handlungsschemata, etabliert werden. Abhängig von der Einschätzung der Situation durch den Sprecher und von seinen Zielen mag auf gewonnene Routinen später dann zurückgegriffen werden. Der Einsatz kommunikativer Routinen ist aber lediglich in einfachen Interaktionsverbünden oder in Teilen umfangreicherer Interaktionsverbünde möglich, deren Wahlmöglichkeiten und Veränderungsdynamik überschaubar sind. Bei zunehmenden Selektionsmöglichkeiten und zeitlicher Verdichtung, also bei steigender Komplexität (vgl. Loenhoff 2008), wachsen die Kommunikationsanforderungen und sind nicht mehr einfach routiniert zu bewältigen, sondern nur noch strategisch. Für den Erhalt des Interaktionsverbunds, oder anders formuliert, um im Interaktionsverbund gegenseitige Verständigung zu erlangen, ist der Einsatz kommunikativer Strategien, und zwar `zielorientierter Stategien´, erforderlich (Schmitz 1998b: 8). Der Entwurf einer Strategie folgt dabei auf ein antizipiertes Problem, das den besonderen Verständigungsbedingungen des Interaktionsverbunds geschuldet ist, und er sieht einen Handlungsplan vor, der der Überwindung dieses Problems dient. Um solche für das Verstehen notwendige Strategien überhaupt entwerfen zu können, muss ein Kommunikationspartner die eigenen und fremden Kommunikationsvoraussetzungen durchschaut haben, denn nur so kann er die möglicherweise auftretenden Probleme antizipieren. Wie wir sehen werden, ist das überwiegend strategische Handeln bereits eines Teilnehmers für Interaktion im Verbund hinreichend. Im folgenden Beispiel übernimmt Christian diese „Managerrolle", allerdings ohne ein Bewusstsein seiner wichtigen und äußerst anspruchsvollen Funktion zu haben.

4   Interaktionsverbund im Fallbeispiel `Alex und Christian´

Die Aufzeichnung startete am Abend des 3. September 2008 um 19:50, 07 Uhr und endete um 20:50, 20 Uhr damit, dass Christian „off" ging. Die aufgezeichneten Konferenzdaten beider Rechner wurden als Mitschnittpaar ausgewertet. Hinsichtlich der tatsächlichen kommunikativen Ereignisse kann die Aufzeichnung als ein „Blick durch das Schlüsselloch" in einen Interaktionsverbund gewertet werden[2]. Exemplarisch wird dies besonders dadurch klar, dass einige beteiligte Kommunikationsformen, beispielsweise der Vierer-Gruppenchat, nur seitens der Teilnehmer Alex und Christian, also nicht vollständig dokumentiert sein können.

4.1   Interaktionsformen und Teilnehmerschaften

Zunächst ist das Mitschnittpaar hinsichtlich identifizierbarer Interaktionsformen und Teilnehmerschaften untersucht worden. 12 Formen und folgende Teilnehmer wurden ermittelt:

---

[2]   Wie sich das tatsächliche Ereignis, also das ursprüngliche Geschehen, zu seiner Aufzeichnung, wie sich das Transkript zum tatsächlichen Ereignis und wie sich ein Transkript zu seinem Gegenstand, also der Aufzeichnung des tatsächlichen Ereignisses verhält, lässt sich bei Loenhoff und Schmitz (2012: 41 ff) nachlesen. Vgl. dazu auch Bliesener über „Kodierung von Bildinhalten in Videokonferenzen" (in diesem Band).

Tabelle 1: „Interaktionsformen und Teilnehmer". Die Bezeichnungen der Chats sind als diejenigen Chat-Namen übernommen, die der Teilnehmer Christian ihnen auf seinem Rechner gegeben hat.

	Interaktionsform	*Teilnehmer*
1	Skype Audiokonferenz	Alex, Christian
2	Darkorbit Onlinespiel	Alex, Christian, Niklas, viele Unbekannte
3	Face-to-face Christian	Christian, Oma Uschi, Oma Moni, Karl-Heinz, Azer, Kleinkind ab 20:31:00: Christian, Oma Uschi, Oma Moni, Karl-Heinz
4	DaRkOrBiT Skype-Gruppenchat	Alex, Weeler, Niklas
5	HAHA–Skype Gruppenchat (auf Alex´Desktop) = Hi Christian–Skype Gruppenchat (auf Christians Desktop)	Alex, Christian, Niklas, Weeler
6	Niklas_Fürst Chat	Alex, Niklas
7	floria.good.looking59-Chat	Christian, floria.good.looking59
8	Skype Videokonferenz	Alex, Christian, Oma Uschi
9	spontane Fernkommunikation	Alex, Oma Uschi
10	Telefonat	Christian, Christians Vater
11	MSN Web-E-Mail	Alex, Christian
12	Face-to-Face Alex	Alex, Pflegeperson

Im Folgenden werden zunächst die wesentlichen Kommunikationsformen und ihre Wahrnehmungsbedingungen exemplarisch vorgestellt.

In *Audiokonferenzen* via Internet steht den Teilnehmern synchron ihr Audio zur Verfügung. Im vorliegenden Beispiel handelt es sich um eine Audiokonferenz über das Kommunikationsprogramm Skype zwischen Alex und Christian. Über die Audioverbindung wird Alex auch Christians Face-to-face-Situation akustisch zugänglich. Alex kann das Geschehen in der Küche mithören. Christian wechselt gelegentlich zwischen der Kopfhörer- und der Lautsprechereinstellung, sodass zeitweise Alex für die Personen in der Küche hörbar ist und zeitweise nicht.

Das wenige Minuten dauernde Gespräch zwischen Alex und einer hinzukommenden Pflegeperson kann Christian über Audiokonferenz mithören.

Eine *Videokonferenz* verbindet ihre Teilnehmer mit Audio und Video, das heißt, den Teilnehmern steht synchron ein Bewegtbild des Partners auf dem Desktop und das gemeinsame Audio zur Verfügung. Im Beispiel sind die beiden Jungen über Skype Videokonferenz verbunden. Alex´ Video, das Christian auf seinem Desktop ansehen kann, steht optisch auch denjenigen Personen in der Küche zur Verfügung, die auf den Desktop sehen. Da Alex während der Videokonferenz allein im Krankenzimmer ist, sieht er allein das Video seines Freundes.

Die neuartige *spontane Fernkommunikation* verdient eine etwas ausführlichere Betrachtung. Sie kann als ein „Trittbrettfahrer" bestehender Fernverbindungen gedeutet werden, die sich dadurch von ihnen unterscheidet, dass sie spontan initiiert ist und höheren Risiken unterliegt. Höhere Risiken ergeben sich durch geringere Kompetenzen, zum Beispiel wenn die technische Bedienung einer Videokonferenz nicht selbsttätig ausgeübt werden kann. Entgegen objektiven Merkmalen wie z.B. Bedienkompetenz oder aktive Teilnahme ist es hier die subjektive Perspektive, also die persönliche Deutung und Bedeutung der Situation (Thomas-Theorem[3]), die zu einer spontanen Fernkommunikation veranlasst. Im Fallbeispiel nutzt Oma Uschi unvermittelt die Videokonferenz, an welcher sie nicht aktiv teilgenommen hatte, um dem fernen Alex zu erklären, warum Christian und Alex sich bald verabschieden müssen.

In einer Nachbefragung wurde die Teilnehmergruppe Oma Uschi, Christian und Oma Moni zu den Voraussetzungen für die spontane Fernkommunikation befragt. Im Besonderen ging es um Oma Uschis *Annahmen über Wahrnehmungsbedingungen*. Oma Uschi erläuterte auch, inwieweit sie mit den technischen Voraussetzungen vertraut war:

Wirtz: *Was konnte denn der Alex hören und sehen?*

Uschi: *(...) Wir konnten mit der Kam, also hier mit der Kamera konnte ich ihn sehen, und er konnte eben den[jenigen] sehen, der [bei uns] davor saß. Und natürlich `n bisschen Hintergrund, ja. Von der Küche hat er was gesehen. (...) Mehr konnte der eigentlich nicht sehen.*

Christian: *Und Tisch und Stühle, Fenster,*

Moni: *Ja, ein bisschen Umfeld, ne.*

Wirtz: *Und was konnte der Alex hören?*

---

[3]   „If men define situations as real, they are real in their consequences." (Thomas/Thomas: 1970)

| Uschi: | *Alles. Hören konnte der eigentlich alles.* |
| Christian: | *Alles was laut genug war.* |

Die Befragten bekamen auch eine Mitschnittstelle von Christians Desktop zu
sehen, an der die beiden Jungen den Wechsel von Audio- auf Videokonferenz
vorbereiten. Es sollte herausgefunden werden, inwieweit die passiven Konferenz-
Teilnehmer Oma Uschi und Oma Moni Christians Desktopgeschehen und seine
Rechnerbedienung überhaupt verfolgt hatten.

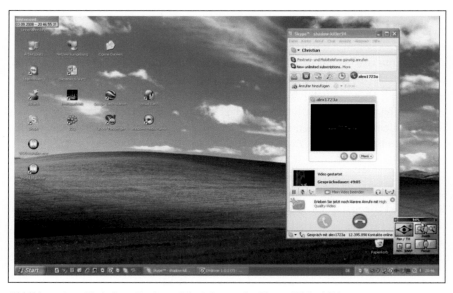

Abbildung 1:   Christians Desktop: Einrichtung der Skype-Videobilder

Wirtz:	*Und wer hat (...) das gesehen?*
Uschi:	Christian*! Weil Christian hat ja kommuniziert mit dem Alex. (...) Und hat versucht, das eben so einzurichten, dass er den Kontakt herstellen konnte.*
(…)	
Uschi:	*(lacht) Ich* konnte *ihm dabei nicht helfen, das war ja seine Sache!*
Moni:	*Wir* haben *nicht so viel Ahnung davon.*
Uschi:	*Wir* haben *nicht so viel Ahnung davon gehabt.*

In der ***Face-to-face-Situation*** stehen die Kommunikationspartner zeitlich und
räumlich unmittelbar in Beziehung zueinander. Sie teilen sich für die Dauer des

Kommunikationsprozesses ungebrochen ihre Erlebnisse oder Gegenwart und „altern zusammen" (Schütz 1971: 252). In Christians Face-to-face-Situation befinden sich zwischen zwei und sechs Personen gemeinsam in einer Wohnküche. Die Situation lässt sich zeitweise grob einteilen in ein Gespräch zwischen drei Erwachsenen am Esstisch und eine Spiel- und Kommunikationssituation am PC mit zwei Jugendlichen. Ein Kleinkind ist auch noch anwesend. In der Küche geht es also turbulent zu. Christian stellt zeitweise allen Personen in der Küche das Audio seiner Konferenz mit Alex über Lautsprecher zur Verfügung. Alex ist überwiegend allein in seinem Isolationsraum. Eine Face-to-face-Situation ergibt sich mit einer eintretenden Krankenschwester. Das nur 17 Sekunden dauernde Gespräch zwischen Alex und ihr ist Christian via Audiokonferenz zugänglich.

Ein *Chat* basiert auf synchronem Schriftverkehr ausschließlich zwischen Personen, die für diesen Chat angemeldet sind. In unserem Beispiel sind vier Chats unterschiedlicher Teilnehmerschaften dokumentiert. In drei dieser Chats ist Alex, in zwei dieser Chats ist Christian und in einem von ihnen sind sie gemeinsam aktiv. In dem gemeinsamen Chat sind außerdem Niklas und Weeler. Mit Niklas teilt Alex ebenfalls einen Zweier-Chat. Mit Niklas und Weeler teilt Alex seinen dritten Chat. Christian teilt noch einen Chat mit "floria.good.looking59". Da Chat-Titel unabhängig vergeben werden können, heißt derselbe Chat an unterschiedlichen Rechnern häufig anders: `HAHA – Skype Gruppenchat´ an Alex´ Rechner ist identisch mit `Hi Christian-Skype Gruppenchat´ an Christians Rechner. Die Ereignisse in Christians beiden Chats stehen optisch zumindest potentiell allen Personen in der Küche zur Verfügung.

Zwei *Telefonate* führt Christian mit seinem Vater, während er sich in der Küche befindet. Christians Beiträge des Telefongesprächs bekommt Alex via Audiokonferenz und bekommen die Anwesenden in der Küche unmittelbar zu hören.

Eine *E-Mail* wird von Alex über einen Web-Mail-Server an Christian versendet. Alex erhält nach dem Versenden die Information, dass Christian offline ist und die Mail erst später erhalten wird. Alex bereitet die Mail vor, während er dem Telefonat zwischen Christian und seinem Vater und dem Gruppengespräch in der Küche über Audiokonferenz zuhört.

Abbildung 2:   Transkriptmatrix

4.2 Transkription

Zur Transkription des Mitschnittpaars wurde für Verbaläußerungen bzw. für schriftliche Chatäußerungen unter interaktionsstrukturellen Aspekten und unter Bezugnahme auf das Transkriptionsziel (Loenhoff/Schmitz 2012) ein Transkript in tabellarischer Form entworfen. Interaktionsformen und ihre Teilnehmerschaften sind darin spaltenweise erfasst. Entlang der Zeitspanne auf der Y-Achse sind Beiträge zum Startzeitpunkt ihres Auftretens sekundengerecht fixiert.

Teilnehmer	Finn Video	Finn Audio	Mutter Video	Mutter Audio	Pflegeperson Video	Pflegeperson Audio	blueman1306 (Finn, Mutter) simply_contact (Nina, Vater, Oma, Opa)	Müller (Martina) blueman1306 (Mutter, Finn)	Martina Audio	Nina Video	Nina Audio	Vater Video	Vater Audio	Oma Video	Oma Audio	Opa Video	Opa Audio	Hund Video	Hund Audio
19:23:40																			
19:23:41																			
19:23:42																			
19:23:43																			
19:23:44																			

5   Analyse I: Orientierung und antizipatorische Initiativen

Die Auswertung wurde unter der Fragestellung begonnen: *Wie verhelfen sich Teilnehmer eines Interaktionsverbunds zu gegenseitiger Orientierung?*
In einem ersten Schritt wurden Beiträge der Audiokonferenz herausgearbeitet, die auf räumliche, zeitliche oder personelle Orientierung des Partners abzielen, und/oder die Handlungsanweisungen zum Erhalt des kommunikativen Gesamtzusammenhangs beinhalten. Besonders Christian versorgt seinen Freund mit einer Fülle orientierender Hinweise (insgesamt 33mal), die er häufig gleich mit einer Handlungsanweisung verbindet:

- `Wart mal kurz, ich geh ebend an die Tür´(20:06, 19);

- `Ich versteh dich kaum, ich muss wieder auf Kopfhörer rübergehen, weils hier gerade ein bisschen lauter ist.´ [Ich muss von `Mithören für alle über Lautsprecher´ zurückschalten auf `Kopfhörer nur für mich´, weil es hier im Raum gerade ein bisschen lauter ist.] (20:12, 48);

- `Alex, ich geh eben auf Toilette. Warte eben, okay?´(20:27, 33).

Christian kümmert sich aber auch darum, selber den Überblick über Personen zu behalten, mit denen er oder Alex es zu tun hat:

- `Hä, wer is Niklas?´ (20:01, 36).

Die Aufforderung an den Partner, „mal kurz" zu warten, nutzen in der Audiokonferenz sowohl Christian als auch Alex vielfach, um sich jeweils etwas Zeit für Handlungen zu verschaffen, an denen der Partner nicht teilnehmen kann. Darüber hinaus richtet Christian seine Informationen, wie wir sehen werden, an antizipierten Wahrnehmungsdefiziten seines Partners aus.

Wohlwissend, dass Alex kein Videobild von ihm bekommt und nicht sehen kann, was in der Küche geschieht, kommentiert er

- `Ich ess noch ebn mein Pudding zuende´ (19:59, 42);

- `Hab Azer jetzt rausgeschmissen, jetzt können wir zocken`; [Ich habe Azer jetzt aus der Wohnung begleitet, jetzt können wir spielen.] (20:32, 36).

Ebenso ist Christian sich im Klaren über Teilnehmerschaften im Chat. Er informiert Alex, der nicht sehen kann, dass Christian den gemeinsamen Chatpartner blockiert:

- `Ich hab den jetzt auch blockiert.´ [Ich habe Niklas im Chat jetzt auch blockiert] (20:05, 11).

Die Tatsache, dass Christian initiativ und nicht reaktiv die Versorgung seines Freundes mit der Information vornimmt, zeigt Antizipationsleistung und strategische Kompetenz, die Christian bereits in das Geschehen mit einbringt. Er richtet seine Handlung, in diesem Fall seine Mitteilung an Alex, an einem Entwurf aus, welcher die Antizipation von Wahrnehmungsbedingungen und -möglichkeiten des fernen Partners bereits impliziert. Derartige antizipatorische Initiativen (vgl. Schmitt 2010: 213) als Form zielorientierter Strategien dienen nicht allein dem Ziel gegenseitiger Verständigung oder einfach dem weiteren Kommunikationsverlauf innerhalb einer Kommunikationsform. Hierfür wäre anstelle „Hab Azer jetzt rausgeschmissen, jetzt können wir zocken" beispielsweise „Lass' uns spielen!" ausreichend oder anstelle von „Ich versteh dich kaum, ich muss wieder auf Kopfhörer rübergehen, weil es grad ein bisschen lauter ist." ein kurzes „Warte mal!". Beide Alternativen würden dem unmittelbar folgenden Kommunikationsverlauf zwischen ihm und Alex in hinreichender Weise genügen, denn sie unterstützten ausschließlich den Fortgang innerhalb der Kommunikationsform „Audiokonferenz". Sie würden allerdings dem fernen Partner keinen Einblick gewähren in das ihm verborgene Geschehen und ihm keine **Teilhabe** an einer ihm unzugänglichen Kommunikationsform verschaffen.

Es sind insbesondere Christians Beiträge, die **Wahrnehmungsdefizite** seiner jeweiligen Kommunikationspartner ausgleichen. Dabei bedient er sich verschiedenster, den Gegebenheiten der jeweiligen Form entsprechender Praktiken. Ereignisse in Kommunikationsformen, die für Nicht-Teilnehmer nicht wahrnehmbar sind, macht er ihnen gezielt verfügbar:

Über Audiokonferenz berichtet er Alex von nicht-akustischen Geschehnissen seiner lokalen Face-to-face-Situation, und in der lokalen Face-to-face-Situation schaltet er auf Lautsprecher um, damit die Oma Alex' Beiträge hören kann. In der folgenden Sequenz greift Christian zu diesem Mittel, um einem aufkommenden Konflikt zu begegnen und seine Oma zu beruhigen:

Im gemeinsamen Gruppenchat verrät Alex den anderen Mitgliedern Christians Namen durch eine namentliche Begrüßung (`hi christian´). Die Oma kritisiert die Ausdrucksweise (`Sag nicht immer sowas!´), mit der Christian seinen Freund Alex nach dem Verrat in der Audiokonferenz bezeichnet (`Du Spasti´). Dass Alex am fernen Ende großen Spaß an Christians Bemerkung hat (Alex lacht), kann die Oma nicht hören. Auch auf die Erklärungsversuche des 13jährigen Küchenbesuchers Azer (`Die reden immer so´ und `Das [ist] Jugendsprache´) reagiert die Oma verständnislos (`Komische Jugendsprache´).

Daraufhin parodieren Christian und Azer vor Omas Augen den Slang der Jugend (`Hast du misch grrad angefasst Alter, hast du misch gerradde ange-

fasst?´ - `*Nein, Alter ey, ganz rruhisch bleibään´*), woran sich der mithörende Alex über Text-Chat beteiligt (sendet Muskelarm-Emoticon). Dies kommentiert Christian adhoc über Audiokonferenz (`*Als ob du Muckis hast, ey, Alex!´*) und macht der Oma gleichzeitig Alex´ Lachen verfügbar (schaltet Lautsprecher ein). Wie zum Beleg versetzt er dem muskelgeschwächten Alex jetzt, da die Oma zuhören kann, noch einen freundschaftlichen Hieb (`*Du hast nur Pudding!´*). Die Oma kommentiert die neue Akustiksituation sofort positiv (`*Ohh, man kann sogar mithören? Cool!´*). Abschließend erläutert Christian seiner Oma die Mithör-Option und liefert die Begründung gleich mit (`*Hab ich gerade gemacht, damit du mithören kannst´*), - Christians letzter Kommentar demonstriert wieder die Qualität seiner Sprachhandlungen, mit denen er Außenstehenden Teilhabe an ihnen verborgenen Geschehnissen verschafft.

Uhrzeit	Skype Audiokonferenz (Alex, Christian)	Face-to-Face Christian (Christian, Oma Uschi, Oma Moni, Karl-Heinz, Azer, Kleinkind; ab 20:31:00: Christian, Oma Moni, Oma Uschi, Karl-Heinz)	HAHA - Skype Gruppenchat (auf Alex Desktop) = Hi christian - Skype Gruppenchat (auf Christians Desktop) (Alex, Christian, Niklas, Weeler)	Niklas_Fürst Chat (Alex, Weeler)
20:02:13			alex: hi christian	
20:02:15	Chr: Mann, du Spasti, du sollst mich (meinen Namen) nicht verraten			
20:02:17	Alex lacht.			
20:02:19		Uschi: Sag nicht immer sowas!	Weeler: ommmm	
20:02:23	Chr: Ich hasse dich			
20:02:24	Alex lacht.	Uschi: ich weiß gar nicht wieso du so mit ihm redest und trotzdem etliche Stunden computer spielst um mit ihm zu reden		
20:02:29		azer: die reden immer so	Weeler: Jesus	
20:02:32	Chr: Alex! Reden wir immer so?	Uschi: Ja aber meinse dat is schön wenn einer as asAzer: (...)		
20:02:35	Alex: Ja.			
20:02:36		Moni: (...)		
20:02:37		Uschi: Ja aber (...)	Weeler: nichts	
20:03:06		Chr: Siehst du!		
		Uschi: Die reden immer so sagt er		
20:03:07		Uschi: ich find dat aber nicht schön wenn man so (...)		
20:03:10		Azer: (...) Das äh Jul...)		
20:03:12		Azer: Das Jugendsprache		
20:03:14		Uschi: Jaa, komische Jugendsprache, du also		
20:03:16		Chr (theatralisch): Joa Mann Omi Alles Klar, Alter?		
20:03:18		Azer (schnell): Ja komm wir gehen, Alter, wie geht's Alter, Komm Ey!		
20:03:20		Chr (lacht): ey, du hast zu feste geschlagen	Alex sendet Muskelalarm-Emoticon	
20:03:25		Chr (theatralisch): Hast du misch grrad angefasst Alter, hast du misch gerradde angefasst?		
20:03:27		Azer: Nein, Alter ey, ganz rruhisch bleibäääin		
20:03:35	Chr: Als ob du Muckis hast, ey, Alex!	Chr schaltet Lautsprecher ein.		
20:03:38	Alex (lacht): Jaa!			
20:03:40	Chr: Du hast nur Pudding!			
20:03:45		Uschi: Ohh, man kann sogar mithören? Cool!		
20:03:46		Chr: Hab ich gerade gemacht, damit du mithören kannst.	Niklas: i bin besoffen ihr net haha ihr nups	

Abbildung 3:   „Mann, du Spasti"

Strukturell gedeutet, veranschaulicht die Sequenz die am Verbund und nicht an der Kommunikationsform ausgerichtete Handlungskoordination. Der Anlass (Verrat des Namens) ist im Chat verortet, Christians Kommentar des Verrats (`Du Spasti´) in der Audiokonferenz. Dieser Kommentar findet face-to-face eine Konsequenz durch Oma Uschi (`Sag nicht immer sowas!´), face-to-face findet auch die Verhandlung statt, in die sich Alex via Chat re-integriert, was wiederum in der Audiokonferenz von Christian bestätigt wird (`Als ob du Muckis hast, ey, Alex!´).

Antizipatorische Initiativen ermöglichen Teilnehmern des Interaktionsverbundes eine Teilhabe am externen Geschehen, an einem Geschehen also, an welchem sie primär keine Teilnehmerschaft innehaben. Für den Interaktionsverbund erhöht sich so die *Transparenz* des Gesamtgeschehens auf ein Niveau, welches stets wechselnde, neue Handlungsoptionen zulässt und gleichzeitig den Zwang zur Selektion erhöht. Erst auf dieser Ebene sind Verflechtungen einzelner Kommunikationsformen praktizierbar.

Dazu auch das folgende Beispiel:

Face-to-face wird Christian von seiner Oma aufgefordert, sich um den Heimweg zu kümmern (`Ja, Chrissi, gleich brauchst du nicht mehr abhauen. Bleibst du jetzt hier oder gehst du oder was ist jetzt?´). Es ist Abend, kurz vor 21 Uhr. Christian, leicht genervt (stöhnt), informiert Alex über Videokonferenz (`Alex,´ - `Hm?´ - `Ich geh jetzt raus. Ich bau dat zuhause auf.´). Alex, dem ohne seinen Freund Langeweile droht, fragt nach (``Ey, warum?´´). Während Christian ihn mit einem kurzen `Darum.´ abspeisen will, mischt sich die Oma als „Trittbrettfahrerin" in die Unterhaltung der Jungen ein und gibt Alex eine Erklärung (`Weil er nachhause möchte, Alex!´). Alex lässt nicht locker, seine Nachfrage (`Warum?´) gilt sowohl der Oma in der spontanen Fernkommunikation als auch Christian in der Videokonferenz. Beide antworten prompt wie aus einem Munde und nennen den wahren Grund (`Weil die Couch hier hart ist.´). Oma Uschi gibt sich noch etwas mehr Mühe, Alex zufrieden zu stellen (`Der kann hier nicht schlafen.´), als Christian es auf weitere Warum-Fragen tut (`Weil die hart ist.´). Oma Uschi geht nun dazu über, aktiv den Abend zu beenden und spricht beide Jungen direkt mit einem Kommentar an. (`Und wenn er jetzt so weiter macht, kann er nämlich nicht mehr gehen. Also bau ab jetzt.´). Während die Verwendung des Personalpronomens „er" den fernen Alex als Adressaten erkennen lässt, richtet sich die Anweisung an Christian. Entsprechend lauten die beiden Antworten (`Doch, kann ich.´ und `Ist doch nicht schlimm, der soll <u>hier</u> bleiben!´).

0989-2-TKK4-0023 und 17e8=TKK7-0003	Kommunikations-form	Skype Videokonferenz	Face-to-Face Christian	spontane Fernkommunikation
	Teilnehmer	Alex, Christian, Oma Uschi	Christian, Oma Uschi, Oma Moni, Karl-Heinz, Axer, Kleinkind ab 20:31:00: Christian, Oma Uschi, Oma Moni, Karl-Heinz	Alex, Oma Uschi
3.9.2008	Uhrzeit hh:mm:ss			
	20:49:22		Oma Uschi: Ja, Chrissi, gleich brauchst du nicht mehr abbauen. Bleibst du jetzt hier oder gehst du oder was ist jetzt?	
	20:49:26	Chr (stöhnt): Alex.		
	20:49:28	Alex: Hm?		
	20:49:29	Chr: Ich geh jetzt raus. Ich bau dat zuhause auf.		
	20:49:31	Alex: Ey, warum?		
	20:49:35	Chr: Darum.		Oma Uschi: Weil er nachhause möchte, Alex!
	20:49:36	Alex: warum?		Alex: warum?
	20:49:38	Chr: Weil die Couch hier hart ist.		Oma Uschi: Weil die Couch hier hart ist.
	20:49:39	Oma Uschi: Der kann hier nicht schlafen. Alex (grinst): Und warum ist die hart?		Oma Uschi: Der kann hier nicht schlafen. Alex (grinst): Und warum ist die hart?
	20:49:41	Chr: Hä?		
	20:49:43	Alex: Warum ist die hart?		
	20:49:45	Chr: Weil die hart ist.		
	20:49:49	Alex: Ooohh.		
	20:49:50			Oma Uschi: Und wenn er jetzt so weiter quatscht, kann er nämlich nicht mehr gehen. Also bau ab jetzt
	20:49:54		Chr: Doch, kann ich.	
	20:49:55	Alex: Ist doch nicht schlimm. Der soll hierbleiben!		Alex: Ist doch nicht schlimm. Der soll hier bleiben!
	20:49:59	Chr: Hm, hm, ich gehe jetzt.. Verabschiede dich schon mal von mein schönes Bild		
	20:50:06	Alex: Wo denn?		
	20:50:12	Chr: Siehst du mich noch?		
	20:50:14	Alex: Nö.		
	20:50:15	Chr: Oh.		
	20:50:17	Chr: Tschöss.		
	20:50:18	Alex (schreit): Nein!! Nicht Tschöss, nicht Tschüss!		
	20:50:20	Chr off		

Abbildung 4: „Der soll hier bleiben!"

6   Analyse II: Selektionsprozesse und Partneradressierungen

Vor dem Hintergrund aktiver Kommunikationsformen, ihrer Regelmäßigkeiten und Teilnehmerschaften sind von den Kommunikationsteilnehmern Entscheidungen über die Partnerwahl zu treffen. Dies muss selbstverständlich in einer Weise geschehen, die Übereinkunft über Adressierungen bei allen Beteiligten erzielt, - ein grundsätzlich entscheidendes Kriterium für die Vermeidung von Kommunikationskonflikten[4].

Teilnehmerschaften stehen unter den Vorgaben von Erreichbarkeit (z.b. akustische Erreichbarkeit, Online-Sein), Kompetenz (z.b. Hörkompetenz, technische Bedienkompetenz, sprachliche Kompetenz) und Bereitschaft. Im Interaktionsverbund überlappen sich Teilnehmerschaften verschiedener Kommunikationsformen, und eine verbale Äußerung Christians wäre auf den ersten Blick sowohl der Audiokonferenz als auch seiner Face-to-face-Situation zuordenbar, denn in beiden Formen sind aktive Partner erreichbar. Es liegt die Vermutung nahe, im tatsächlichen Geschehen entstünden Konflikte, die auf unsichere oder falsche Identifikation zurückzuführen sind.[5] Die Analyse ergab jedoch eine völlig konfliktfreie Kommunikationssituation. Wie gelingt es also, Partneridentifikationen zu sichern, oder anders: Wie wird im Interaktionsverbund Ordnung konstituiert?

Partneradressierungen unterliegen den Vorgaben von Wahrnehmungsmöglichkeiten, so kann eine verbale Äußerung natürlich nur an Personen gerichtet sein, mit denen ein akustischer Wahrnehmungsbereich geteilt wird. Für die Kommunikationsformen Audiokonferenz, Videokonferenz, Face-to-face-Kommunikation und Telefonat gilt dies in gleicher Weise. Es bedarf also einer gesonderten Entscheidung darüber, an welchen Teilnehmer welcher Kommunikationsform eine Verbaläußerung gerichtet wird bzw. wie sich jemand als Adressat einer Verbaläußerung selbstidentifiziert.

Zunächst einmal konnte beobachtet werden, dass sich Gesprächsbeiträge leicht über inhaltliche Kontexte erschließen. Kommunikationsverläufe werden

---

[4]   Richter und Weidmann (1975: 83) konnten in exemplarischen Gruppengesprächen unter den Teilnehmern „erstaunliche Fertigkeiten, Kommunikationskonflikte zu meiden" nachweisen und daraus eine grundlegende „kontrakonfliktäre" Handlungstendenz in Kommunikationsprozessen ableiten.

[5]   Entsprechend hatte eine Erwartung zu Beginn der Transkription gelautet, es gäbe sicherlich Schwierigkeiten, verbale Äußerungen ihren Kommunikationsformen entsprechend notieren zu können. Ebenso wurde erwartet, daraus resultierende Kommunikationskonflikte unter den Beteiligten zu identifizieren. Beide Erwartungen erwiesen sich als falsch. Tatsächlich war die Notation im inhaltlichen Kontext stets eindeutig möglich, und es konnte kein Kommunikationskonflikt nachgewiesen werden, der auf Adressatenunsicherheiten zurückzuführen gewesen wäre.

nämlich in der Form weitergeführt, deren inhaltlichem Kontext sie entsprechen. Die Aufgabe für die Teilnehmer besteht also darin, eine Vielzahl inhaltlicher Kontexte zu differenzieren und Beiträge entsprechend zuzuordnen. Diese Selektionsaufgabe spiegelte sich im Prozess des Transkribierens wider: Ein verbaler Kommunikationsbeitrag Christians kann, naiv betrachtet, Alex in der Audiokonferenz gelten, oder Azer gelten, der face-to-face neben ihm sitzt, oder einem der Erwachsenen in der Küche gelten.

Welcher Person und welcher Kommunikationsform der Beitrag zugeordnet werden muss, erschließt sich im tatsächlichen Geschehen allein durch den inhaltlichen Kontext *vor* diesem Beitrag. Der Transkribent hat den Vorteil, auch den Verlauf nach dem Beitrag einzusehen, die Zuordnung also retrospektiv vorzunehmen und so reliabler zu machen. Diese Chance bleibt im aktiven Kommunikationsverlauf natürlich verwehrt.

Im folgenden Ausschnitt ist zu erkennen, unter welch vielfältigen Optionen Partneradressierungen zu selektieren sind. Besonders komplex stellt sich die Situation für Christian dar, der einige Kommunikationsanforderungen simultan zu bewältigen hat.

Alex und Christian spielen über ihre Webbrowser ein gemeinsames Online-Spiel „Darkorbit". Das Spiel ist weltweit für jedermann nach einer einmaligen Registrierung zugänglich. Im virtuellen Weltall „Darkorbit" existieren Bereiche (maps), in denen sich bestimmte Gruppen treffen, zum Beispiel die internationale „global map" oder die „deutsche map". Im Darkorbit-Spiel hat zwar jeder Spieler einen Spiele-Namen, im zugehörigen Chatroom verraten sich vertraute Spieler aber manchmal ihre Skype-Namen und treffen sich außerhalb des Online-Spiels auch via Skype.

Im Transkript sind Einträge in der Spalte „Darkorbit" immer dann notiert, wenn das Spielfenster auf den Desktops aktiviert ist. „Alex spielt" ist in der Spalte Darkorbit beispielsweise dann notiert, wenn Alex das Darkorbit-Spielefenster auf seinem Rechner sichtbar hat. In der folgenden Sequenz sind zwar Zusammenhänge des Spiels Kommunikationsthema, allerdings werden sie noch nicht im Spiel selbst, sondern in Audiokonferenz, face-to-face und in zwei Chats ausgehandelt.

Alex und Christian kennen Niklas und Weeler aus dem Darkorbit-Spiel. Sie haben sich zuvor dort ihre Skype-Namen mitgeteilt und nun parallel zum Spiel zwei Skype-Chats eröffnet. Alex teilt einen Chat mit Niklas. In einem zweiten Gruppenchat sind Alex, Christian, Niklas und Weeler aktiv.

Die Sequenz beginnt mit Christians Ankündigung (`ich komm jetzt gleich darkorbit´, [ich spiele jetzt gleich `Darkorbit´, 20:06, 13). Diese Mitteilung kann nur Alex gelten, da nur Alex ebenfalls im Darkorbit-Spiel registriert ist. In den

Minuten vor dieser Bemerkung war Christian im Onlinespiel nicht aktiv. Im Vorfeld hatte Niklas Christian in den beiden Chats provoziert und ihn zum Kampf in Darkorbit aufgefordert. Entsprechend informiert Alex seinen Freund vorsorglich, wo sich der „Spiel-Feind" befindet (`der ist in der deutschen map´, 20:06, 16). Christian hat lokal etwas zu erledigen (`wart mal kurz, ich geh ebend an die Tür´, 20:06, 19) und entfernt sich vom Rechner. Bei seiner Rückkehr hat er eine Information für seine Oma in der Küche, die er mit namentlicher Anrede versieht (`Da hat einer Sehnsucht nach dir, Oma´ (20:06, 31) und wiederholt (20:06, 37). Während Christians Rechnerabwesenheit versucht Niklas, Alex Christians Spielenamen zu entlocken, um Christian im Onlinespiel aufspüren zu können (`he, sag mal den name von seinem clan´, 20: 06, 31). Außerdem erfragt Niklas im Gruppenchat Christians Spiel-Aufenthaltsort (`Wo bist du map?, 20:06, 40) und (Komm sag wo du bist, `20:06, 51). Azer hilft Christian bei dem nun bevorstehenden Einloggen mit dem Anmeldenamen (Azer: `Du heißt Killer-Killt´, 20:06, 47). In diesem Moment ist Christian mehreren Kommunikationsanforderungen (lokal: Azer, lokal: Oma, Audiokonferenz: Alex, Chat: Niklas, Spiel: bevorstehender Kampf) gleichzeitig ausgesetzt. Er entlastet sich, in dem er Alex aufträgt, Niklas etwas mitzuteilen (Christian: `Ey sag, sag ihm ich komm jetzt´, 20:06, 47). Christian kommentiert lokal auch Azers Hilfestellung (Christian: `Ah ja gut´, 20:06, 51), und will dann offenbar ganz in das Spielgeschehen einsteigen (Christian: `Das reicht mir jetzt´, 20:06, 52, (…), `Ich komm jetzt in darkorbit´, 20:06, 56, (…), `ich mach ihn fertig´, 20:07, 01). Dass ihm das ungestörte Spielvergnügen nicht vergönnt sein wird, deutet Azers nächster Beitrag an. Azer bezieht sich nämlich darin auf ein zweites Computerspiel, das er seit geraumer Zeit lokal mit Christian am Rechner spielen will. An diesem Fußballspiel ist Christian allerdings nicht sehr interessiert und beteiligt sich immer nur zögernd daran, aber Azer wird Christian wohl nicht in Ruhe Darkorbit spielen lassen (Azer: `ich schicke dir BRD und du schickst mir Türkei okay?´, 20:07, 02).

0985r 2-7004-0025 und 17ab: TKK7-0003	Kommuni-kations-form	Skype Audiokonferenz	Darkorbit Onlinespiel	Face-to-Face Christian	HAHA - Skype Gruppenchat (auf Alex Desktop) = Ni christian -Skype Gruppenchat (auf Christians Desktop)	Niklas_Fürst Chat	floria.goo d..looking 59-Chat	Tele?
3.9.2006	Teilnehmer	Alex, Christian	Alex, Christian viele Unbekannte	Christian, Oma Uschi, Oma Moni, Karl-Heinz, Azer, Kleinkind ab 20:20:00: Christian, Oma Uschi, Oma Moni, Karl-Heinz	Alex, Christian, Niklas, Veeter	Alex, Niklas	Christian, floria good.lo oking59	Christian, Christia...
Uhrzeit hh:mm:ss								
20:06:13	Chr: ich komm jetzt gleich darkorbit							
20:06:16	Alex: der ist in der deutschen Map.							
20:06:19	Chr: Wart mal kurz, ich geh ebend an die Tür.							
20:06:21	Alex: Christian, der Niklas Fürst ist in der deutschen Map.							
20:06:28			Chr (entfernt sich von Mikro): der kriegt gleich, (...) ganz kurz					
20:06:29			Moni: Du wolltest das (...) hören					
20:06:31			Azer: Ich glaube dass (...)					
			Chr: Da hat einer Sehnsucht nach dir, Oma		he sag mal den name von seinem clan.			
20:06:34	Alex: Ey Alter, was wollen die jetzt alle von mir?							
20:06:37			Chr: Oma, da hat einer Sehnsucht nach dir.					
20:06:39			Moni: Wer?					
20:06:40			Chr: (...)	Niklas: Wo bist du map?				
20:06:41			Moni: Wo ist der denn?					
20:06:47	Chr: Ey sag, sag ihm ich komm jetzt.		Azer: Du heißt Killer-Killt	Niklas: Komm sag wo du bist				
20:06:51			Chr: Ali ja gut.					
20:06:52	Chr: Warte ich geh jetzt eben fertig machen. Das reicht mir jetzt. Ich lass mir sowas nicht bieten.							
20:06:56	Chr: komm jetzt in darkorbit. Sag ihm das!							
20:07:00	Alex: Ja aber der ist in der deutschen Map.							
20:07:01	Chr: Dann sag er soll global kommen, ich mach ihn fertig.		Uschi: (...)					
20:07:02			Azer: (...) ich schicke dir BRD und du schickst mir Türkei okay?					

Abbildung 5:   „Ich komm jetzt gleich darkorbit"

Etwas weniger anstrengend für Christian, aber unter Aspekten der Adressierung sehr aufschlussreich, geht es knapp zwei Minuten später weiter. Christian ist nun bereit, sich bei Darkorbit einzuloggen. Er hat seinen Spielenamen nicht parat, obwohl Azer ihn vorhin genannt hat. Christian fragt also nach (Christian: `Wie heiß ich nochmal?´, 20:08, 37). Aus dem vorangegangenen Kontext (Azer: `Du heißt Killer-Killt´, 20:06, 47) ist erschließbar, dass Azer gemeint ist. Allerdings ist für das Thema „Darkorbit-Spiel" auch Alex zuständig und zeigt sich daher bereit, Christians Frage als *an sich gerichtet* zu deuten. Auf Alex´ Rückfrage (Alex: `Was?´, 20:08, 38) wiederholt Christian seine Frage. Für Azer ist diese zweite Frage keine Wiederholung auf Nachfrage, sondern eine Doppelung der ersten Frage, was den Druck, zu antworten, für ihn erhöht (Azer: `Killer-killt´, 20:08, 42). Auch Alex antwortet jetzt (Alex: `The Killer killt glaub ich´, 20:08, 43).

0989= 2-TKK4-0023 und 17eB= TKK7-0003	Uhrzeit hh:mm:ss	Skype Audiokonferenz	Darkorbit Onlinespiel	Face-to-Face Christian	HAHA - Skype Gruppenchat (auf Alex Desktop) = Hi christian -Skype Gruppenchat (auf Christians Desktop)
Teilnehmer		Alex, Christian	Alex, Christian, viele Unbekannte	Christian, Oma Ubchi, Oma Moni, Karl-Heinz, Azer, Kleinkind; ab 20:31:00 Christian, Oma Ubchi, Oma Moni, Karl-Heinz	Alex, Christian, Niklas, Weeler
3.9.2008	20:08:37			Chr: Wie heiß ich nochmal?	
	20:08:38	Alex: Was?		Kleinkind weint	
	20:08:40	Chr: Wie heiß ich nochmal?		Chr: Wie heiß ich nochmal?	
	20:08:41	Alex: Wieso?		Karl-Heinz: (...)	
	20:08:42			Azer: Killer-killt	
	20:08:43	Alex: The Killer killt glaub ich.			
	20:08:47	Alex: Germany Kampf			Niklas: Germany Kampf
	20:08:49	Alex: Er will einen Kampf.			
	20:08:50	Alex: Also Niklas Fürst will einen Kampf in deutscher Map.		Moni: (...) fünf Minuten dann ist Ruhe hier heute.	

Abbildung 6:   „Wie heiß ich noch mal?"

Wollen wir uns noch einmal mit den Optionen befassen, die ein Sprecher hat, um aus seiner Tätigkeit eine Hörertätigkeit zu machen. Schmitz bezeichnet als Höreraktivitäten diejenigen Wahrnehmungs- und Interpretationsleistungen, die den sprachlichen und nicht-sprachlichen Steuerungshandlungen des Partners gelten (vgl. Schmitz 1998d: 65). Übertragen auf den Interaktionsverbund gelten sie den sprachlichen, unter Video-Einsatz auch nicht-sprachlichen, schriftlichen (Chat, Mail, SMS,…), grafischen (z.B. Emoticon) und textuellen (z.b. Desktopübertragung, Application-Sharing) Steuerungshandlungen des Partners.

Ein schon bekanntes Beispiel verdeutlicht, dass die bloße Erreichbarkeit (Gegenwart) in einer Kommunikationsform ausreicht, um als *Hörer* zu fungieren, oder anders formuliert: ausreicht, sich den *Sprecher* allein durch Anwesenheit quasi zu wählen.

20:03:10	Azer: (...) Das äh.luf...)
20:03:12	Azer: Das Jugendsprache
20:03:14	Uschi: Jaa, komische Jugendsprache, du also
20:03:16	Chr (theatralisch): Joa Mann Omi Alles Klar, Alter?
20:03:18	Azer (schnell): Ja komm wir gehen, Alter, wie geht's Alter, Komm Eyl
20:03:20	Chr (lacht): ey, du hast zu feste geschlagen / Alex sendet Muskelarm-Emoticon
20:03:25	Chr (theatralisch): Hast du misch grad angefasst Alter, hast du misch gerradde angefasst?
20:03:27	Azer: Nein, Alter ey, ganz rruhisch bleibään
20:03:35	Chr schaltet Lautsprecher ein. / Chr: Als ob du Muckis hast, ey, Alex!
20:03:38	Alex (lacht): Jaa!
20:03:40	Chr: Du hast nur Pudding!
20:03:45	Uschi: Ohh, man kann sogar mithören? Cool!
20:03:46	Chr: Hab ich gerade gemacht, damit du mithören kannst. / Niklas: i bin besoffen ihr net haha ihr nups

Abbildung 7:   „sendet Muskelarm-Emoticon"

Alex hat im Chat Christians Namen verraten, woraufhin Christian ihn `Spasti´ nennt. Oma Uschi kritisiert Christians Stil und initiiert damit ein Gespräch über Jugendsprache in der Küche. Alex kann dieses Gespräch zwar mithören, wird aber selber nur von Christian über Kopfhörer gehört. Alex kann sich über Audiokonferenz nicht an dem Gespräch beteiligen. Er riskiert nun, sich über den Umweg einer anderen Kommunikationsform bei Christian Gehör zu verschaffen. Über Audiokonferenz würde er Christian zwar sicher, aber *ausschließlich* Christian erreichen. Die Audiokonferenz wählt er für seinen Beitrag aber nicht. Alex schickt ein Muskelarm-Emoticon im Skype-Gruppenchat und gewinnt Christians Aufmerksamkeit. Christians Kommentar erfolgt nicht als Chatantwort, sondern verbal, und ist für die Umstehenden in der Küche ebenfalls hörbar. Alex hat somit erreicht, über den Chat als *Umweg* in die lokale Küchenkommunikation zu gelangen.

7 Ergebnisse

Hätten wir Alex und Christian an jenem Septemberabend im Jahr 2008 die Frage gestellt „Was habt ihr in den letzten Stunden eigentlich gemacht?", wie hätte wohl ihre Antwort gelautet? „Wir haben heute etwas Besonderes ausprobiert!" oder „Wir haben etwas Spannendes erfunden!"...? Vermutlich nicht. Ich glaube, die Antwort hätte schlicht gelautet: „Gespielt."

Die von Alex, Christian und den anderen Mitwirkenden praktizierte *Interaktion im Verbund* war zumindest für die Kinder kein ungewöhnliches Abenteuer, sondern alltägliche Spielsituation. Ähnlich unbeeindruckt würde sicherlich auch der Student reagieren, wenn wir ihn nach seiner Selbsteinschätzung des Kommunikationsverhaltens auf dem Campus befragen würden. Obschon für dieses Beispiel eine imaginäre Person gewählt wurde, existieren zahlreiche reale Vertreter dieses Studenten. Ein Spaziergang über den Campus und ein Blick in den Alltag von Kindern zeigt: Kommunikationssituationen im Interaktionsverbund sind zumindest für jene Generationen, die mit dem Internet aufgewachsen sind, keine besonderen Ereignisse, sie sind ihnen vertraut.

Obschon diese oder ähnliche Beobachtungen in unterschiedlichen wissenschaftlichen Disziplinen zahlreich formuliert werden und wohl als unumstritten gelten dürfen, sucht man nach einschlägigen Studien und empirischem Material geradezu vergeblich. Dies ist umso erstaunlicher, als alltägliche Interaktionsvarianten von Kindern, Jugendlichen und jungen Erwachsenen durchzogen sind von komplexen Interaktionsverbünden. Die empirische Forschung, so scheint es, verschließt sich den selbst beobachteten Phänomenen zum Trotz konsequent den Anforderungen inzwischen gängiger, sich stets verändernder und unüberschaubarer Formen sozialer Interaktion. Dementsprechend mangelte es zur Unterstützung dieser Arbeit beispielsweise an begrifflichen und deskriptiv-empirischen Offerten aus aktueller medien- oder anwendungsorientierter Forschung. Im Umfeld der konversationsanalytisch geprägten Multimodalitätsforschung sind in Teilen beeindruckende Ergebnisse erzielt worden. Darunter erwiesen sich für die vorliegende Arbeit Aussagen zur Bewältigung von Raumwechseln in spezieller, unvermittelter Interaktion als äußerst hilfreich. Allerdings klammert jene Untersuchung in ihrem empirischen Zugriff das Moment der Technik vollständig aus und ist daher für Erkenntnisse über Alltagskommunikation wiederum nur begrenzt nutzbar. Benachbarte Analysen nehmen zwar Interaktion unter Bedingungen technischer Vermitteltheit in ausgesuchten Interaktionsformen in den Blick, lassen dabei aber Beteiligungen in weiteren Interaktionsformen außer Acht. Will man allgemein gültige Aussagen über Kommunikation ableiten, bedeutet dies ebenfalls ein enormes Defizit.

Interaktionsanalysen dürfen sich nicht länger dem Alltagsgeschehen entziehen heißt, sie dürfen nicht länger auf einzelne Kommunikationsformen begrenzt bleiben oder Einflüsse technischer Vermitteltheit ignorieren. Interaktionsverbünde sind nämlich, so konnte gezeigt werden, im Bereich der Alltagskommunikation bereits als übergeordnete Handlungsfelder etabliert. Für die Teilnehmer bleiben Interaktionsverbünde in der Gesamtheit ihrer dynamischen Strukturen zwar überwiegend abstrakt, umgekehrt ist Alltagskommunikation konstitutiv und funktional stark durch sie geprägt. Diese in ihrer Komplexität neuartige `Infrastruktur´ von Kommunikation konnte hier exemplarisch beleuchtet werden.

Die theoretische Grundlegung dieser Untersuchung gelang im Schnittpunkt interaktionstheoretischer, sozial-phänomenologischer und handlungstheoretischer Perspektiven. Diese Einbettung offenbarte allerdings auch diejenigen Bereiche, in denen konventionelle Begrifflichkeiten für die Deskription und Analyse der aufgezeigten emergenten Phänomene als nicht hinreichend beurteilt werden müssen. Die Ausarbeitung der als Voraussetzungen für Interaktionsverbünde erkannten Faktoren ist unter Hinzuziehung kommunikationstheoretischer Konzepte erfolgt. Als eine Voraussetzung für einen Interaktionsverbund ist das zielorientiert-strategische Handeln eines Teilnehmers identifiziert worden, welches sich in Form antizipatorischer Initiativen äußern kann. Beobachtete Prozesse der Partneradressierung und -selektion konnten allesamt unter Absehung von sogenannten „Turn-Taking-Regeln" erfolgreich beschrieben und erläutert werden. In diesem Zusammenhang sind vielmehr einige kritische Punkte in Verständnis und Begriff des „Turn-Taking" aufgetaucht, auf deren klärende Diskussion in diesem Rahmen allerdings verzichtet werden musste.

Gestützt auf reichhaltiges empirisches Material sind mit der vorliegenden Fallstudie weiterhin die teilweise recht komplexen Strukturen interpersonaler, technologiegestützter Kommunikation freigelegt und nachvollziehbar gemacht worden. Dazu wurden Interaktionsverbünde zunächst abgegrenzt von einfachen Kommunikationsformen und ihren Übergangsformen. Mittels der herausgearbeiteten Merkmale von Interaktionsverbünden konnten empirische Nachweise für deren u.U. drastisch steigende Selektionsmöglichkeiten, das heißt für eine fallweise deutliche Zunahme ihrer Komplexität erbracht werden. Gleichzeitig wurde dabei eine Vielzahl von Überlegungen angestoßen, die sich auf das bislang vorherrschende Verständnis von „Komplexität" sowie damit zusammenhängende Folgen für die weitere Theoriebildung richten. Sie lassen sich auf die Frage zuspitzen, wie weit Komplexität in Kommunikationszusammenhängen gesteigert werden kann und, sofern sich dieser Punkt bestimmen lässt, was `danach´ passiert. Die Überprüfung einiger hierzu bereits formulierter Hypothesen wird ebenfalls in der Zukunft zu leisten sein.

Telesupport und Fernhandeln

Thomas Bliesener

Bei der Kommunikation mit Bild und Ton per Computer und Internet kommen so viele Funktionen, Einstellungen und Störmöglichkeiten ins Spiel, dass selbst erfahrene Benutzer rasch an den Rand ihrer Möglichkeiten zur Beherrschung der Technik gelangen. Noch mehr widerfährt dies Benutzern mit geringerer Computererfahrung, zum Beispiel vielen Kindern und Senioren. Damit sie die Klippen der Kommunikationstechnik besser meistern können, bedürfen sie besonderer individueller Unterstützung. Zum Teil kann die Unterstützung darin bestehen, sie auf Bedienungsmöglichkeiten und Störungsbehebungen vorzubereiten, zum Teil aber nur darin, ihnen bei akutem Bedarf mit zeitnahem Support beizuspringen.

In einigen Situationen des Alltags kann der Bedarf an technischer Unterstützung unmittelbar durch informelle Hilfebeziehungen gedeckt werden, zum Beispiel durch anwesende Kollegen, Nachbarn oder Freunde. Solche Hilfequellen stehen jedoch nur eingeschränkt oder gar nicht zur Verfügung, wenn die Betroffenen alleine sind, so wie es bei den Teilnehmern des Modellprojekts TKK-ELF typischerweise der Fall war. Bei den kranken Kindern im Isolierraum ist niemand außer höchstens einer Person aus dem Familienkreis (dies war ja gerade der Grund zur Einrichtung von Telekommunikation als zusätzlicher Kommunikationsmöglichkeit). Auch bei ihren Gesprächspartnern zu Hause sind während einer Fernkonferenz meist keine Freunde oder Nachbarn zugegen. Daher kann der Unterstützungsbedarf dieser Kommunikationsteilnehmer nur durch vermehrte Bereitstellung organisierten Supports abgedeckt werden.

Ein weiterer Ressourcenbedarf entspringt dem Wesen von Telekommunikation. Da sich diese Prozesse über zwei oder mehr getrennte Orte erstrecken, kommt eine eventuell verfügbare Unterstützung zunächst nur dem Teilnehmer am eigenen Ort zugute. Der Teilnehmer am anderen Ort kann von ihr bestenfalls in dem Maß profitieren, wie ihn der Helfer auch über die Entfernung hinweg zu unterstützen vermag. Sind aber viele Menschen schon mit der Benutzung einer Telekonferenz überfordert, so sind sie es erst recht von den Erfordernissen eines Telesupports. Auch aus dieser Gegebenheit entsteht also ein Mangel, dem sich nur durch vermehrte Bereitstellung organisierten Supports abhelfen lässt.

Im Folgenden werden verschiedene Settings für Support besprochen, die sich nach Örtlichkeiten, Hilfsmitteln und personellen Ressourcen unterscheiden. Es wird dargestellt, welchen spezifischen Gewinn jedes Setting mit sich bringt und welche besonderen Schwierigkeiten es in sich birgt. Die speziellen Vor- und Nachteile werden mit Beispielen aus den audiovisuellen Mitschnitten realer Unterstützungsprozesse des TKK-Projekts veranschaulicht. Darüber hinaus werden, da es sich bei Unterstützung über Distanzen hinweg nicht nur um Telekommunikation, sondern auch um Telekooperation handelt, allgemeinere Überlegungen über computervermitteltes Fernhandeln angeschlossen.

Tabelle 1:   Varianten von Support und Telesupport nach Orten, Trägern und Leistungen.
TK = Telekommunikation, Video = Videofernverbindung, RC = Rechnerfernsteuerung, Meetg = Desktopfernpräsentation

Orte	PCs	Verbindungen	Supportträger	Leistung	Vorteil	Nachteil
1	1	0	1 Supporter	Einrichtung, Einweisung	identischer Testrechner	auf Verabredung, ohne Konf.partner
1	2	TK	1 Supporter	Test, Übung	syntopisches Monitoring	auf Verabredung
1	2	TK	1 Supporter			
2	2	TK + RC	1 Supporter	Fernkonfiguration Fernschulung auf Support-PC	bei Bedarf Kontrollierte Konfig. des lokalen PCs	blinder Fleck auf fernem Desktop, toter Winkel für Hardware u. Raum
2	2	TK + RC + Meetg	1 Supporter	Fernschulung auf Support-PC	ortsunabhängig, Überwachung des fernen Desktops	toter Winkel für Hardware u. Raum
2	2	TK + RC + Video	1 Supporter, 1 ferner Benutzer	Fernkonfiguration der Hardware	kein blinder Fleck, kein toter Winkel	Überforderung des Benutzers
2	2	TK + RC	1 Supporter, 1 ferner Helfer	Fernkonfiguration und Tests an Netzwerk u. Hardware	kein blinder Fleck, kein toter Winkel, Entlastung des Ben.	Fokusaufteilung, Überforderung des Helfers
2	2	TK + RC	1 Supporter, 1 ferner Supporter	Fernkonfiguration und Tests an Netzwerk u. Hardware	kein blinder Fleck, kein toter Winkel, Entlastung des Hlf.	Fokusaufteilung, Bindg. an Einsatzort
2	2	TK + variabel	Angehörige peer-to-peer	alle Arten	unmittelbar im laufenden Prozess	Minderausstattung, Überforderung

1   Support und Telesupport

1.1   Support an einem gemeinsamen Ort

Am überschaubarsten und auf den ersten Blick einfachsten sind Situationen, in denen sich alle Beteiligten im gleichen Raum befinden und dabei in gleicher Weise auf dieselben Geräte (Computer, Kamera, Lautsprecher usw.) und Infrastrukturen (Netzwerk, Stromversorgung, Beleuchtung usw.) zugreifen können. Supporter und Lernender können beide genau sehen und hören, was der jeweils andere tut. Eventuell können sie sogar, um sich noch besser in die Lage des anderen zu versetzen, vorübergehend die Plätze tauschen. Solch ein Setting ist aus herkömmlichen Lehrsituationen in schulischen Unterrichts- und Werkräumen wohlbekannt. Im Projekt TKK-ELF wurde angestrebt, solche Situationen zu schaffen, um die kranken Kinder und ihre Angehörigen für die bereitgestellte Telekommunikationstechnik zu schulen. Dabei können vor allem grundlegende Handgriffe an Hard- und Software gezeigt und geübt werden, insbesondere die Anschlüsse des Netzteils, der externen Kamera, zweiten Soundkarte, Freisprecher, Headsets usw. sowie viele Einrichtungen und Bedienungen an Windows und den verwendeten Kommunikationsprogrammen (wie Skype und verschiedene Messenger). Außerdem können gewünschte Zusatzprogramme, Spiele und DVDs installiert werden sowie Konten bei Mailanbietern, Webforen und Kommunikationsdiensten eingerichtet werden und Benutzernamen und Kennwörter gesichert werden (in der Praxis waren vergessene Zugangsdaten eines der häufigsten Probleme der betreuten Kinder).

Die wichtigsten Vorteile des Lernens an einem gemeinsamen PC sind:

a.   Der Lernende ist davon **entlastet**, für das Funktionieren seines Rechners Sorge zu tragen. Er kann die ständig erforderlichen Kontrollen und Korrekturen genau in dem Maße dem Supporter überlassen, wie sie ihn selber überfordern. So kann er seine Kräfte optimal auf die ausgewählten Lernaufgaben konzentrieren.

b.   Der Lernende kann Aktionen, die ihm der Supporter vormacht, sich **visuell merken** und anhand seiner bildhaften Erinnerungen nachmachen. Dies ist besonders nützlich für Kinder, da Kinder am PC nur sehr begrenzt Prinzipien und Funktionen begreifen, sich jedoch die sichtbaren Vorgänge mit geradezu fotografischer Genauigkeit rasch und zuverlässig einprägen. Falls sie später denselben Rechner weiterverwenden, brauchen sie sich nicht einmal in andere Anordnungen und Programmversionen hineinzufinden, sondern können die eingeübten Aktionen direkt reproduzieren.

c. Der Supporter kann sich bei der Feststellung des Unterstützungs- und Handlungsbedarfs ganz auf seine **eigenen Wahrnehmungen** und Einschätzungen verlassen. Dadurch werden Missverständnisse durch Berichterstattung des Unterstützungsbedürftigen ausgeschlossen.

Ein einzelner PC ist aber bei der Einrichtung und beim Erlernen von Telekommunikation mittels Messengerprogrammen nicht ausreichend, da ein großer Teil der technischen Leistungen und ihrer Herausforderungen an die Benutzer erst beim **Zusammenspiel zweier PCs** auftritt. Die Verbindung mit dem Netzwerk, die Einwahl in ein Benutzerverzeichnis, wechselnde Statusmeldungen, die Herstellung von Bild- und Tonverbindungen, der Eintritt von Bildausfall oder Tonstörungen, dies und ähnliches sind Erscheinungen, die überhaupt erst in Verbindung mit einer zweiten Arbeitsstation auftreten. Bloße Computerkenntnisse helfen dabei nicht viel weiter. Um zu lernen, was für Vorkehrungen im Raum, an den Geräten und am eigenen Leib zu treffen sind, müssen Erfahrungen und Problemlösungen während der Benutzung eines *Verbunds* von Rechnern gemacht werden.

Dabei können sich zu Lern- und Testzwecken alle Geräte und alle Kommunikationsteilnehmer immer noch im gleichen Raum befinden. Es muss nur sichergestellt werden, dass dadurch nicht künstlich Komplikationen geschaffen werden, insbesondere dass kein Schall aus dem zweiten PC ins Mikrofon des ersten PC zurückgespeist wird und dadurch ein Echo oder Pfeifgeräusch erzeugt. Als Testpartner für den zu unterstützenden Benutzer kann sich der Supporter selbst zur Verfügung stellen oder kann eine Person aus dem Familienkreis dafür gewinnen. Besonders effektiv wäre es, wenn sich als Testpaar genau diejenigen Personen zusammenfänden, die auch in der Praxis außerhalb der Supportsituation besonders häufig (oder besonders problematisch) miteinander telekonferieren. Im Modellprojekt TKK-ELF wären dies in der Regel der Patient und diejenigen Angehörigen, die sich nicht so oft als Begleitperson im Isolierraum aufhalten, sondern häufiger zu Hause bleiben und den Kontakt vor allem über Telefon oder Skype aufrecht halten. Dies sind in jedem Fall die Geschwister und meistens der Vater. Tatsächlich gelang es aber nur für höchstens ein Viertel der Übungssituationen, solche optimalen Kommunikationspaare zusammenzustellen; in den anderen Fällen scheiterte dies an mangelnder Verfügbarkeit und Terminkoordination.

Die wichtigsten Vorteile von Telekommunikationsübungen im gleichen Raum sind:

a. Supporter und Benutzer können ihr begleitendes Gespräch über die Telekommunikation direkt und an der Technik vorbei durchführen. Auch wenn innerhalb des Telekommunikationstests Störungen auftreten, bleibt das **Supportgespräch stabil und ungestört.**

b. Supporter und Benutzer können gegenseitig ihre Arbeitsumgebungen inspizieren und einschätzen. Sie können auch vorübergehend die Plätze tauschen und sich dadurch **eigene Wahrnehmungen** von bestimmten Störungen beim anderen machen, etwa von „klemmenden" Fenstern, flackernden Menüs oder ungleicher Lautstärke in den beiden Hörmuscheln des Headsets.

c. Benutzer können, wenn die PCs nahe genug und in geeignetem Winkel nebeneinander stehen, **beide Desktopprozesse vergleichen.** Sie können mit eigenen Sinnen erleben, wie sehr sich die Vorgänge auf dem fernen Rechner von den gleichzeitigen Vorgängen auf ihrem eigenen unterscheiden, z.B. Verzögerung in der Bildübertragung, Verschiedenheit der Größe des Videofensters, Verdecktheit des Chatfensters durch ein Mailfenster, das auf einem der beiden PCs gar nicht geöffnet ist, usw. Wie in einem Lernlabor experimentell ermittelt, können solche Erfahrungen dazu beitragen, dass in späteren Telekonferenzen zwischen getrennten Räumen die Partner sich treffender einschätzen und besser miteinander kooperieren (Bliesener 2008).

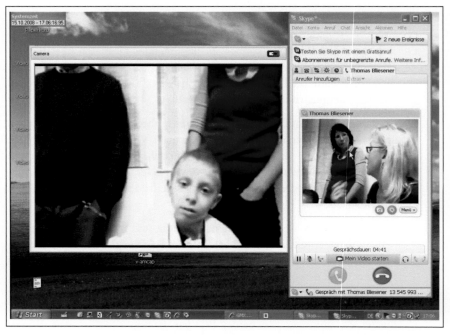

Abbildung 1:   Zwei Supporter und zwei Konferenzteilnehmer (Patient und Mutter) bei
               Übungen an zwei PCs in einem gemeinsamen Raum.

Bei der bisherigen Darstellung wurde davon ausgegangen, dass der gemeinsame
Raum des Supporters und seines Klienten so frei benutzt werden kann wie ein
Büroraum oder Klassenzimmer. Im Modellprojekt ließ sich dies jedoch nur für
Tests und Übungen vor Beginn der Leukämiebehandlung einrichten. Dagegen
muss sich der Patient nach seiner Einschleusung in einen keimreduzierten
Isolierraum an strenge Auflagen halten, z.B. darf er dort Strom- und Audiokabel,
die auf den unsterilen Boden entglitten, nicht mehr anfassen und nicht auf die
Bettdecke zurücklegen. Außerdem ist er wegen körperlicher Schwäche oder
angehängter Schläuche über lange Zeit ans Bett gebunden und auf die dort noch
möglichen Kombinationen von Rechnerpositionierung und Körperhaltung
eingeschränkt. Noch strengere Auflagen gelten für die Besucher und damit auch
die Supporter. Sie müssen sich in der Schleuse vor dem Isolierraum von den
Zehen bis zu den Haarspitzen in hochgradig keimfreie Schutzkleidung einhüllen
und müssen eventuell mitgeführte Objekte vorher sorgfältig sterilisieren (siehe
auch die Schilderung der „Etappen auf dem Weg zum Patienten" von A. Wirtz in
diesem Band). Infolgedessen ist im Isolierraum ein gemeinsames Arbeiten am

gleichen Rechner oder an einem Rechnerpaar nur schwer zu verwirklichen. Am schwersten wiegen die folgenden Hindernisse:

a. Gleichzeitiges gemeinsames Arbeiten von Supporter und Patient am selben Rechner ist nur bei einer **unüblichen Gerätepositionierung** möglich, wie sie vom Patienten im Normalbetrieb nicht verwendet wird. Dadurch wird das Finden praxisnaher Lösungen, z.b. für Beleuchtung und Beschallung, erschwert. Ein probeweiser Tausch der Arbeitsplätze ist meist gar nicht möglich.

b. Der **Zugriff auf Hilfsmittel ist unterbunden.** Der Supporter kann nicht spontan eine zusätzliche Lampe vom Nebentisch holen, eine gerade benötigte Installations-CD einlegen oder beispielsweise eine Leiste zur besseren Hitzeabfuhr unter den Laptop klemmen.

c. Die Durchführung der Bedienung ist behindert. Der Supporter kann mit seinen obligatorischen **Latexhandschuhen kein Touchpad** eines Laptops und erst recht keinen Touchscreen eines Tablets bedienen.

d. Der Aufbau einer zweiten Videokonferenzstation für die gebotenen **Testkonferenzen ist zu aufwändig.** Der Supporter müsste Laptop, Kamera und Headset zum Isolierraum mitbringen und jedes Mal sterilisieren; er müsste bei den Steckdosen Platz schaffen, auf den knappen Ablageflächen einen Stellplatz freiräumen, für zusätzliche Ausleuchtung sorgen usw.

Damit dennoch Übungs- und Testkonferenzen mit dem Patienten im Isolierraum abgehalten werden können und ein Supportgespräch darüber in Sicht- und Rufweite möglich bleibt, wurde manchmal der Schleusenraum vor dem Isolierraum einbezogen. Dort kann der Supporter eine vollständige Gegenstelle ohne Rücksichten auf Sterilität aufbauen, und er kann an ihr auch unbeschwert ohne Gummihandschuhe arbeiten. Wenn eine Testsitzung beendet ist, kann er im Schleusenraum bleiben und durch die geöffnete Tür zum Isolierraum direkt mit dem Patienten reden. Da der Abstand nur zwei bis drei Meter beträgt, kann er auch Aktionen des Patienten an dessen Geräten beobachten und bei Bedarf beraten.

Die innere Verbundenheit eines Übungsraums oder der Kombination aus Schleuse und Isolierraum hat jedoch auch Nachteile. Zwar gewährleistet sie, dass das Supportgespräch in direkter Kommunikation und dadurch technisch ungestört erfolgen kann, doch sie bedingt auch, dass die Testkonferenz in wichtigen Aspekten unrealistisch bleibt. Videokonferenzen haben innerhalb des Netzwerks einer Klinik andere Qualitäten als zwischen der Klinik und einem Heimnetzwerk. Das liegt insbesondere an folgenden Faktoren:

a. Wenn zwei Rechner **denselben Accesspoint** eines WLANs benutzen, müssen sie sich dessen Bandbreite teilen. Dadurch werden die Ton- und Bildqualität möglicherweise schlechter, als wenn der zweite Rechner über Netzwerkkabel oder über ein zweites Netzwerk verbunden wäre.

b. Bei Verbindung über mehrere Netzwerke hinweg stehen nur die jeweils niedrigsten Bandbreiten zur Verfügung. Oft ist bei privaten DSL-Anschlüssen der **Upstream ein Engpass**; gewöhnlich beträgt er weniger als ein Zehntel des Downstreams. Die Folge ist, dass in der Klinik Bild und Ton von außerhalb in schlechterer Qualität ankommen als in umgekehrter Richtung. Da dieser Zusammenhang für viele Benutzer undurchschaubar ist, führt er in der Praxis zu mancherlei Irritationen.

c. Zwischen verschiedenen Netzwerken kommen **Firewalls** zur Wirkung. Im Modellprojekt wurde dies einschneidend spürbar, als eine Änderung im Kliniknetz die Einwahl des Windows Messengers behinderte. Dies nötigte zur Hinnahme sehr instabiler Verbindungen oder zu einem Umstieg auf Skype.

Will man Übungen und Tests von Videokonferenzen unter realistischeren Bedingungen durchführen, bleibt somit nichts anderes übrig, als sie über verschiedene Netzwerke hinweg an getrennten Orten abzuhalten. Im Modellprojekt wurde dies durch regelmäßige Konferenzen zwischen den Essener Patienten und meinem Kölner Home Office verwirklicht. Dies bringt allerdings seinerseits einen neuen Nachteil mit sich: Dem Supporter stehen nun keine direkten Wahrnehmungen des fernen Klienten, Raums und PCs, keine eigenen physischen Handlungsmöglichkeiten und keine zuverlässige, technisch-ungestörte Kommunikation mehr zur Verfügung. Wie sich diese Nachteile von Telesupport schrittweise überwinden lassen, wird in den nächsten Abschnitten erörtert.

1.2 Support über getrennte Orte hinweg: Telesupport

Telesupport für Telekommunikation erstreckt sich auf eine viel komplexere Wirklichkeit als etwa der Telesupport einer Hotline für ein Abrechnungsprogramm. Oft ist es nicht mit Hinweisen auf den Weg zu einem versteckten Dateiordner, einer Einstellung im Anwendungsprogramm oder bestimmten Windowseinstellungen getan, sondern es sind viel umfangreichere Geräte- und Netzwerkdiagnosen, Lösungsfindungen und Tests erforderlich, die sich dem hilfesuchenden Benutzer nur noch schwer vermitteln und überantworten lassen. Um mehr Kontrolle über das Geschehen am fernen Ort zu erlangen, kann der Supporter weitere technische Hilfsmittel einsetzen, insbesondere Programme zur Rechnerfernsteuerung, Verlaufsprotokollierung oder audiovisuellen Überwachung. Wenn auch dies nicht ausreicht, kann er zusätzliche Hilfspersonen am fernen Ort einsetzen, nötigenfalls zusätzliche Supporter entsenden.

1.2.1 Telesupport durch einen einzelnen Supporter

Schon aus Informationen, die ihm durch eine Testkonferenz verfügbar werden, kann ein Supporter in die Verhältnisse und Verhaltensweisen am fernen Ort Einblick erlangen. So kann er aus den standardisierten Windowstönen vom fernen PC das Ein- und Ausstecken eines USB-Geräts erschließen. In Skype kann er aus einem mitlaufenden technischen Protokoll wichtige Kennwerte der miteinander verbundenen PCs ablesen. Im Videobild kann er einen kleinen Raumausschnitt und oft einen Teil des Patienten sehen. Jedoch für weitergehende Einsichten in das Geschehen am fernen Ort, etwa die Prozessorauslastung, die Mausbewegungen oder die Fensterbenutzung durch den Klienten, bedarf er einer zusätzlichen Verbindung mit einem Fernsteuerungsprogramm. Im Modellprojekt wurden dafür Ultra-VNC und Teamviewer eingesetzt. Mit ihrer Hilfe wird in einem Programmfenster der Desktop des fernen Rechners gezeigt und für Aktionen mit Maus und Tastatur auch des fernen Teilnehmers bedienbar gemacht.

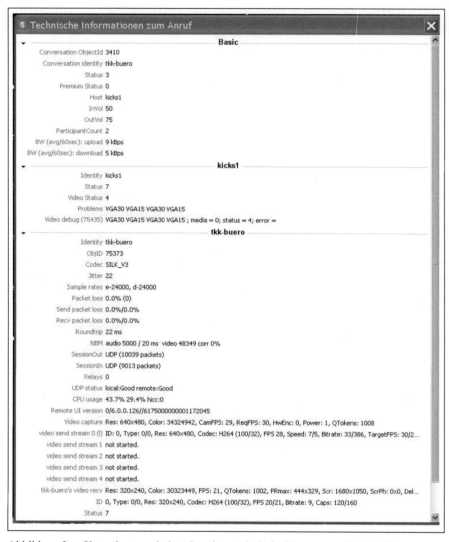

Abbildung 2:   Skype kann an jedem Standort technische Kennwerte aller beteiligten
                Rechner anzeigen

Durch Rechnerfernbedienung gewinnt der Supporter einige Möglichkeiten zurück, die ihm durch räumliche Trennung verloren gingen. Er kann in eigener
Regie Einstellungen am fernen PC ändern und Installationen und Wartungsarbei-

ten durchführen. Wenn ihm dabei sein Klient zusieht und zuhört, kann er die Aktionen auch erklären, didaktisch aufbereiten und ggf. einüben lassen. Patienten können sogar gegenüber Arbeiten, die nur als Serviceleistung geplant waren, etwa Datenträgerüberprüfung oder Backupübertragungen, große Neugier an den Tag legen. Je nachdem, wie weit der Supporter darauf eingeht, kann die vorgesehene Unterstützung zu eigenständiger Benutzung von Videokonferenzen rasch in allgemeine Computerschulung ausarten. Allerdings kann unter psychosozialen Gesichtspunkten eine so weitgehende Einbeziehung von Patienten auch als willkommener kleiner Ausgleich dafür angesehen werden, dass sie sonst im Leben durch Krankheit und Behandlung viel über sich ergehen lassen müssen.

Rechnerfernbedienung hilft darüber hinaus, die Hürden und Mühen des Patienten an seinem PC besser nachzuvollziehen. Durch Fernbeobachtung seines Desktops während einer Testkonferenz lassen sich nicht nur technische Gegebenheiten kontrollieren, sondern vor allem auch das Benutzerverhalten. Bedienungsfehler, Ungeschicklichkeiten und Hilfslosigkeit lassen sie konkret erkennen und durch spezielle Hinweise überwinden. Ebenso lassen sich Geschicklichkeiten und Könnerschaften konkret erkennen und lobend anerkennen. Für ein einsames „Learning by doing" reichen drei Monate auf einer Isolierstation bei weitem nicht aus. Doch durch ein unterstütztes „Doing by knowing" können Patienten schon nach wenigen Wochen viele komplizierte Herausforderungen des Videokonferierens meistern. Verhaltensbeobachtung via PC-Fernsteuerung ist ein Schlüssel dazu.

Wie Rechnerfernbedienung funktioniert, lässt sich einem Klienten am besten dadurch vermitteln, dass er sie selber ausprobiert. Wenn der Supporter in Teamviewer die Richtung umkehrt, kann der Klient den Desktop des Supporters beobachten und benutzen. Allerdings benötigt er in so einer ungewöhnlichen Situation konkrete Anleitungen. Dem Supporter steht jedoch nach der Richtungsumkehr keine Ansicht des Desktops des Klienten mehr zur Verfügung. Er hat hier einen „blinden Fleck". Die Verhältnisse am PC des Patienten kann er nur noch erraten, sich dabei aber auch irren. So kam es beispielsweise vor, dass auf dem Rechner des Patienten die Ansicht des Desktops des Supporters durch ein lokales Fenster überdeckt und mit ihm verwechselbar war. Als der Supporter den Patienten ahnungslos an diese Stelle leitete, trafen dessen Mausklicks natürlich auf das falsche Fenster, und die Anleitung scheiterte.

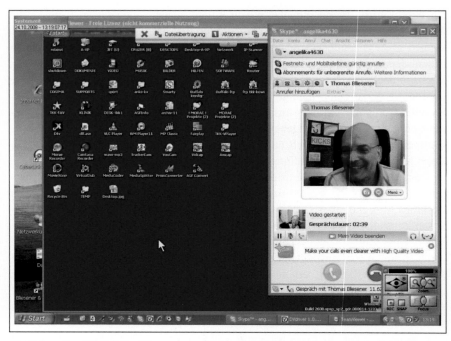

Abbildung 3:   Die lokalen Fenster von Skype und Webcam (rot umrandet) überdecken
               das Teamviewerfenster, in dem der ferne Desktop des Supporters darge-
               stellt wird. Ohne Anleitung werden Lokalisierungen oft verwechselt.

Damit der Supporter wieder die Oberfläche sieht, auf die sich seine Anleitungen
beziehen, benötigt er eine unabhängige zweite Möglichkeit zur Ansicht des fernen Desktops, auf dem sein eigener Desktop in einem Fernsteuerungsfenster
gezeigt wird. Diese komplizierte, aber didaktisch sehr sinnvolle Konstellation
lässt sich in Teamviewer ab Version 8 durch Eröffnung eines simultanen „Mee-
tings" meistern. Damit dabei kein unendlicher Regress aus Bild-im-Bild entsteht,
braucht der Supporter seine Ansicht des fernen Desktops nur noch auf einen
zweiten Monitor zur Seite zu schieben. Auf ihm kann er live beobachten, wie der
Patient die Anleitungen zu Aktionen auf dem ersten Monitor des Supporters um-
zusetzen versucht.

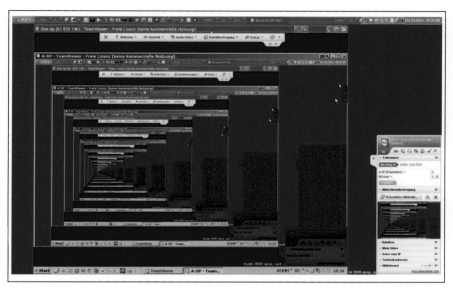

Abbildung 4:   Unendlicher Regress durch wechselseitige Fernabbildung zweier Desktops.

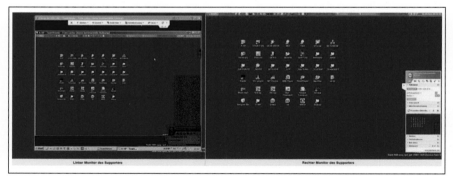

Abbildung 5:   Vermeidung eines unendlichen Regresses: Der linke Monitor des Suppor-
                ters (blau) zeigt in einem Fenster den Desktop des fernen Rechners (rot), in
                dem der rechte Monitor des Supporters abgebildet wird.

Trotz Beobachtung und Kontrolle des fernen Desktops fehlen beim Telesupport
immer noch Möglichkeiten, die dem Supporter in einem gemeinsamen Übungs-
raum gegeben wären. Die vielen materiellen Voraussetzungen, von denen eine
Videokonferenz abhängt, liegen außerhalb des Desktops und können auf ihm
nicht beobachtet werden: die Stellfläche des PCs, die Position und der Zustand

von Headset und Freisprecher, die Lage (und oft Verknotungen) der Kabel, die Buchsen zum Einstecken diverser Kabel, der Standort und Zustand des WLAN-Routers, die Anbringung und Regulierung von Beleuchtung und Rollos, physische Behinderungen des Patienten durch Verbände und Schläuche, Stützmöglichkeiten in Form von Extrakissen und Stofftieren, Verfügbarkeit von Notiz- und Zeichenutensilien usw. Bezogen auf die Ansicht des Desktops und den Aufnahmewinkel der Konferenzkamera liegen all solche physischen Gegebenheiten in einem „toten Winkel".

Zur Entwicklung von Problemlösungen und Leistungsoptimierungen mögen in einigen Fällen die Raumvorstellungen des Supporters ausreichen, in anderen Fällen die Beschreibungsversuche der Benutzer. Oft genug aber hilft nur eine genaue Inspektion mit eigenen Augen. Auf die Ferne könnte dazu eine USB-Kamera eingesetzt werden, die ursprünglich für Konferenzzwecke eingerichtet wurde. Sie kann in dem Umkreis bewegt werden, den die Kabellänge erlaubt. Bis zu einer Nähe von dreißig Zentimetern werden die Aufnahmen auch für einige Zwecke scharf genug. Tatsächlich allerdings wurden im Telesupport für die Isolierstation nur selten Aktionen mit der Kamera eingesetzt, da die Objekte oft den Bewegungsradius der Patienten überschritten und die Anforderungen durch die Kameraführung zu belastend erschienen. Als Ausweg wurde stattdessen die Einbeziehung anderer Personen organisiert (siehe 1.2.2).

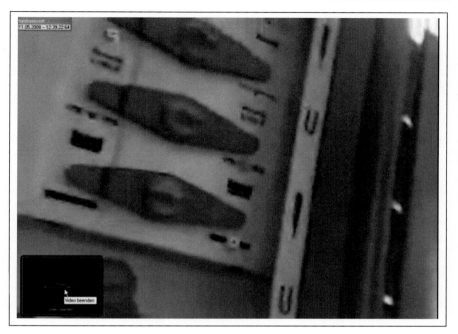

Abbildung 6:   Nahaufnahme der Rückfront eines Angehörigenrechners

Eine weitere Begrenzung des Telesupports liegt in der Konstruktion von Testkonferenzen selbst. Zwar kann sich der Supporter in eigens verabredeten Sitzungen ein praxisnahes Bild von den technischen Verhältnissen und den Verhaltensweisen und Fähigkeiten eines Patienten oder Angehörigen machen. Doch eine Reihe von Phänomenen, die nur im Kontakt von Patienten und Angehörigen miteinander auftreten, entgeht ihm dabei. Typische Fehler mit Dritten, die Verhaltenskonsequenzen auch beim Patienten nach sich ziehen, werden in Testkonferenzen nicht reproduziert.

Um ein Beispiel zu nennen: Die Tante eines Patienten hatte eine so instabile Internetverbindung, dass ihre Skypekonferenzen mehrfach Verbindungsabbrüche erlitten. Da sie dem Patienten keine Erklärungen dafür gab und erst nach Minuten wieder verbunden war, wertete der Patient dies als absichtliches Auflegen und unternahm dagegen Anwahlversuche von seiner Seite her. Dabei blockierten sich aber die beiderseitigen Anwahlen gegenseitig. Die Verbindungsstörung vergrößerte sich also noch. Da sich nichts Vergleichbares in Testkonferenzen ereignete, konnte das Problem erst durch anderweitige Informationsquellen aufgedeckt werden, nämlich Mitschnitte. In der hier erkennbaren Begrenztheit der Repräsentativität von Testkonferenzen liegt der Grund, dass von allen Konferenzen des Patientenalltags automatisch audiovisuelle Mitschnitte angefertigt wurden. Zeitnah erfolgte ihre Durchsicht auf Probleme, Erfolge und Potentiale. Diese Befunde aus Mitschnitten wurden dann zum Stoff des nächsten Supports oder Telesupports gemacht.

1.2.2   Telesupport durch mehrere Personen

Wenn die technischen Mittel und Verbindungen nicht dazu ausreichen, dass der Supporter erforderliche Klärungen und Änderungen an der Gegenstelle einer Testkonferenz selber durchführen kann, steht ihm im Prinzip offen, sich selber an den fernen Ort zu begeben. Doch dann müsste er seinen verwaisten Platz als Konferenzpartner mit einem anderen Helfer besetzen. Die Findung eines Stellvertreters kann aber, besonders wenn der Supporter noch für weitere Klienten und Aufgaben zuständig ist, leicht an Qualifikationsanforderungen scheitern. Meist bleibt ihm nur übrig, an seinem Platz zu bleiben und am andern Ort Helfer zu gewinnen.

Zu Hilfsdiensten im Feld wird schon immer in begrenztem Umfang der **Klient** des Supports herangezogen. So ist es beim Telefonsupport von Herstellern und Dienstleistern gang und gäbe, dass der Kunde Hausaufgaben zur *Erledigung für den Support* bekommt. Ihm werden bestimmte Beobachtungen, Beschreibungen und Erprobungen übertragen, die nicht auf die Stärkung seiner Kompetenz abzielen, sondern auf die Erfüllung eines sachbezogenen Handlungsplans des Supports. Der Klient wird in die Rolle des **Handlangers** gebracht. Im Modellprojekt auf der Leukämiestation jedoch endete die Möglichkeit, junge Patienten als Handlanger einzusetzen, an den **Grenzen ihres Aktionsradius, ihres Sachverstands und ihres Ausdrucksvermögens**. So ist bei schlechter Audioqualität ein Patient bereits überfordert, einen zweiten Kopfhörer zum Vergleich zu beschaffen. Klagt ein Patient über Unschärfen des Videobilds und der Schrift auf seinem Display, kann er nicht ohne weiteres einen feuchten Lappen holen und die Schlieren von der täglichen Desinfektion durch die Reinigungskräfte abwischen. Und bei Einwahlproblemen wüsste der Patient nicht, wie er die IT-Abteilung der Klinik nach allgemeinen Netzwerkstörungen fragen könnte.

Andere Personen im Umfeld des Patienten, die ihn bei einer Testkonferenz lokal unterstützen könnten, sind schwer zu finden. **Krankenhausmitarbeiter** wie Ärzte, Pflegekräfte, Sozialarbeiter und Krankenhauslehrer können nur selten die Zeit dafür aufbringen und nur mit Schwierigkeiten Termine dafür finden.

Besucher sind nur nach engen Kriterien zugelassen und gering an der Zahl. Gelegentlich ist aber auch ein Computerkenner unter ihnen und kann für einen speziellen Telesupporttermin gewonnen werden. Am häufigsten und längsten verweilen die engsten Angehörigen im Isolierraum. Mütter und Väter bleiben oft über viele Stunden als **Begleitperson** an der Seite des Patienten und lösen einander nach einem Schichtplan ab. Auf ihnen ruhen die größten Hoffnungen auf Unterstützung beim Telesupport. Bei etwa zehn Prozent aller Supporttermine des Modellprojekts waren Eltern dazu bereit, die Gegenstelle einer Testkonferenz zu übernehmen und in Zusammenarbeit mit dem externen Supporter Probleme zu klären und Lösungen zu entwickeln. So entstand zum Beispiel eine Telesupportsitzung mit der Mutter eines Patienten, bei der es ausschließlich darum ging, das der Familie vertraute Chatprogramm ICQ auch für Audio- und Videofunktionen herzurichten. Andererseits können sich sogar engagierte und versierte Eltern irren und, wie die Mitschnitte belegen, gravierende Fehler machen. Dadurch litten manche Kinder zum Beispiel unter Verbindungsabbrüchen oder Echoeffekten.

Um mehr Effizienz und Zuverlässigkeit sicherzustellen, wurden im Modellprojekt Sitzungen mit **einem zweiten professionellen Supporter** eingeführt. So konnten Testkonferenzen des Telesupporters wahlweise mit dem Patienten, einer Begleitperson oder dem zweiten Supporter, der sich im Isolierraum aufhielt, durchgeführt werden. Ein fester Termin in der Woche sorgte dafür, dass die beim Patienten angesammelten und die in Mitschnitten beobachteten Probleme zeitnah abgearbeitet werden konnten. Nach Einführung dieser Arbeitsform nahm die Nutzungsdauer von Telekommunikation durch Patienten deutlich zu, und die Nutzungsformen wurden wagemutiger und vielgestaltiger.

Die Machbarkeit eines solchen **bilokalen Supports** fußt vor allem auf zwei Voraussetzungen.

a. Der lokale Supporter an der Seite des Patienten muss sich in die Probleme und Grenzen des Telesupports hineindenken können, um daraus seine komplementären Aufgaben abzuleiten. Gute Computerkenntnisse sind dafür zwar hilfreich, aber nicht ausreichend. Erforderlich ist die **soziale Kompetenz**, sich auch die Wahrnehmungsbedingungen und Planungsperspektiven des Telesupporters am fernen Standort vorzustellen. Unter dieser Maßgabe kam im Modellprojekt nur in Frage, die kommunikationswissenschaftliche Mitarbeiterin damit zu betrauen. Solch ein hoher Personalaufwand mag in Zeiten forcierter Einsparung von Personalkosten zwar kritisch gesehen werden, doch ist er durch den Erfolg gesteiger-

ter Nutzung von Telekommunikation durch die kranken Kinder gerecht-
fertigt[1].

Ein Beispiel aus den Mitschnitten soll das Zusammenwirken von Telesupport und
lokalem Support illustrieren. Bei der oben erwähnten Sitzung, in der die Anleitungen des Telesupporters auf dem Patientenrechner scheiterten (Abb. 3), übernahm anschließend die Mitarbeiterin im Isolierraum den Platz am Patienten-PC.
Auf Befragung durch den Telesupporter konnte sie aufklären, dass eine für ihn
unsichtbare Fensterüberlagerung als Hindernis gewirkt hatte. Ihre Erkennung,
dass ein Fenster am falschen Platz war, erfolgte sogar so routiniert, dass sie noch
vor dem Gespräch mit dem Telesupporter „*Moooment mal!*" rief und das hinderliche fremde Fenster einfach in den Hintergrund klickte.

In einer späteren Reflexion über diese Episode konnte zwar die Lösung mit
einem zusätzlichen Kontrollbildschirm (Abb. 5), die ein Eingreifen des zweiten
Supporters erübrigt, entwickelt werden. Doch bei vielen anderen Problemen, die
in der größeren materiellen Umgebung liegen, bleiben Interventionen des Supporters vor Ort unersetzbar. Für den vorliegenden Artikel wurde das Beispiel mit der
Fensterüberdeckung allerdings deshalb gewählt, weil es audiovisuell dokumentiert ist, wogegen keine Bilddokumentation der Unterstützungsleistungen im
Isolierraum und den Wohnungen mit den Gegenstellen existiert.

---

[1]   Eine Doppelbesetzung von Arbeitsveranstaltungen ist auch in anderen Branchen nicht
       unüblich. So arbeitet der IT-Service der Universität Duisburg-Essen bei Netzwerkein-
       sätzen im Feld grundsätzlich mit zwei Mitarbeitern, und Stationsvisiten im Kranken-
       haus sind traditionell mit einer Vielzahl von Mitarbeitern besetzt.

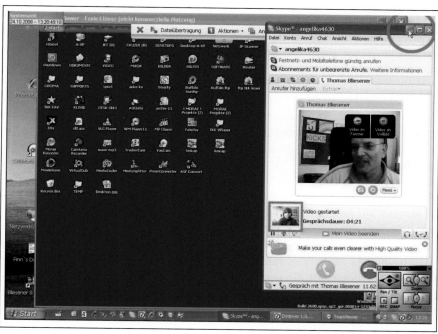

Abbildung 7:   Der Vor-Ort-Support (rotes Quadrat) im Isolierraum beseitigt das Fenster (roter Kreis), das den Telesupport und die Testkonferenz unerkannt behindert hatte.

b.   Die Einsatzorte für den Vor-Ort-Support müssen so nahe beieinander liegen, dass sie ohne übergebührlichen Verlust durch Anfahrtszeiten bedient werden können. Außerdem müssen die Klienten des Supports so flexibel sein, dass die Termine in eine zusammenhängende Folge gebracht werden können. Diese beiden Bedingungen sind bei den Patienten der KMT-Station[2] erfüllt. Während des Modellprojekts war wöchentlich ein halber Tag für kombinierten Tele- und Vor-Ort-Support bei allen Patienten reserviert. Diese Zeit war nur manchmal zu knapp, wenn Besuche bei entlegenen Stationen oder Versorgungseinrichtungen der Klinik (z.B. der Elektronikwerkstatt) einbezogen wurden oder wenn am Ort des Telesupporters noch Tests mit Versionsupdates, Treibern und Netzwerkvarianten eingeschoben wurden. Das Wesentliche jedoch scheint, wenn man ein Modell *individueller* Patientenversorgung im Blick hat, wie es im Medizinbetrieb vorherrscht, mit solchen Supportterminen abgedeckt zu sein.

[2]   KMT = Knochenmarktransplantation

Wenn man hingegen mit dem Blick auf Telekommunikation als ganze auch die Gegenstellen mitberücksichtigt, mit denen Patienten ihre Skypesitzungen abhalten und an denen genau so viel scheitern kann wie auf der Seite der Patienten, dann tut sich ein Einsatzfeld mit viel schwierigeren Zugangsbedingungen auf. Die Wohnungen von Eltern, Lehrern und Freunden sind viel zahlreicher als die Isolierräume der Patienten, sie liegen viel weiter verstreut in der Region oder im ganzen Land, und Terminabsprachen mit Eltern, Lehrern und Freunden lassen kaum jemals eine zusammenhängende Rundfahrt entstehen. Ein professioneller Vor-Ort-Support bei den Kontakten der Patienten ließe sich höchstens als **mobiler Dienst** mit einem fünf- bis zehnfachen Zeitbedarf denken. Aber selbst dann noch blieben Orte in mehr als 50 km Entfernung, wo vielleicht der Vater als Wochenpendler arbeitet oder die Verwandten des Herkunftslandes wohnen (ein Drittel der am Modellprojekt teilnehmenden Patienten hat einen Migrationshintergrund), für den Vor-Ort-Support unerreichbar. An eine systematische Dienstleistung mit Kombination aus Lokal- und Telesupport ist unter diesen Bedingungen nicht zu denken. Am ehesten noch durchführbar bleibt alleiniger professioneller Telesupport. So kamen im Modellprojekt eine Reihe reiner Telesupports mit Eltern und Lehrern und unabhängig davon einige reine Haus- oder Schulbesuche zustande. Doch eine Kombination aus Lokal- und Telesupport gelang nur in zwei oder drei Fällen.

Während also für Klinikpatienten der Telesupport und ein professioneller Vor-Ort-Support erfolgreich verzahnt werden konnten, muss für außerklinische Videokonferenzbenutzer noch ausgelotet werden, wie der Telesupport ergänzt und verstärkt werden könnte. Eine der strategischen Optionen wäre die Hinzuziehung informeller **Computerhelfer aus dem *lokalen* Freundeskreis** der Supportklienten. Im Modellprojekt kam eine solche Kombination bereits in einigen Fällen zustande. Dabei ging die Initiative von den Eltern aus, die von einem computerkundigen Freund an ihrer Seite auf Beistand beim Telesupport mit dem Modellprojekt hofften. Bei allen diesen Sitzungen war das Ziel, die technischen Voraussetzungen zu Videokonferenzen zu schaffen. Sie begannen als Telefongespräche und gingen nach Einrichtung von Skype und Teamviewer schrittweise in Testkonferenzen und Fernsteuerungen über. Da in dieser Aufbauphase aber noch kein Screencapturing-Programm lief, existieren davon leider keine Mitschnitte.

Die komplementäre Situation jedoch, dass Angehörige oder **Freunde *aus der Ferne* zu helfen** versuchen, kam im Regelbetrieb des Videokonferierens häufig vor. Sie ist in zahlreichen Mitschnitten dokumentiert. Die Möglichkeiten und Grenzen solcher peer-to-peer Fernhilfe sollen abschließend an Beispielen erörtert werden.

1.3   Telesupport durch Benutzer und Angehörige untereinander

a.   Patient Achmed ist 8 Jahre alt und beherrscht Schreiben und Lesen noch
nicht genug, um fließend zu chatten.

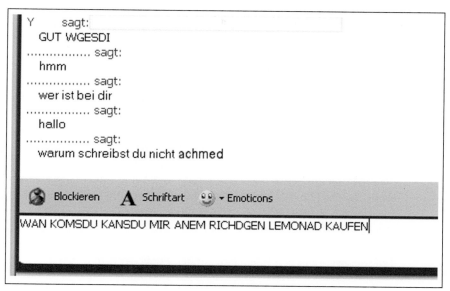

Abbildung 8:   Ein 8-jähriger Patient benutzt den Textchat, so gut er es vermag.

Für ihn wären freies Reden, Sehen und Gesehen-Werden eine geeignetere Ver-
bindungsform. Doch in seinem Messengerprogramm bleibt sein Kamerabild
schwarz. Mit planlosem Probieren gelingt es ihm nicht, die Videoansicht zu aktivieren. In seiner Verwandtschaft hat er einen Onkel, der sich mit Computern
auskennt und mit dem er, anders als mit dem Support des Modellprojekts, in der
Herkunftssprache seiner Familie reden kann. Er ruft den Onkel über die glückli-
cherweise stabile Audioverbindung seines Messengerprogramms an und erhält
Ratschläge.

Weil der Patient es nicht weiß und auch nicht ausdrücken könnte, teilt er nicht
mit, dass auf seinem vorkonfigurierten Rechner eine andere Messengerversion als
beim Onkel läuft und dass die Kamera mit einem anderen Treiber als üblich eingebunden ist. Dem Onkel seinerseits stehen keine Rechnerfernsteuerung und
keine Videoverbindung zur Verfügung, mit denen er sich ein eigenes Bild des
Patienten-PCs machen könnte. So wundert es nicht, dass er die Dinge falsch ein-

schätzte. Da außerdem der Patient manche Hinweise falsch umsetzt, bleiben alle Bemühungen erfolglos.

Das Beispiel führt vor Augen, wie Computerkompetenz nutzlos wird, wenn der Helfer **keine Kontrolle über Diagnosen und Abhilfen** hat. Die Distanz, zu deren Überbrückung er Hilfe geben will, verhindert in diesem Fall auch die Hilfe.

b. Patientin Biggi ist 7 Jahre alt und wird bei den Videokonferenzen mit ihrer Schwester zu Hause von den Eltern unterstützt. Auf Empfehlung des Modellprojekts haben es die Eltern in die Hand genommen, die Audio- und Videoverbindung selber herzustellen und zu testen, bevor sie sie an die Kinder übergeben. Dabei verständigen sie sich über ein unabhängiges stabiles Kommunikationsmedium, nämlich das Telefon. Wenn bei den Einstellungen etwas schiefgeht, reagiert die Mutter mit Hilflosigkeit. Dann versucht der Vater von der Gegenstelle her, sie über die Vorgänge am Rechner zu befragen und zu Lösungsschritten anzuleiten. Wie die Mitschnitte zeigen, sind ihre Beschreibungen aber oft sehr ungenau, so dass sich daraus keine Lagebeurteilung und keine Anleitungen entwickeln lassen. Die fruchtlosen Bemühungen sind für beide Eltern sehr frustrierend. In einer Sitzung ruft der Vater verzweifelt: „Du erzählst mir immer irgendwas, aber nicht, was ich wissen will. **Ich kann doch von hier nicht sehen, was du siehst**". Damit hat er das zentrale Problem des Telesupports zwischen Benutzern auf den Punkt gebracht.

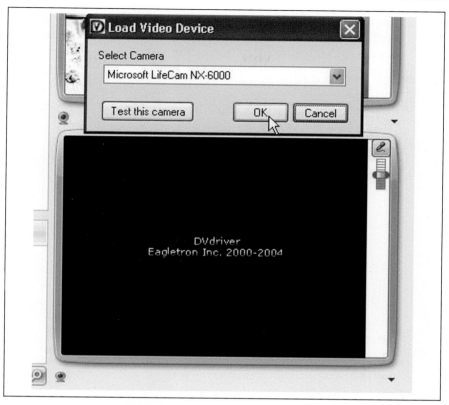

Abbildung 9:   Erst die ausdrückliche Anweisung, OK auch anzuklicken, brachte nach 5
Minuten Telesupport durch einen Angehörigen Erfolg.

c.   Patient Cäsar ist 10 Jahre alt und seit frühester Kindheit mit dem etwas
älteren Kalle befreundet. In technischen Dingen ist er zwar bewandert
und bringt allerlei Kunststückchen zuwege, doch Kalle ist ihm noch weiter voraus (er ist einer der kompetentesten Computerbenutzer unter allen
Projektteilnehmern). Als die Vorbereitungen des Patienten auf ein gemeinsames Onlinespiel ins Stocken geraten, versucht Kalle zunächst,
ihm mit guten Ratschlägen weiterzuhelfen. Schließlich schaltet er das
Werkzeug der Profi-Supporter ein, den Teamviewer. Dabei unterläuft
ihm aber eine Vielzahl Ungeschicklichkeiten und Fehler, unter anderem:
Er überlastet seinen **Prozessor** durch eine gleichzeitige Installation, er
überfordert den schmalen **Upstream** seines DSL-Anschlusses durch
Fortführung der Videokonferenz, er startet versehentlich eine gleichzei-

tige Verbindung zum Projektsupport, er schaltet in die **falsche Richtung** um (Übertragung des eigenen Desktops zum Patienten statt Darstellung des fernen Desktops auf dem Heimrechner) usw.

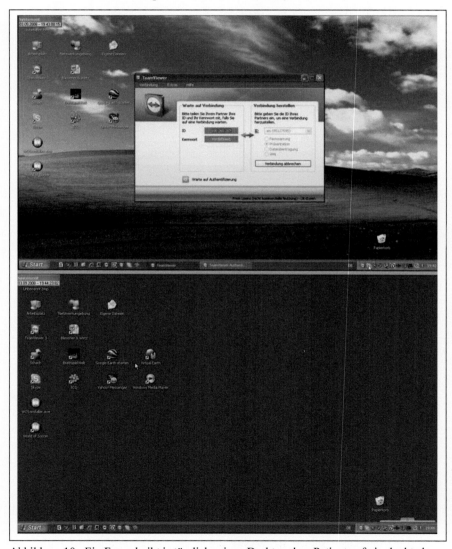

Abbildung 10: Ein Freund gibt irrtümlich seinen Desktop dem Patienten frei, glaubt aber nach Verschwinden seines Hintergrundbildes, er blicke nun auf den freigegebenen Desktop des Patienten.

Die geschilderte Episode macht eindrucksvoll klar, dass nicht einmal das mächtige Instrument der Fernsteuerung in den Händen eines fortgeschrittenen Laien den Erfolg seines Telesupports sicherstellt. Erforderlich wären vielmehr sein umfassendes Verständnis größerer Zusammenhänge, viel praktische Übung sowie genaue Kenntnis des speziellen Programms. Dies läuft aber auf die Feststellung hinaus, dass ein Laie wohl erst dann wirksam Telesupport leisten kann, wenn er zum Profi wurde.

1.4 Ausblick: Telesupport als globales Fernhandeln

Planvoll organisierter Support über Distanzen enthält im Kern viele technisch vermittelte Handlungen, über die in sozialwissenschaftlichen Handlungstheorien noch nicht mit hinreichender Schärfe reflektiert wurde. Der hierfür im vorliegenden Beitrag verwendete Terminus „Fernhandlung" reiht sich in eine Gruppe homologer Wortbildungen wie Fernschach, Fernsehen, Ferngespräch und Fernsteuerung ein, hat sich aber bisher nicht mit einer festen Begriffsbestimmung eingebürgert. In einer vor dem Hightech-Zeitalter entstandenen Studie im Umkreis der Feldtheorie Kurt Lewins finden sich aber schon zentrale Bestimmungen: „Unter Fernhandlung verstehen wir eine auf die Außenwelt gerichtete Handlung, bei der man ein 'nicht in *Greifnähe* befindliches' Ziel durch ein *Zwischenmedium* hindurch mit Hilfe von *gerichteten* Prozessen bestimmter Art erreichen will." (Voigt 1932: 2, Kursivsetzungen durch den Zitierenden).

Diese Definition schließt allerdings auch Fälle ein, bei denen uns heutzutage die Bezeichnung als Fernhandlung überzogen erschiene, zum Beispiel das Stoßen einer Billardkugel oder das Schlagen eines Eishockeypucks. Darum möchte ich als einschränkendes Merkmal hinzufügen, dass sich überdies das Zielobjekt soweit *außerhalb der direkten Wahrnehmung* des Handelnden befinden muss, dass er sich die nötige Lagekenntnis des Zielorts ebenfalls nur durch ein zwischengeschaltetes Medium verschaffen kann. Dies ist zum Beispiel dann gegeben, wenn ein Jäger seine Beute nur mit einem Zielfernrohr verfolgen kann oder wenn ein Chirurg eine Teleoperation nur über Telekameras und Telepräsentation lebenswichtiger Kontrollwerte durchführen kann.

Der Systematik halber sei erwähnt, dass eine technische Vermittlung motorischer und sensorischer Handlungsanteile nicht immer eine große *Distanz* zum Ziel kompensieren soll, sondern manchmal auch eine *Verdecktheit* oder *Gefährlichkeit* eines nahen Ziels. Beispielsweise wird Einparken nach Gehör zunehmend ersetzt durch das schadensärmere Einparken mit Rückkamera. So nehmen technisch-vermittelte Handlun-

gen auch im Nahbereich zu und tragen hier Strukturen hinein, die denen
technisch-vermittelter Fernhandlungen sehr ähneln.

Damit von einer Fernhandlung gesprochen werden kann, müssen weder die Vermittlung der Wirkung an den fernen Ort noch die Rückvermittlung vom fernen
Ort zum Akteur durch ein *Instrument* im engeren Sinn bewerkstelligt werden.
Vielmehr können unterschiedliche natürliche Gegebenheiten und/oder konstruier-
te Bedingungen als Medien benutzt werden.

–   Fernwirkungen lassen sich im einfachsten Fall durch *Translation*, näm-
    lich einen Wurf erzielen (was Blumenberg (2006) sogar zum Ausgangs-
    punkt seiner Anthropologie der actio per distans nahm). Sie können auch
    durch *Diffusion* in der Luft zustande kommen (Musik, Lärm, Rauch,
    Gas, Düfte), oder sie gelangen durch *Propagation* eines physikalischen
    Feldes in die Ferne (die Lichtstrahlen der archimedischen Brenngläser in
    Syrakus, der elektromagnetische Puls in Szenarien des Cyberwars). Nur
    in einem vierten Fall werden sie durch technisch *produzierte Übertra-
    gungsmedien* (wie Leitungen, Laserbündel, Funkkanäle) zu ihrem Ziel
    transportiert, z.b. Telefonklingeln, Funklichtschalter, Fahrzeugnavigati-
    on.

–   Rückmeldungen von Fernwirkungen können ebenfalls über alle vier
    Vermittlungswege erfolgen. Bei manchen Aktionen können schon mi-
    nimale Seiteneffekte reichen, um dem Akteur eine Erfolgskontrolle und
    eine Anschlusshandlung zu ermöglichen, z.b. kann eine Rauchfahne
    vom Erfolg einer Sprengung künden, so dass ein Übergang zu Räumar-
    beiten möglich wird. Andere Fernhandlungen hingegen erfordern die
    Überwachung des Zielobjekts mit hochauflösenden Videobildern, etwa
    die Fernreparatur des Ventils einer Taucherglocke.

Der Support von Telekommunikation muss genau so ausgedehnt sein wie das
Netzwerk persönlicher Telekommunikation selbst. Er muss an jedem beteiligten
Endpunkt der Telekommunikationen eines Patienten wirksam werden. Dies kann
zum einen durch Telesupport von einem (oder mehreren) zentralen Orten aus
erreicht werden, zum andern durch ergänzenden Vor-Ort-Support an jedem Ort.
Der Vor-Ort-Support kann innerklinisch durch Projektmitarbeiter geleistet wer-
den, im nahen Umkreis möglicherweise durch einen mobilen Dienst, im fernen
Umfeld nur durch lokale Kräfte. Aus den Unzulänglichkeiten des Supports im
Modellprojekt TKK-ELF können drei Empfehlungen abgeleitet werden:

a.   Angehörige sollten nicht nur im Videokonferieren, sondern auch in
     elementarer wechselseitiger Selbsthilfe geschult werden. Die Erfah-

reneren unter ihnen sollten auch auf Fernsteuerung per Teamviewer hingewiesen werden. Doch sollten auch alle vor Selbstüberforderung durch Telesupport gewarnt und zur Delegation von Aufgaben an professionellen Telesupport ermuntert werden.

b. Im fernen Umfeld müssen computerkompetente Freunde oder Dienstleister gefunden und organisiert werden, die den dortigen Vor-Ort-Support gewährleisten. Ihre Gewinnung könnte aus der Ferne unterstützt werden, zum Beispiel als Nebenaufgabe eines Telesupporters. Ähnlich wie bei weltweitem Produktsupport könnte eine überregionale Plattform für eine Art **Filialsystem des Vor-Ort-Supports** eingerichtet werden.

c. Vorkonfigurierte **Leihrechner** sollten um weitere Geräte vervollständigt werden, insbesondere **Freisprecher**, autonomen **Internetzugang** (3G oder LTE) und Raumkameras oder **Kameraroboter**. Für Konferenzmitschnitte sollte ein **automatischer Upload** auf Server mitgeliefert werden. Solche Systeme sollten auch an weit entfernte Standorte, mit denen Patienten Telekommunikation unterhalten, als Komplettpakete ausgeliehen werden.

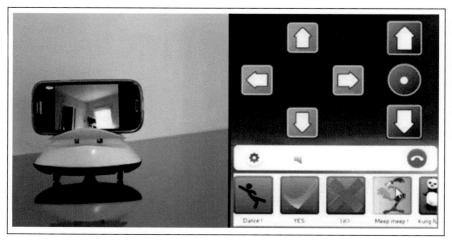

Abbildung 11: Durch Raumkamera oder Iphone-Roboter könnten sich Telesupporter besser ein eigenes Bild machen

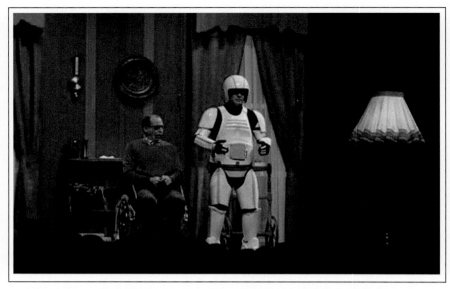

Abbildung 12: „Roboterkommunikation für isolierte kranke Rentner im Veedel" (Stunk-
sitzung, Köln 2013)

Eine Nacht im Leben von Kevin Kaminsky Kommunikation über Compliance, Schmerz und Todesangst

Thomas Bliesener

1 Material

Unter den 2000 Desktopmitschnitten des TKK-Projekts befindet sich auch eine Aufnahme, die einen zusammenhängenden Zeitraum von **18 Stunden** abdeckt. Technische Voraussetzung dafür war, wie bei allen anderen Mitschnitten, dass während der Aufnahme eine aktive Skypeverbindung bestand. Natürlich war der Patient nicht 18 Stunden lang mit einem fernen Partner im Gespräch. Vielmehr hatte sein Anrufer vergessen, die Verbindung zu trennen. Tatsächlich fand während der Aufnahme überhaupt keine Telekommunikation statt, denn es handelte sich bloß um einen automatisch angenommenen Anruf, den der Patient gar nicht beachtet hatte. Somit ist diese Aufnahme für das Studium von Telekommunikation ungeeignet. Doch sie bietet einen exemplarischen Einblick in die Nahkommunikation und die klinische Lebenswelt des Patienten, der seinesgleichen sucht. Wie sich herausstellte, wird in ihr sehr viel mehr von der existenziellen Not eines Patienten deutlich, als kaum irgendwo in einer Skypesitzung zur Sprache kommt. Darum wird sie hier als ethnographisches Hintergrund-Dokument vorgestellt.

Der *visuelle* Teil der Aufnahme zeigt fortwährend den Bildschirmschoner vom Typ „schwarzer Bildschirm" oder, nach zufälligen Reaktivierungen des Rechners durch Erschütterung der Maus, zehn Minuten lang den Inhalt des Desktops (Abb.1). In der langen Phase völliger Inaktivität spiegelt sich bereits die Krise des Patienten.

Eine Nacht im Leben von Kevin Kaminsky

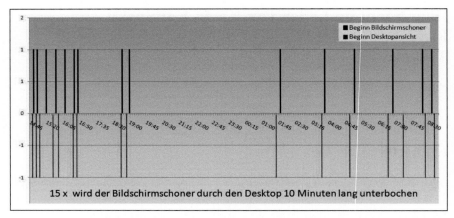

Abbildung 1:   Unterbrechungen des Bildschirmschoners durch Erscheinen des Desktops

In den ersten vier Stunden besteht der Inhalt des Desktops aus der Startseite des Browsers (Abb. 2, erstes Bild). Dann ruft die Mutter kurz vor ihrem Fortgehen E-Mail ab und hinterlässt als Ansicht das Desktopbild und das Hauptfenster von Skype (Abb. 2, zweites Bild). Den völlig leeren Desktop bekommt man nur kurz vor Beendigung der Aufnahme zu sehen. Kamerabilder des fremden oder eigenen Raums erscheinen nie, da beide Teilnehmer ihre Kameras abgeschaltet hatten.

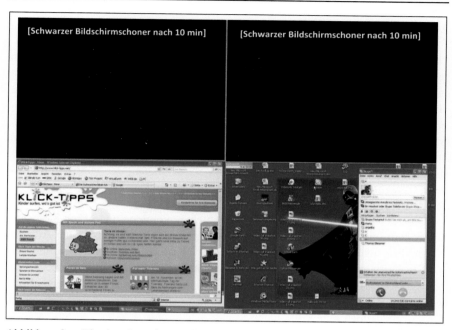

Abbildung 2: Die alternierenden Ansichten während und nach Anwesenheit der Mutter

Der *auditive* Teil der Aufnahme gibt alle akustischen Ereignisse im Isolierraum und im Schleusenraum wieder, soweit sie durch das Mikrofon des auf dem Beistelltisch liegenden Headsets aufgenommen werden konnten. Aufgrund der hohen Reichweite und Aussteuerung des Mikrofons wurden sogar Unterhaltungen im Schleusenraum noch als, wenn auch unverständliches, Gemurmel eingefangen. Handlungen und Gespräche im Isolierraum dagegen sind deutlich erkennbar und größtenteils gut verstehbar. Nur streckenweise besteht infolge eines Wackelkontakts im Headsetkabel ein erhöhtes Grundrauschen, das aber nach der nächsten Zufallsberührung des Computers wieder verschwindet. Eine andere Einschränkung der Verständlichkeit hat keine technischen Gründe, sondern liegt am Teilnehmerverhalten selbst. Der Patient bleibt in einigen derjenigen Passagen unverständlich, in denen er wimmert, stöhnt und schluchzt.

2   Überblick über den Ablauf des Geschehens

Die Aufnahme beginnt um **drei Uhr** nachmittags und endet am nächsten Morgen um **neun Uhr**. In den ersten vier Stunden ist die Mutter des Patienten bei ihm im Isolierraum, nur unterbrochen durch eine halbstündige Kaffeepause während des Besuchs der Kunsttherapeutin. In dieser Abwesenheit der Mutter wird dem Patienten planmäßig ein Medikament zur Infusion angehängt. Es löst nach etwa zwei Stunden (also in der Mitte der Besuchszeit der Mutter) große Müdigkeit und starke Schmerzen aus, zu denen in der Nacht noch Stuhldrang und Brechreiz hinzutreten. In der Folge, spätestens nach Verabschiedung der Mutter um neunzehn Uhr, entwickelt der Patient manifeste Todesangst, die erst am Morgen nachlässt.

Über den gesamten Aufnahmezeitraum hinweg kommen und gehen Krankenschwestern, die Kunsttherapeutin, der Oberarzt, eine Stationsärztin, ein Arzt im Nachtdienst und ein Pfleger der Nachtschicht. Fast 40-mal machen sie die Tür zum Isolierraum auf und zu. Die kürzeste Pause zwischen zwei Raumbesuchen beträgt zwei Minuten, die längste etwas mehr als eine Stunde. Der Aufenthalt im Raum dauert durchschnittlich fünf Minuten. Einmal morgens um fünf Uhr bleibt der Pfleger jedoch eine volle halbe Stunde. Diagramm 1 zeigt, wer um welche Uhrzeit den Raum betritt und wie lange er dort bleibt. Am Morgen um neun Uhr wird die Skypeverbindung entdeckt und getrennt. Dadurch endet der Mitschnitt.

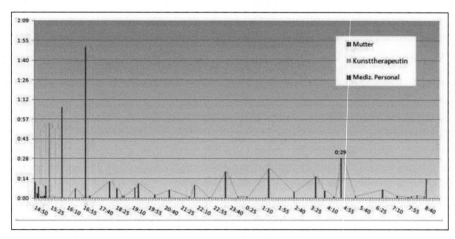

Abbildung 3:   Das Diagramm zeigt Zeitpunkte (x-Achse) und Dauer (y-Achse) von Anwesenheiten im Isolierraum.

3   Der Patient

Wenn jemand sagt, „sowas passiert nicht", dann passiert es. (Kevin)

Kevin Kaminsky (Deckname) war zum Zeitpunkt der Aufnahme 9 Jahre alt. Er hatte eine vierjährige Schwester, die in gemeinsamen Situationen mit der ganzen Familie fraglos hinnahm, wenn sie hinter Belangen des Patienten zurücktreten musste. Umgekehrt bemühte sich Kevin in Skypesitzungen, seine Schwester mit allerlei Vorführungen zu erfreuen.

Im Umgang mit anderen Patienten, mit Mitarbeitern der Klinik sowie dem Autor dieser Studie zeigte Kevin ein heiteres, gewinnendes Wesen. Es scheint, als hätte er schon von klein an die Herzen der Mitmenschen erobert; anders ist kaum zu erklären, dass zu seiner Beisetzung hunderte von Gästen bis zurück aus Kindergartenzeiten erschienen. Bei den Stationsmitarbeitern galt Kevin als kluges Kerlchen. Auch im TKK-Projekt bewies er bei den Erklärungen zu Computer und Skype ein rasches Verständnis für Zusammenhänge. Dazu passend gab er sich das Skypemotto „Ich bin Prof. Dr. Kevin Kaminsky".

Bei der Untersuchung der Skypemitschnitte darauf, wie vorausschauend die Benutzer trotz schwer durchschaubarer technischer Bedingungen sind, fanden sich bei Kevin besonders gelungene Beispiele. So besteht eine Szene z.B. darin, dass er ankündigt, die Kamera zu zerschmettern. Dann lässt er, sichtbar für den fernen Partner, eine Faust auf die Kamera zuschnellen und schaltet im letzten Moment in Taschenspielermanier mit der anderen Hand die Kamera aus. Es entsteht die Illusion, er habe seine Videokamera zerschlagen.

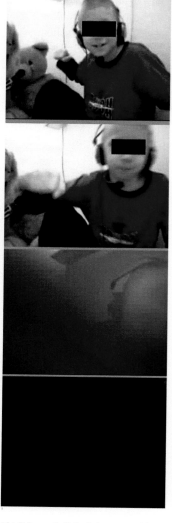

Abbildung 4: Scheinbar zerschlägt Kevin seine eigene Videokamera

Diese Szene veranschaulicht zugleich einen anderen Zug Kevins: Seine Beschäftigung mit Gefahren und Zerstörung. Ein weiteres Beispiel dafür gibt das Phantasiespiel, das er beim ersten Besuch durch den Autor spielte: Expedition in eine
Urwelt voller Vulkane. Zu jenem frühen Zeitpunkt flog Kevin allerdings mit
einem Zauberteppich über die Feuer unberührt hinweg.

   Des Weiteren erscheinen seine Desktopbilder wie ein Spiegel von Gefahren-
bewusstsein. Solange Kevin auf den Platz in der Isolierstation wartete, zeigte er
ein Selbstbild mit Teddybär, jedoch nach Verlegung auf diese Station die Star-
Wars-Figur Darth Vader, einen Inbegriff für Verletzung, Gewalt und Tod (Abb.
4).

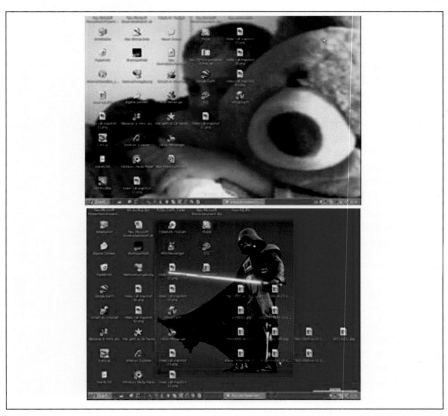

Abbildung 5:   Desktopbilder drei Wochen bzw. fünf Tage vor der ersten Behandlung

Drei Tage nach der hier dokumentierten Zeitspanne kam es bei der nächsten Behandlung zu einer schweren Komplikation, an der Patient Kevin verstarb.

4 Compliance

Mit „Compliance" wird in der Medizin das Ausmaß bezeichnet, in dem das *Verhalten* eines Patienten mit den Empfehlungen eines Heilberuflers übereinstimmt (WHO 2003), im weiteren Sinn auch die *Motiviertheit* eines Patienten zur Befolgung des Behandlungsplans und zum *Ertragen* der Nebenwirkungen. Die Übersetzung „Therapietreue" hat sich im Sprachgebrauch nur zum Teil durchgesetzt.

Am Anfang der hier vorgestellten Aufnahme (gegen 15 h) wird über den Behandlungsplan als ganzen gesprochen. Kevin hat Tendenzen, der an diesem Tag beginnenden Behandlung auszuweichen und nach Hause zu gehen. Auf jeden Fall möchte er die Zeit nach der Entlassung jetzt schon planen. Seine Mutter versucht, ihn davon abzubringen und auf freudige Zustimmung zur Behandlung einzuschwören. Ähnliches wiederholt sich zwei Stunden später (17 h), als die Infusion mit dem Medikament bereits eineinhalb Stunden läuft. Gegen die Sehnsucht, nach Hause zu gehen, argumentiert die Mutter: „willst du sterben oder was?"

Eine weitere Stunde später (18 h) weint Kevin, klagt über Schmerzen und lehnt alle routinemäßig fälligen Maßnahmen (Tabletteneinnahme, Wasserlassen, Wiegen) rundweg ab. Die Mutter und ein wenig später mit ihr verbündet eine Krankenschwester bieten ein ganzes Arsenal an Argumenten auf, um seine Weigerung zu überwinden (Tabelle 1). Doch erst nach dem Kompromissangebot einer hinzugerufenen Ärztin, zunächst einmal Schmerzmittel zu geben und erst später die Routinemaßnahmen nachzuholen, fügt sich der Patient.

Fast alle Argumentationen der Mutter und der Krankenschwester zugunsten des Behandlungsplans sind deutlich zu verstehen. Ein Teil wird mit erhobener Stimme und in einem einschärfenden Tonfall gesprochen. Zudem fügt die Mutter etwa zehnmal Zustimmung fordernde Wendungen hinzu, zum Beispiel „okay?", „gut?" und „alles klar?". Hingegen sind fast alle Klagen und Einwände des Patienten unverständlich, weil nur sehr leise, wimmernd oder schluchzend gesprochen.

Tabelle 1:   Argumente für Befolgung des Behandlungsplans

Uhrzeit	Ausgewählte Beispiele	Argumentation
14:52	m: Ich möchte, dass du nicht traurig bist.	Umstimmung
14:57	m: Mach mit, hab Geduld.	Mahnung
14:58	m: Ich leide, wenn du nicht gesund bist.	Schuldgefühle
15:27	*Beginn der Infusion, die Schmerz und Angst auslöst*	
16:57	m: Sei froh, dass du Knochenmark bekommst.	moralisieren
17:00	m: Oder willst du sterben?	Unterstellung
18:09	pf: Wenn du weinst, dauert alles länger.	schuldig machen
18:12	pf: Kannst auch nachher weinen.	Aufschub
18:12	pf: Sonst wird mich der Doktor mahnen.	Schuldgefühle
18:12	pf: Der Schmerz wird eh nicht so schnell besser.	Relativierung
18:13	m: Du musst die Wahrheit sagen.	Bezichtigung
18:24	m: Dann werd ich stolz auf dich sein.	Anreiz
18:28	m: Was machen Ärzte, wenn sich Kinder weigern?	Problematisierung
18:28	m: Es ist nur Müdigkeit.	Umdeutung
18:36	m: Wenn du zur Oma willst, mach alles.	Druck
18:36	m: Weinen schwächt den Körper.	Warnung
18:36	m: Nimm die Tabletten für mich.	Personalisierung
18:36	m: Nachher musst du mit der Schwester kämpfen.	Entmutigung
18:52	m: Du musst wollen.	Appell
18:29	a2: Erst mal Schmerzmittel, später auf die Waage.	Tauschgeschäft

Die Art des Kampfs um die Compliance des Patienten könnte dazu beigetragen haben, dass der Patient die Nacht hindurch manifeste Todesangst entwickelt.

a. Der Patient ist umstellt von Forderungen und wird „bombardiert" mit Argumenten, aber er hat niemanden für Trost, Zuspruch und Ermutigung. Da sich die Mutter auf die Seite der Forderungen stellte, ist sie für die benötigte Bestärkung und Unterstützung nicht mehr verfügbar. Erst in der Nacht wird die Aufgabe des Zuspruchs und der Ermutigung durch Pfleger pf2 wahrgenommen (siehe Abschnitt „Sterben".) In der Summe bedeutet das, der Patient ist mit seinen Entbehrungen, Zweifeln und Ängsten alleingelassen. Überdies wird er von der Mutter um neunzehn Uhr auch physisch alleingelassen. Nun ist er ganz verlassen und hat „no one to turn to" (Sacks 1967). Verlassenheit kann aber bei Kindern wie Erwachsenen zu einer Steigerung der Angst führen. **Verlassenheit und Angst** können sich in einer Spirale noch verstärken.

b. Angst kann, wenn Schmerzen bestehen, eine verstärkte Wahrnehmung der Schmerzen nach sich ziehen. Dabei wird der gesteigerte Schmerz vom Patienten tatsächlich erlebt und ist nicht bloß taktisch vorgetäuscht. Allerdings sollte er durchaus *auch* als eine Ausdrucksform von Angst verstanden werden, so dass er nicht nur durch Medikamente, sondern auch durch eine begleitende Angstminderung verringert werden kann. Auch **Schmerz und Angst** können sich in einer Spirale noch verstärken.

c. Schmerzen können wie alle anderen Körpervorgänge besonders dann mehr Angst auslösen, wenn sie in eine **bedrohliche Erklärung** eingeordnet werden. Wenn sich ein Patient vorstellt, seine Schmerzen entstünden durch einen zwar anstrengenden, aber nützlichen und sorgfältigen Aufräumprozess in seinem Körper, wird er weniger Angst erleben, als wenn er sich vorstellt, sie kämen von einer unkontrollierten, zerstörerischen Fehlbehandlung. Patient Kevin hatte nur wenige Minuten vor Beginn der Infusion von einer schlimmen Fehlbehandlung gehört (Katze verbrennt in Mikrowelle, Abschnitt „Sterben"). Dies könnte leicht seine Phantasie angeregt haben, durch die Infusion würde auch er von innen her zerstört. In seiner Verlassenheit glaubt er dann: „Ich sterbe" (20:13 h).

5 „Sterben"

Über den Nachmittag und die Nacht verteilt wird an sieben verschiedenen Zeit-
punkten wörtlich von „tot" und „sterben" gesprochen. Dabei gehen die beiden
ersten Äußerungen von anderen Personen als dem Patienten aus.

Als erstes erläutert die Kunsttherapeutin unsinnige Schadenersatzforderungen
an dem Beispiel, dass eine Katze in eine Mikrowelle gesperrt und dabei verbrannt
würde. Es ist kaum nachvollziehbar, welche Sicherungen in ihr wohl durchge-
brannt waren, dass sie solch einen tödlichen Behandlungsfehler ausgerechnet
einem Patienten erzählt, der in einem Isolierraum eingesperrt ist, mit technischen
Geräten behandelt wird und wegen großer Angst davor am liebsten die Behandlung abbräche. Es ist besonders prekär, dass sie dies just am allen bekannten
ersten Tag seiner Behandlung tut – 4 Minuten, bevor ihm die entsprechende Infusion angehängt wird. Welche Nachwirkungen ihr sadistisches Bild im Patienten
entfaltet, als er Nebenwirkungen und Schmerzen zu spüren beginnt, lässt sich gar
nicht ermessen. Da jedoch später weder Mutter noch Ärzte und Pflegekräfte den
Patienten auf seine Angstphantasien ansprachen, enthält das Material leider keine
handfesten Beweise für diesen Zusammenhang. Wir dürfen aber auf Allgemein-
wissen über Angst verweisen und auf Behandlungsmethoden wie die Aktive
Imagination (Simonton 1978), die auf der Macht innerer Bilder aufbauen.

Die zweite, die vom Sterben spricht, ist die Mutter, als der Patient bereits Nebenwirkungen des Medikaments spürt und ihnen entkommen möchte. In Verbindung mit Durchhalteparolen fragt die Mutter „willst du sterben oder was?" Aus
dem Material lässt sich nicht entscheiden, ob dies rein rhetorisch gemeint ist, ob
es auf bekannte Zweifel des Patienten an der Therapie anspielt oder ob es gar
Zweifel der Mutter auf den Patienten projiziert. In jedem Fall unterstellt die Formulierung, Einwände gegen die Behandlung und ihre Nebenfolgen seien gleichbedeutend mit „sterben wollen". So ist es nicht verwunderlich, dass der Patient
spät in der Nacht, als er die medikamentenbedingten Schmerzen nicht mehr aus-
hält, dazu sagt: „ich möchte sterben".

Tabelle 2:   Thematisierung von Sterben I. Transkriptionen siehe Anhang

Uhrzeit	Äußerung
15:23	kth: Katze in Mikrowelle. p: <u>Die Katze ist tot.</u> [1]
15:27	*Beginn der Infusion, die Schmerz und Angst auslöst*
17:00	m: <u>Willst du sterben oder was?</u>
20:15	p: <u>Ich sterbe.</u>
20:50	p: <u>Ich will nicht sterben.</u>
23:45	p: <u>Nur nur nicht sterben.</u>
01:39	p: <u>Ich möchte sterben.</u>
01:40	p: <u>Ich möchte sterben.</u>
04:50	p: <u>Is schon jemand hier? Waren die nicht zu Hause?</u>
04:55	p: <u>Ich möchte einfach nur noch meine Ruhe.</u>

Der Patient spricht von sich aus erst dann vom Sterben, als er die Nebenwirkungen des Medikaments immer stärker spürt und die Mutter schon über eine Stunde nach Hause gegangen ist. Zuerst bezeichnet er seine Qualen direkt als „Ich sterbe" (20:15 h). Dann fleht er zweimal, er wolle „nicht sterben" (20:50 h und 23:45 h). Zuletzt sieht er als Ausweg aus den Schmerzen nur noch „Ich möchte sterben" (1:40 h). Erst am frühen Morgen, als sich sein Zustand etwas gebessert hat (4:55 h), formuliert der Patient weniger dramatisch „Ich möchte nur noch meine Ruhe haben".

---

[1]   Zu jeder unterstrichenen Äußerung gibt es eine Tondatei auf der Produktseite dieses Buchs unter <u>www.springer.com</u> und auf <u>www.uni-due.de/telekommunikation/media,</u> Benutzername: report, Passwort: troper.

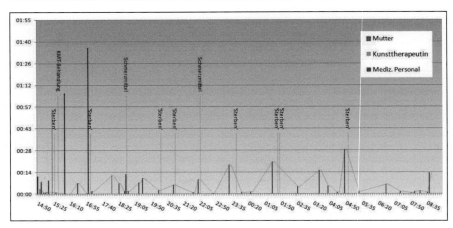

Abbildung 6:   Das Diagramm zeigt Zeitpunkte der Infusion und der Thematisierung von
                Sterben (beschriftet).

Wie es im Gespräch und in den Vorstellungen und Gefühlen des Patienten nach
einer Thematisierung von Sterben weitergeht, hängt sehr von der unmittelbaren
Antwort ab.

Auf die beiden ersten Thematisierungen, die ja von der Kunsttherapeutin und
der Mutter ausgingen, erfolgen keine Gegenreden. Im ersten Fall spricht der Patient sogar explizit aus, was ihm die Kunsttherapeutin zum Raten überließ (p: „Die
Katze ist tot"), und sie bestätigt mit einem leisen „Genau". Im zweiten Fall ist der
Patient 5.20 Sekunden lang sprachlos und spricht danach mit so schwacher Stimme, dass er unverständlich bleibt; er hat aber wohl, wie sich an der Reaktion der
Mutter erkennen lässt, das Thema gewechselt.

Auf die Thematisierung von Sterben durch den Patienten selber erfolgen stets
deutliche Gegenreden durch eine Krankenschwester bzw. den Pfleger. Sie bestehen jeweils aus zwei Komponenten. Zum einen setzen sie der Verzweiflung des
Patienten eine außerordentlich sanfte, wohlwollende und zuversichtliche Stimme
entgegen. Zum andern bauen sie inhaltlich eine Gegenposition auf, so dass sich
der Patient damit argumentativ auseinandersetzen müsste.

Tabelle 3: Thematisierung von Sterben II. Transkriptionen siehe Anhang

Uhrzeit	Äußerung	Antwort
15:23	kth: Mikrowelle. p: Die Katze ist tot.	kth: (sehr leise) Genau.
15:27	Beginn der Infusion, die Schmerz und Angst auslöst.	
17:00	m: Willst du sterben oder was?	p: (5 sec) (unverständlich)
20:15	p: Ich sterbe.	pf: So schnell stirbt sich's nicht.
20:50	p: Ich will nicht sterben.	pf2: Ich pass auf dich auf.
23:45	p: Nur nur nicht sterben!	pf2: Bei mir wirst du nicht sterben.
01:39	p: Ich möchte sterben.	pf2: Schulfreunde warten auf dich.
01:40	p: Ich möchte sterben.	pf: Schwesterchen würde traurig.
04:50	p: Is schon jemand hier von zu Hause?	pf2: Du musst davon nicht sterben.
04:55	p: Ich möchte nur noch meine Ruhe.	pf: Nicht immer so pessimistisch.

Es fällt allerdings auf, dass die Argumente nicht sehr überzeugend sind. So wirkt die Antwort der Krankenschwester „Heute wird nicht gestorben. Hm? So schnell stirbt sich's nicht" (20:15 h) merkwürdig unpersönlich und lässt überdies die Hintertür offen, dass vielleicht am nächsten Tage doch gestorben wird (und tatsächlich starb der Patient ja wenige Tage später). Ähnlich unsicher ist die Zusage des Pflegers „Ich pass auf dich auf" (20:50 h), die zwar als Beziehungsangebot die menschliche Verlassenheit des Patienten überwindet, aber doch die Ungewissheit bestehen lässt, ob der Pfleger tatsächlich die Macht hat, zerstörerische innere Prozesse zu erkennen und unter Kontrolle zu bringen.

Tabelle 4: Reaktionsweisen bei Thematisierung von Sterben. Transkriptionen siehe
Anhang

Uhrzeit	Antwort	Reaktionsweise
15:23	p: Die Katze ist tot. kth: Genau.	Bestätigung
15:27	*Beginn der Infusion, die Schmerzen und Angst auslöst.*	
17:00	m: Sterben oder was? p: (5 sec Pause)	Hinnahme
20:15	pf: So schnell stirbt sich's nicht.	Abschwächung
20:50	pf2: Ich pass auf dich auf.	Schutzzusage
23:45	pf2: Bei mir wirst du nicht sterben.	Schutzzusage
01:39	pf2: Schulfreunde warten auf dich.	Gute Aussichten
01:40	pf: Schwesterchen würde traurig.	Rücksichten
04:50	pf2: Du musst nicht sterben.	Zuversicht
04:55	pf2: Nicht immer so pessimistisch!	Motivationsappell

Wenn man die Antworten des Pflegepersonals auf die Thematisierungen von
Sterben zusammen betrachtet (Tabelle 3), wird besonders deutlich, dass sie alle
aus dem bekannten Repertoire der **Umstimmung** schöpfen. Das heißt, sie lassen
die Erlebnis- und Ausdrucksweise des Patienten nicht erst einmal so stehen, (wie
es in einer „patientzentrierten" Gesprächsform die Maxime wäre), sondern versorgen den Patienten mit einer Zufuhr von Positivem.

Im gleichen Stil bemüht sich der Pfleger pf2 um den Patienten über alle seine
Besuche im Isolierraum hinweg. Die Zusammenstellung weiterer Beispiele in
Tabelle 4 kann nur unzureichend wiedergeben, mit welcher Ausdauer und Fin-
digkeit er vorgeht, um den Patienten aus seiner Not „herauszulocken". Als die
Schmerzmittel anscheinend eine Wirkung zeigen, bleibt der Pfleger eine volle
halbe Stunde zum Gespräch beim Patienten (4:45 bis 5:15 h). Im Verlauf dieses
Besuchs gewinnt der Patient sogar seinen Humor zurück, und – am wichtigsten
für die **Bindung** zu seinem neuen Beschützer – er freut sich auf die Wiederkunft
dieses Pflegers in der nächsten Nachtschicht.

Tabelle 5:   Weitere Reaktionsweisen bei Angst und Schmerzen

Uhrzeit	Beispiel	Reaktionsweise
20:51	pf2: Solche starken Schmerzen?	Anteilnahme
22:05	pf2: gleich besser, versprochen	Versprechen
23:38	pf2: keine Gedanken machen	Entwarnung
01:41	pf2: Morgen wirst du drüber grinsen.	Vorhersage
04:27	pf2: Ist dir gut oder noch übel?	Optionen
04:50	pf2: Schmerz wird bald nachlassen.	Aussichten
04:55	pf2: Morgen Abend sehen wir uns wieder.	Verabredung
04:56	pf2: Ich hol dir Kühlelemente.	Versorgung
04:59	pf2: Mein Sohn ist gleich alt.	Bevaterung

Worauf lässt sich die relative Stimmungsaufhellung des Patienten morgens um fünf Uhr zurückführen? Da zu dem hier betrachteten Einzelfall keine Vergleichsfälle vorliegen, lassen sich nur Vermutungen aufgrund bekannter Zusammenhänge und verschiedener Hinweise aus dem Material anstellen.

a.   Schmerzmittel oder Kommunikation?
Dem Patienten wurden um 18.30 h Zäpfchen mit Paracetamol verordnet, außerdem um 22:00 h ein Schmerzmittel (Art und Dosierung unbekannt) angehängt. Als der Pfleger um 4:45 h für eine halbe Stunde zum Gespräch kam, waren analgetische Wirkungen also schon eingetreten. Auffällig ist jedoch, dass die Stimme des Patienten selbst zu dieser Zeit manchmal noch so verzweifelt klingt wie in der tiefsten Nacht, manchmal aber auch deutlich aufgehellter (wie im letzten Tonbeispiel in Tabelle 2), und zwar gerade in Anschluss an Äußerungen des Pflegers, die ihn in eine Teilnahme an Welt und Zukunft einzubinden versuchen. Es hat sich also kein Wunder ereignet, wie es der Volksmund kennt: „Der Pfleger kommt, der Schmerz geht". Aber die kommunikativen Bemühungen des Pflegers haben sicherlich dazu beigetragen, den Lebensmut des Patienten wiederzubeleben.

b.   Umstimmung oder Zuwendung?
Der Pfleger unternimmt viel, um den Patienten zu positiveren Gefühlen umzustimmen. Er handelt wie nach dem Modell einer Waage: wenn der

Patient Angst und Verzweiflung in seine Waagschale wirft, gleicht der Pfleger mit einem Gegengewicht an Gewissheit und Zuversicht aus. Dies ist verbreitete Praxis im Alltag und auch in sozialen Berufen. Es kann aber anstrengend werden und auf längere Sicht zur Erschöpfung des Gebenden führen.

Möglicherweise beruht aber der beobachtbare Erfolg des Pflegers auf einem viel weniger spezifischen Faktor: Bei der Patientenversorgung ist der Pfleger zuverlässig und entgegenkommend, in der begleitenden Kommunikation ist er beharrlich und zugewandt. Er zielt nicht darauf ab, den Patienten zu einem erforderlichen Verhalten zu nötigen, sondern dessen eigenes Wohlbefinden zu fördern. Damit erwirbt er sich das **Vertrauen** des Patienten und geht eine persönliche **Bindung** mit ihm ein. Hatte der Patient beim Konflikt um Compliance seine Mutter und eine Krankenschwester als Unterstützer verloren, so hat er in dieser Nacht den Pfleger als **Verbündeten** gewonnen. Und dies erscheint als ein noch viel größerer Gewinn als seine momentane Stimmungsaufhellung.

Tabelle 6:   Bindung

Uhrzeit	Patient	Pfleger
4:56:19	Bist du morgen auch da?	
		Morgen Abend, ne? Sehen wir uns dann wieder.

6   Wege aus der Isolierung

In der hier besprochenen Nacht spitzen sich die Ereignisse sehr zu. Doch es zeigt sich auch Grundsätzliches, das die ganze Hospitalisierung aller Patienten durchzieht. *Die Kinder sind zweifacher Isolierung ausgesetzt*:

– Zum einen fehlt es ihnen *quantitativ* an Kontakten, da Besucherkreis und -frequenz sehr einschränkt wurden.

– Zum andern fehlt es manchmal *innerhalb* ihrer Kontakte an Zuwendung und Anteilnahme, so dass sie mit ihren Ängsten und Nöten alleine bleiben. Trotz Besuchen und Gesprächen können sich Patienten *verlassen* fühlen.

Die Überwindung der einen Isolierung ist noch keine Lösung der anderen. Dass Patienten von ihrer vertrauten Lebenswelt und vielen Freunden und Angehörigen abgeschnitten sind, lässt sich durch Telekommunikation beheben. Doch wenn Patienten zu wenig Anteilnahme, Trost und Halt erfahren, sind noch andere oder speziellere Lösungen nötig.

Eine *Ersatzlösung*, auf die im Leben gern zurückgegriffen wird, besteht in materieller *Versorgung*. In unserem Mitschnitt kommt der Patient sogar einmal selbst darauf. Nachdem ihm eine große Hoffnung für die Zeit nach der Behandlung ausgeredet wurde, bittet er um Schokolade.

Tabelle 7: Versorgung

Uhrzeit	Mutter	Patient
14:58:40	(laut) Ich leide immer noch, weil du immer noch nicht gesund bist. Da werde ich auch nichts gefährden und übers Knie brechen, Oma X zu besuchen und vielleicht deine Gesundheit zu gefährden. [ ] Ich hab keine Lust, den neuen Plan zu gefährden und dich.	
		(sehr leise) ja.
	Dass du Fieber bekommst und ins Krankenhaus musst.	
		m-m.
	Wir	( )
	haben kalte Jahreszeit. Die Erkältungsphase ist richtig in Touren. Überall.	
		(2 sec)
14:59:18		(sehr leise) mja. (3 sec)
14:59:21		(kindlichere Stimme) Hast du Schokolaaade?

Es wäre verwunderlich, wenn die **Schokolade** so viel Lebensmut zum Durchhalten der nächtlichen Verzweiflung gäbe, wie es die Aussicht auf einen Besuch bei der geliebten Großmutter vermöchte. Ähnlich ist es mit manch anderen Annehmlichkeiten, die dem Patienten von anderen angeboten werden:

- Die **Essensauswahl** für den nächsten Tag (14:53 h), die eine Krankenschwester einholt, ist dem Patienten „egal". Gleich danach geht das Tauzie-
  hen um Pläne für die Zeit nach der Entlassung weiter.

- Das **Wii-Spiel**, an das der Oberarzt erinnert (15:12 h), bringt den Patienten
  nicht von seiner Sehnsucht nach rascher Heimkehr ab. Die Mutter schärft
  ihm weiterhin ein, dass er sich keine speziellen Hoffnungen machen dürfe,
  und der Patient ist darüber weiterhin unglücklich.

- Die **Bastelarbeiten**, die die Kunsttherapeutin anleitet, beschäftigen den Patienten zwar während ihrer Durchführung. Doch gleich danach drängt er wieder auf baldiges Heimkommen (15:58 h). Sein Papierpanzer bleibt ohne
  Sinnbezug zu der bedrohlichen Therapie, die just während der Bastelei begonnen wurde, und er bietet dem Patienten wohl auch in der Nacht keinen
  symbolischen Schutz und Halt in seiner Todesangst.

Damit der Patient mehr Unterstützung erhalten kann, die den Augenblick über-
dauert und ihn durch Krisen hindurch trägt, scheinen andere Wege erfolgverspre-
chender.

Zum einen könnten Pflegepersonal und Angehörige besser dafür **sensibilisiert**
werden, welche Umgangsweisen mit dem Patienten seine Ängste verringern und
seine Zuversicht stärken. Dafür müssten ihnen geeignete Formen der Schulung
und Reflexion angeboten werden, wie sie im Umfeld lebensbedrohlicher Erkran-
kungen inzwischen als professioneller Standard gelten. So wurden schon vor
mehr als fünfunddreißig Jahren auf der psychosomatisch-internistischen Modellstation in Ulm **Pflegesupervisionen** und **Angehörigenarbeit** etabliert (Köhle et
al. 1977). Begleitend sind Formen der **Entlastung** geboten, die es z.B. unnötig
werden lassen, dass eine Krankenschwester rigide auf *ihrem* Zeitplan besteht und
eine Mutter auf *ihr* Bedürfnis nach Befreiung von Betreuungslasten pocht, sondern dass sie Kräfte für Halt und Trost aufbringen können (Baldauf/Waldenberger
2011). Zudem könnten **Arbeitsteilungen** vereinbart werden, z.B. dass sich Pflege-
gekräfte um Compliance kümmern, Angehörige dagegen um Trost und Ermutigung.

Zum andern könnte die bereitgestellte Technik der Telekommunikation viel
intensiver ausgenutzt werden als nur für vereinzelte Sitzungen während des Tages. In Krisensituationen, wenn es dem Patienten an Beistand aus der unmittelbaren Umgebung fehlt, könnte er Hilfe über Telekommunikation erhalten. Dabei
zeichnen sich für solch eine Verwendung von Telekommunikation zwei Varianten ab.

a. Mit Skype oder einem ähnlichen Kommunikationsprogramm könnte während kritischer Tage und Nächte eine **Dauerverbindung** zu einer **Vertrauensperson** des Patienten geschaltet werden, ähnlich wie sie als Grundlage der vorliegenden Aufnahme bestand, jedoch unbemerkt blieb. Bei der Vertrauensperson müsste es sich *nicht* unbedingt um Vater oder Mutter handeln, denn deren Bedürfnis nach zeitweiligem Rückzug muss ja ebenfalls berücksichtigt werden. Es könnte sich genauso gut um eine Großmutter oder einen Großvater, um Tante oder Onkel oder einen befreundeten Erwachsenen handeln. Auch könnten sich verschiedene Personen planmäßig abwechseln. Entscheidend ist, dass ihnen der Patient sein Herz ausschütten könnte und sie ihn stützen und stärken könnten. In vergleichbaren Situationen in einer Wohnung reicht oft schon die bloße Tatsache, die Türen von Kinder- und Schlafzimmer angelehnt zu lassen, um Verlassenheitsreaktionen vorzubeugen.

b. Über Skype könnte auch ein spezieller **Sorgendienst** für Kinder verfügbar gemacht werden. Die Idee dahinter ist die gleiche wie bei Telefonseelsorge, Zeugnistelefon und der Nummer-gegen-Kummer: Wenn einem Menschen in Not niemand unter seinen Nahestehenden nahe genug kommen kann, so kann es vielleicht jemand Fernstehendes. Bislang ist aber noch nicht bekannt, wie solch ein Dienst beschaffen sein müsste, damit er von kranken Kindern angenommen wird. Am einfachsten wäre, Erfahrungen in einem begrenzten lokalen Rahmen zu sammeln, z.B. mit psychosozialen, seelsorgerlichen oder ehrenamtlichen Kräften (wie Oma Rosa in Schmitt 2005) an einer speziellen Klinik. Dies hätte zudem den Vorteil, dass sich Diensttuende mit einem Besuch bei den Kindern bekanntmachen könnten. Die Rufadresse sollte auch im Skypeprogramm jedes Patienten in der Freundesliste eingetragen sein. Ein besonderer Vorteil solch eines Sorgendienstes bestünde darin, dass die Patienten in keinerlei Abhängigkeit von ihm stünden und über ihre Nöte ganz ohne Rücksichtnahmen frei reden könnten.

7   Anhang: Transkriptionsausschnitte

Uhrzeit getaktet	Uhrzeit genau	Moment	Kunsttherapeutin	Patient
Beginn				
14:50	14:47:44	00:00:00		
Stelle 1				
15:25	15:23:01	00:35:17	Da kaufen die ne Mikrowelle, setzen ihre nasse Katze da rein, (leise, schnell) kannst dir ja ausrechnen, was dann (wieder normal) passiert (3 sec). Und dann schreiben	
	15:23:10	00:35:26	die zu	Die Kat-
				ze is tOt!
	15:23:11	00:35:27	(sehr leise) Genau.	
			Und dann schreiben die zu der Firma: Aber in Ihrer Gebrauchsanweisung stand nicht, dass man da keine Katze reintun darf.	

Uhrzeit getaktet	Uhrzeit genau	Moment	Mutter	Patient
Stelle 2				
17:00	17:00:14	02:12:30	Kevin, du machst's mir sO schwer. ( ) und dein neues Knochenmark. Willst du sterben oder was. Du bist in der Therapiie jetzt im Moment. Mach duurch! (3 sec) Dass du eben rauskommst als gesunder Mensch und nicht als kranker Mensch. Alles klar?	
	17:00:41	02:12:57		(5 sec)
				( )
			[Auslassung]	
18:55	18:53:44	04:06:00	((geht nach Hause))	

Uhrzeit getaktet	Uhrzeit genau	Moment	Patient	Kranken-schwestern
Stelle 3				
20:15	20:13:40	05:25:56	(wimmernd) Ich sterbe.	
	20:13:42	05:25:58		(sehr sanfte Stimme, leise) Neein. Heute wird nicht gestorben. Hm? So schnell stirbt sich's nicht. Wirklich nicht.
	20:13:51	05:26:07	Das tut aber schrecklich weh.	

Uhrzeit getaktet	Uhrzeit genau	Moment	Patient	Pfleger
Stelle 4				
20:50	20:50:46	06:03:02	(weinend) Ich will nicht sterben	
	20:50:49	06:03:05		Du "willst nicht sterben"? Wie kommst du denn daa drauf?
	20:50:53	06:03:09	(weinend) Ich hab so ne ( )	
	20:50:55	06:03:11		Aber deswegen wirst du nicht sterben. Ich pass auf dich AUf.

Uhrzeit getaktet	Uhrzeit genau	Moment	Patient	Pfleger
Stelle 5				
23:45	23:43:09	08:55:25	( ) nicht sterben!	
	23:43:12	08:55:28		Ach du wIRst nich sterben! Nich bei mir, du. Und auch nicht heute und auch nich morgen
	23:43:19	08:55:35	Is das	und auch
			normal, dass man sich fühlt wie beim Sterben?	
				Ja, das hat man.

Uhrzeit getaktet	Uhrzeit genau	Moment	Patient	Kranken-schwester	Pfleger
Stelle 6					
01:40	01:39:11	10:51:27			Was sagst du?
	01:39:12	10:51:28	Ich möchte sterben. Ich halt das da nicht aus.		
					Du mÖchtest nicht sterben. Kevin! Du, was wird denn dann mit deinen Schulfreunden? Ne? Die warten auf dich. Hast denn noch Geschwister?
	01:39:25	10:51:41	(sehr leise) Ja-a		
					Die warten doch auch noch auf dich. (3 sec) Warten doch alle auf dich. Da kannst du doch nicht einfach sterben.
	01:39:36	10:51:52	(jammernd) Mir geht's doch so schlecht.		
					(sehr sanfte Stimme) Neein, Kevin. Pass mal auf, was das morgen macht. Moorgen wird's besser. Ne?
	01:39:51	10:52:07	(weint). (jammernd) Ich möchte sterben.		

				Was macht denn dann deine kleine Schwester? Ich wollte immer nen großen Bruder haben. Bestimmt wird die ganz traurig. ((Rascheln bei Entsorgung von Verpackungen))	
	01:40:07	10:52:23			Kevin, ich geb dir mal ne dünne Decke ( )
			( )	( )	
	01:40:27	10:52:43			38,5
	01:40:44	10:53:00	( ) in meinem Leben noch nicht		
	01:40:58	10:53:14	sowas schlimmes kann ich nicht mehr mEhr		
	01:41:01	10:53:17			Wird auch nicht schlimmer, Kevin!

Uhrzeit getaktet	Uhrzeit genau	Moment	Patient	Pfleger
Stelle 7				
04:50	04:50:09	14:02:25	Is schon jemand hier? Waren die nicht zu Hause?	
				Neein, Kevin.
	04:50:17	14:02:33		Warum redest du eigentlich immer vom Sterben?
	04:50:20	14:02:36	(jammernd) Weils mir doch so schlecht geht.	
	04:50:22	14:02:38		Ja, aber da muss man doch nicht stErben! Wenn ich ne Grippe hab, geht's mir auch schlecht. Da werd ich auch nicht vom Sterben reden.
	04:50:27	14:02:43	Aber da hat man nich, nich so große Schmerzen.	
			[Auslassung]	
	04:55:50	14:08:06	Ich möchte einfach nur noch meine Ruhe.	
			[Auslassung]	
	04:56:19	14:08:35	Bist du morgen auch da?	
				Morgen Abend, ne? Sehen wir uns dann wieder.
	04:56:25	14:08:41	Hoffen wir, dass es mir dann ( )	
				Dir geht es mit Sicherheit (besser).
	04:56:31	14:08:47		Sei doch nicht immer so pessimistisch.
Ende	08:53:58	18:06:14		

Literaturverzeichnis

Ajayi, Lasisi (2012): „Video `Reading´ and Multimodality: A Study of ESL/Literacy Pupils' Interpretation of Cinderella from Their Socio-historical Perspective", in: *Urban Rev* 44 (1), S. 60-89.

Ali-Hassan, Hossam; Nevo, Dorit; Nevo, Saggi (2010): „Mobile Collaboration: Exploring the Role of Social Capital", in: *Data Base for Advances in Information Systems* 41 (2), S. 9-24.

Alkemeyer, Thomas (2011): „Bewegen und Mitbewegen. Zeigen und Sich-Zeigen-Lassen als soziale Körperpraxis", in: Robert Schmidt (Hg.): *Zeigen. Dimensionen einer Grundtätigkeit.* 1. Aufl., Weilerswist: Velbrück Wissenschaft, S. 44-72.

Alkemeyer, Thomas; Brümmer, Kristina; Pille, Thomas (2010): „Praktiken sozialer Abstimmung. Kooperative Arbeit aus der praxeologischen Perspektive Pierre Bourdieus", in: Fritz Böhle und Margit Weihrich (Hg.): *Die Körperlichkeit sozialen Handelns. Soziale Ordnung jenseits von Normen und Institutionen.* Bielefeld: transcript (Materialitäten, 13), S. 229-260.

Antheunis, Marjolijn L.; Valkenburg, Patti M.; Peter, J. (2007): „Computer-Mediated Communication and Interpersonal Attraction: An Experimental Test of Two Explanatory Hypotheses", in: *Cyberpsychology & Behavior* 10 (6), S. 831-835.

Arminen, Ilkka; Weilenmann, Alexandra (2009): „Mobile Presence and Intimacy - Reshaping Social Actions in Mobile Contextual Configuration", in: *Journal of Pragmatics* 41 (10), S. 1905-1923.

Association Docteur Souris (2011): *Rompre l'isolement des enfants hospitalisés*, Februar 2011. Online verfügbar unter: www.leslivresblancs.fr/ntic/acces-a-Internet/fracture-numerique/livre-blanc/rompre-lisolement-des-enfants-hospitalises-1136.html [24.6.2011].

Attewell, Paul (1974): „Ethnomethodology since Garfinkel", in: *Theory and Society* 1, S. 179-210.

Aviezer, Hillel; Trope, Yaacov; Todorov, Alexander (2012): „Body Cues, Not Facial Expressions, Discriminate Between Intense Positive and Negative Emotions", in: *Science* 338 (6111), S. 1225-1229.

Baldauf, Dietlinde; Waldenberger, Birgit (2011): Getragenwerden und Gehaltensein als tröstender Beziehungsraum. Eine psychoonkologische Begleitung für Krebspatienten, Angehörige und Betreuer. Würzburg: Diametric.

Baldry, A. (2004): „Phase and Transition, Type and Instance: Patterns in Media Texts as Seen Through a Multimodal Concordancer", in: Kay L. O´Halloran (Hg.): Multimodal Discourse Analysis. Systemic-Functional Perspectives. London, New York: Continuum (Open Linguistics), S. 83-108.

Literaturverzeichnis

Baumgartner, Peter (2000): „Handeln und Wissen bei Schütz - Versuch einer Rekonstruktion", in: Georg Hans Neuweg (Hg.): Wissen - Können - Reflexion. Ausgewählte Verhältnisbestimmungen. Innsbruck, Wien u.a.: Studien, S. 9-26.

Baym, N. K.; Zhang, Y. B.; Kunkel, A.; Ledbetter, A.; Lin, M.-C. (2007): „Relational Quality and Media Use in Interpersonal Relationships", in: New Media & Society 9 (5), S. 735-752.

Beaudoin, C. E.; Tao, C.-C. (2007): „Benefiting from Social Capital in Online Support Groups: An Empirical Study of Cancer Patients", in: Cyberpsychology & Behavior 10 (4), S. 587-590.

Beaudoin, Christopher E. (2008): „Explaining the Relationship between Internet Use and Interpersonal Trust: Taking into Account Motivation and Information Overload", in: Journal of Computer-Mediated Communication 13 (3), S. 550-568.

Beck, Klaus (2006): Computervermittelte Kommunikation im Internet. München, Wien: Oldenbourg.

Beißwenger, Michael (2007): Sprachhandlungskoordination in der Chat-Kommunikation. Berlin, New York: Walter de Gruyter (Linguistik - Impulse & Tendenzen, 26).

Beißwenger, Michael (Hg.) (2001): Chat-Kommunikation. Sprache, Interaktion, Sozialität & Identität in synchroner computervermittelter Kommunikation. Perspektiven auf ein interdisziplinäres Forschungsfeld. Stuttgart: Ibidem.

Beranet 2013: Lösungen 4.0
https://beranet.de/beranet2007/artikel/index.php?pos=0&THEMA=0000000040
[10.3.2013]

Bergmann, Jörg (1985): „Flüchtigkeit und methodische Fixierung sozialer Wirklichkeit. Aufzeichnungen als Daten der interpretativen Soziologie", in: Wolfgang Bonß und Heinz Hartmann (Hg.): Entzauberte Wissenschaft. Göttingen: Vandenhoeck & Ruprecht (Soziale Welt, Sonderband, 3), S. 299-320.

Bergmann, Jörg R.; Meier, Christoph (2004): „Electronic Process Data and Analysis", in: Uwe Flick, Ernst von Kardorff und Ines Steinke (Hg.): A Companion to Qualitative Research. London, Thousand Oaks, New Delhi: SAGE Publications, S. 243-247.

Best, Samuel J.; Krueger, Brian S. (2006): „Online Interactions and Social Capital - Distinguishing between New and Existing Ties", in: Social Science Computer Review 24 (4), S. 395-410.

Binder, Thomas (2005): In the making. Nordic design research conference, May 29 – 31 2005, Copenhagen, Section "Design research strategies tutorial". University of Copenhagen. Resource document.
http://www.tii.se/reform/inthemaking/proceedings.htm [30. April 2012]

Birdwhistell, Ray L. (1964): „Comment", in: Charles F. Hockett and Robert Ascher: „The Human Revolution", in: Current Anthropology 5 (3), S. 153-154.

Bliesener, Thomas (2002a): „Synchrone Wahrnehmung der fernen Standorte, Partner und Objekte bei kooperativem Telelernen", in: Sigrid Schubert, Bernd Reusch und Norbert

Jesse (Hg.): Informatik bewegt: Informatik 2002 - 32. Jahrestagung der Gesellschaft für Informatik e.V. (GI), 30. September - 3. Oktober 2002 in Dortmund. Bonn, S. 229-230. Online: http://www.informatik.uni-trier.de/~ley/db/conf/gi/gi2002-1.html.

Bliesener, Thomas (2002b): „Taste the difference. Training and Optimization of Synchronous, Audiovisual, Cooperative Telelearning", in: Proceedings of E-Learn 2002, Montreal, Canada, 10/2002, S. 15-19. CD-rom:\procbook.pdf, S. 1199-1201.

Bliesener, Thomas (2003): „Taste the Difference. Training von Telekonferenzen mit syntopischem Monitoring", in: Jana Döring, H. Walter Schmitz und Olaf A. Schulte (Hg.): Connecting Perspectives. Videokonferenz: Beiträge zu ihrer Erforschung und Anwendung. Aachen: Shaker Verlag (Essener Studien zur Semiotik und Kommunikationsforschung, 4), S. 105-121.

Bliesener, Thomas (2004a): „Kooperatives synchrones Lernen mit Multimedia in Telegruppen", in: Ulrich Schmitz (Hg.): Linguistik lernen im Internet. Das Lehr-/Lernportal PortaLingua. Tübingen: Narr Verlag, S. 177-191.

Bliesener, Thomas (2004b): „Training of Synchronous Cooperative Tele-Learning: Experiments with Syntopical Monitoring", in: Proceedings of Ed-Media 2004, Lugano, June 21-26. CD-rom: procbook2.pdf, S. 2505-2511.

Bliesener, Thomas (2006): „Vor- und Nachteile von Videokonferenzen: Mehr Realismus", in: mensch & büro 12, S. 16-17.

Bliesener, Thomas (2008): „Lernen von Videokonferenz durch Simulationen", in: Achim Eschbach, Marc A. Halawa und Jens Loenhoff (Hg.): Audiatur et altera pars. Kommunikationswissenschaft zwischen Historiographie, Theorie und empirischer Forschung. Festschrift für H. Walter Schmitz. Aachen: Shaker Verlag, 426-441.

Bliesener, Thomas (2010): „Generating and Annotating Corpora of Multimedia Telecommunications of Pediatric Cancer Patients and Their Families and Friends", in: Proceedings of LREC 2010, Workshop on Multimodal Corpora: Advances in Capturing, Coding and Analyzing Multimodality. 18 May 2010, Malta.

Bliesener, Thomas (2014): „Transkription synchroner multimedialer rechnerbasierter Telekonferenzen", in: Christine Moritz (Hg.): Transkription von Video- und Filmdaten in der Qualitativen Sozialforschung. Multidisziplinäre Annäherungen an einen komplexen Datentypus. Wiesbaden: Springer VS, 283-310.

Bliesener, Thomas (2015a): „Das Modellprojekt TKK-ELF: Telekonferenzen für Patienten in Isolation. Anlage, Durchführung, Implementierung, Entwicklung und Auswertung", in: Jens Loenhoff und H. Walter Schmitz (Hg.): Telekommunikation gegen Isolation. In diesem Band.

Bliesener, Thomas (2015b): „Kodierung von Bildinhalten in Videokonferenzen", in: Jens Loenhoff und H. Walter Schmitz (Hg.): Telekommunikation gegen Isolation. In diesem Band.

Bliesener, Thomas (2015c): „Telesupport und Fernhandeln", in: Jens Loenhoff und H. Walter Schmitz (Hg.): Telekommunikation gegen Isolation. In diesem Band.

Bliesener, Thomas (2015d): „Eine Nacht im Leben von Kevin Kaminsky", in: Jens Loenhoff und H. Walter Schmitz (Hg.): Telekommunikation gegen Isolation. In diesem Band.

Bliesener, Thomas; Köhle, Karl (1986): Die ärztliche Visite - Chance zum Gespräch. Wiesbaden: Westdeutscher Verlag.

Blumenberg, Hans (2006): Beschreibung des Menschen. Frankfurt am Main: Suhrkamp.

Böhle, Fritz; Weihrich, Margit (Hg.) (2010): Die Körperlichkeit sozialen Handelns. Soziale Ordnung jenseits von Normen und Institutionen. Bielefeld: transcript (Materialitäten, 13).

Boucher, Eliane M.; Hancock, Jeffrey T.; Dunham, Philip J. (2008): „Interpersonal Sensitivity in Computer-Mediated and Face-to-Face Conversations", in: Media Psychology 11 (2), S. 235-258.

Bragadóttir, Helga (2008): „Computer-Mediated Support Group Intervention for Parents", in: Journal of Nursing Scholarship 40 (1), S. 32-38.

Brown, Lorna M.; Williamson, John (2007): „Shake2Talk: Multimodal Messaging for Interpersonal Communication", in: Ian Oakley und Stephen A. Brewster (Hg.): HAID 2007. Haptic and Audio Interaction Design, Second International Workshop, Seoul, South Korea, November 29-30, 2007, Proceedings. Berlin, Heidelberg: Springer, S. 44-55.

Budin, Gerhard (1996): Wissensorganisation und Terminologie: die Komplexität und Dynamik wissenschaftlicher Informations- und Kommunikationsprozesse. Tübingen: Narr.

Burgoon, Judee K.; Bonito, Joseph A.; Ramirez, Artemio; Dunbar, Norah E.; Kam, Karadeen; Fischer, Jenna (2002): „Testing the Interactivity Principle: Effects of Mediation, Propinquity, and Verbal and Nonverbal Modalities in Interpersonal Interaction", in: Journal of Communication 52 (3), S. 657-677.

Burgoon, Judee K.; Chen, Fang; Twitchell, Doug P. (2010): „Deception and Its Detection under Synchronous and Asynchronous Computer-Mediated Communication", in: Group Decision and Negotiation 19 (4), S. 345-366.

Burns, Danny (2007): Systemic Action Research: A strategy for whole system change. Bristol, UK: Policy Press.

Carlson, John R.; George, Joey F. (2004): „Media Appropriateness in the Conduct and Discovery of Deceptive Communication: The Relative Influence of Richness and Synchronicity", in: *Group Decision and Negotiation* 13 (2), S. 191-210.

Chaka Chaka (2010): „From CMC Technologies to Social Participation Technologies", in: Olurotimi Adebowale Taiwo (Hg.): *Handbook of Research on Discourse Behavior and Digital Communication. Language Structures and Social Interaction.* Vol II., Hershey, PA: Information Science Reference, S. 627-641.

Chapelle, Carol A. (Hg.) (2013): *The Encyclopedia of Applied Linguistics.* 10 vols, Oxford: Blackwell Publishers.

Chip.de (2009): Windows Live Messenger für Kids. http://www.chip.de/downloads/ Windows-Live-Messenger-fuer-Kids_35302668.html [28.6.2013].

Cicourel, Aaron V. (1973): *Cognitive Sociology: Language and Meaning in Social Interaction.* Harmondsworth: Penguin Education.

Ciekanski, Maud; Chanier, Thierry (2008): „Developing Online Multimodal Verbal Communication to Enhance the Writing Process in an Audio-Graphic Conferencing Environment", in: *ReCALL* 20 (02), S. 162–182.

Cummings, Jonathan N.; Lee, John B.; Kraut, Robert E. (2006): „Communication Technology and Friendship during the Transition from High School to College", in: Robert E. Kraut, Malcolm Brynin und Sara Kiesler (Hg.): *Computers, Phones, and the Internet. Domesticating Information Technology.* Oxford/New York: Oxford University Press, S. 265-278.

Daft, Richard L.; Lengel, Robert H.; Trevino, Linda Klebe (1987): „Message Equivocality, Media Selection, and Manager Performance: Implications for Information Systems", in: *MIS Quarterly* 11 (3), S. 355-366.

Dahl, Östen (2004): *The Growth and Maintenance of Linguistic Complexity.* Amsterdam: Benjamins.

Deppermann, Arnulf (2000): „Ethnographische Gesprächsanalyse: Zu Nutzen und Notwendigkeit von Ethnographie für die Konversationsanalyse", in: Arnulf Deppermann und Martin Hartung (Hg.): *Gesprächsforschung. Online-Zeitschrift zur verbalen Interaktion.* Mannheim: Verlag für Gesprächforschung (Ausgabe 1), S. 96-124. Online verfügbar unter: http://www.gespraechsforschung-ozs.de/heft2000/heft2000.htm [09.08.2012].

Deppermann, Arnulf (2013): „Multimodal Interaction from a Conversation Analytic Perspective", in: *Journal of Pragmatics* 46, S. 1-7.

Deppermann, Arnulf; Hartung, Martin (Hg.) (2000): *Gesprächsforschung,* Online-Zeitschrift zur verbalen Interaktion. Mannheim: Verlag für Gesprächsforschung (Ausgabe 1). Online verfügbar unter: http://www.gespraechsforschung-ozs.de/index.htm [17.7.2013].

Deppermann, Arnulf; Reitemeier, Ulrich; Schmitt, Reinhold; Spranz-Fogasy, Thomas (Hg.) (2010): *Verstehen in professionellen Handlungsfeldern.* Tübingen: Narr (Studien zur deutschen Sprache, 52).

Deppermann, Arnulf; Schmitt, Reinhold (2007): „Koordination. Zur Begründung eines neuen Forschungsgegenstandes", in: Reinhold Schmitz (Hg.): *Koordination. Analysen zur multimodalen Interaktion.* Tübingen: Gunter Narr Verlag (Studien zur Deutschen Sprache, 38), S. 15-54.

Deppermann, Arnulf; Schmitt, Reinhold; Mondada, Lorenza (2010): „Agenda and Emergence: Contingent and Planned Activities in a Meeting", in: *Journal of Pragmatics* 42, S. 1700-1718.

Deppermann, Arnulf; Schmitt, Reinhold; Mondada, Lorenza (2010): „Agenda and Emergence: Contingent and Planned Activities in a Meeting", in: *Journal of Pragmatics* 42 (6), S. 1700-1718.

Develotte, Christine; Guichon, Nicolas; Vincent, Caroline (2010): „The Use of the Webcam for Teaching a Foreign Language in a Desktop Videoconferencing Environment"; in: *Recall* 22, S. 293-312.

Doarn, Charles R. (2009): „The Power of Video Conferencing in Surgical Practice and Education", in: *World Journal of Surgery* 33 (7), S. 1366-1367.

Docteur souris (o.J.): www.docteursouris.asso.fr [28.6.2013].

Döring, Jana, Schmitz, H. Walter und Schulte, Olaf A. (Hg.) (2003): *Connecting Perspectives. Videokonferenz: Beiträge zu ihrer Erforschung und Anwendung.* Aachen: Shaker Verlag (Essener Studien zur Semiotik und Kommunikationsforschung, 4).

Döring, Nicola (2009): „Mediatisierte Beziehungen", in: Karl Lenz und Frank Nestmann (Hg.): *Handbuch persönliche Beziehungen.* Weinheim: Juventa-Verlag, S. 651-675.

Dürscheid, Christa (2005): „Medien, Kommunikationsformen, kommunikative Gattungen", in: *Linguistik Online* (22). Online verfügbar unter: http://www.linguistik-online.de/22_05/index.html [31.05.2012].

Duszak, Anna; House, Juliane (Hg.) (2010): *Globalization, Discourse, Media. In a Critical Perspective.* Conference Warsaw: Warsaw Univ. Press.

Eisenhauer, Markus; Jarke, Matthias; Wulf, Volker (Hg.) (2009): *Proceedings of the 11th International Conference on Human-Computing Interaction with Mobile Devices and Services,* September 15-18, 2009, Bonn, Germany. New York: ACM Press.

Ekman, Paul (2000): „Nachwort", in: Charles Darwin: *Der Ausdruck der Gemütsbewegungen bei dem Menschen und den Tieren.* Frankfurt a. M.: Eichborn, S. 407-439.

Ellis, Andrew; Beattie, Geoffrey W. (1986): *The Psychology of Language and Communication.* London: Weidenfeld and Nicolson (Weidenfeld Modern Psychology Series).

Ellison, Nicole B.; Steinfield, Charles; Lampe, Cliff (2007): „The Benefits of Facebook ''Friends:'' Social Capital and College Students' Use of Online Social Network Sites", in: *Journal of Computer-Mediated Communication* 12 (4), S. 1143-1168.

Endreß, Martin; Renn, Joachim (2004): „Einleitung der Herausgeber", in: Alfred Schütz: *Der sinnhafte Aufbau der sozialen Welt. Eine Einleitung in die verstehende Soziologie.* Hg. v. Martin Endreß und Joachim Renn. Konstanz: UVK (Alfred Schütz Werkausgabe, II), S. 7-67.

Ertl, Bernhard; Kopp, Brigitta; Mandl, Heinz (2005): *Supporting Collaborative Learning in Videoconferencing Using Collaboration Scripts and Content Schemes.* Forschungsbericht. Ludwig Maximilians Universität München.

Fägersten, Kristy Beers; Holmsten, Elin; Cunningham, Una (2010): „Multimodal Communication and Meta-Modal Discourse", in: Olurotimi Adebowale Taiwo (Hg.): *Handbook of Research on Discourse Behavior and Digital Communication. Language*

Structures and Social Interaction. Hershey, PA: Information Science Reference, S. 145-163.

Feldhaus, Michael (2004): *Mobile Kommunikation im Familiensystem. Zu den Chancen und Risiken mobiler Kommunikation für das familiale Zusammenleben*. Oldenburg, Würzburg: Ergon-Verlag.

Figueroa-Dreher, Silvana K. (2010): „Abstimmungsprozesse im Free Jazz. Ein Modell des Ordnens", in: Fritz Böhle und Margit Weihrich (Hg.): *Die Körperlichkeit sozialen Handelns. Soziale Ordnung jenseits von Normen und Institutionen*. Bielefeld: transcript (Materialitäten, 13), S. 185-2006.

Filipp, Sigrun-Heide (1981): *Kritische Lebensereignisse*. München: Urban & Schwarzenberg.

Fleck, Jan (2014): „Das Gerücht als Kommunikation im Massenmedium WWW – Überlegungen zur Beobachtbarkeit und theoretischer Kontextualisierung", in: Thomas Malsch und Marco Schmitt (Hg.): *Neue Impulse für die soziologische Kommunikationstheorie. Empirische Widerstände und theoretische Verknüpfungen*. Wiesbaden: VS Verlag für Sozialwissenschaften, S. 187-214.

Flewitt, Rosie; Hampel, Regine; Hauck, Mirjam; Lancaster, Lesley (2009): „What Are Multimodal Data and Transcription?", in: Carey Jewitt (Hg.): *the Routledge Handbook of Multimodal Analysis*. London/New York: Routledge, Taylor and Francis Group, S. 40-53.

Flick, Uwe; Kardorff, Ernst von; Steinke, Ines (Hg.) (2004): *A Companion to Qualitative Research*. London, Thousand Oaks, New Delhi: SAGE Publications.

Foucault, Michel (1971): „Die Hoffräulein", in: ders.: *Die Ordnung der Dinge*. Frankfurt a. M.: Suhrkamp, S. 31-45.

Fraas, Claudia; Meier, Stefan (2011): „Multimodalität und Frame. Skizze einer Online-Diskursanalyse", in: *Mitteilungen des Deutschen Germanistenverbandes*. (3 (58)), S. 238-248.

Fraas, Claudia; Meier, Stefan; Pentzold, Christian (Hg.) (2013): *Online-Diskurse. Theorien und Methoden transmedialer Online-Diskursforschung*, Köln: Herbert von Halem (Neue Schriften zur Online-Forschung, 10).

Fraas, Claudia; Pentzold, Christian (2008): „Online-Diskurse - Theoretische Prämissen, methodische Anforderungen und analytische Befunde", in: Jürgen Spitzmüller und Ingo H. Warnke (Hg.): *Methoden der Diskurslinguistik. Sprachwissenschaftliche Zugänge zur transtextuellen Ebene*. Berlin: de Gruyter (Linguistik - Impulse & Tendenzen, 31), S. 291–326.

Freeberg, Todd M.; Dunbar, Robin I. M.; Ord, Terry J. (2012): „Social Complexity as a Proximate and Ultimate Factor in Communicative Complexity", in: *Philosophical Transactions of the Royal Society B (Biological Sciences)* 367, S. 1785-1801.

Freeman, Mark (1998): „Video Conferencing: A Solution to the Multi-Campus Large Classes Problem?", in: *British Journal of Educational Technology* 29 (3), S. 197-210.

Frey, S.; Hirsbrunner, H. P.; Pool, J.; Daw, W. (1981): „Das Berner System zur Untersuchung nonverbaler Interaktion", in: Peter Winkler (Hg.): *Methoden der Analyse von Face-to-Face Situationen.* Stuttgart: Metzler, 203-268.

Fricke, Ellen (2012): *Grammatik multimodal. Wie Wörter und Gesten zusammenwirken.* Berlin/Boston: Walter de Gruyter.

Friebel, Martin; Loenhoff, Jens; Schmitz, H. Walter; Schulte, Olaf A. (2003): „"Siehst Du mich?" - "Hörst Du mich?" - Videokonferenzen als Gegenstand kommunikationswissenschaftlicher Forschung", in: *kommunikation@gesellschaft* 4, Beitrag 1, S. 1-23. Online verfügbar unter: http://www.uni-frankfurt.de/fb03/K.G/B1_2003_Friebel_Loen hoff_Schmitz_Schulte.pdf [17.07.2013].

Fritze, Yvonne; Nordkvelle, Yngve Troye (2003): „Comparing Lectures: Effects of the Technological Context of the Studio", in: *Education and Information Technologies* 8, S. 327-343.

Gaver, William (1991): „Technology affordances." CHI '91 Proceedings of the SIGCHI Conference on Human Factors in Computing Systems, ACM New York 1991, 79-84.

Gebhardt, Julian (2008): *Telekommunikatives Handeln im Alltag. Eine sozialphänomenologische Analyse interpersonaler Medienkommunikation.* Wiesbaden: VS Verlag für Sozialwissenschaften / GWV Fachverlage GmbH.

Gehlen, Arnold (1966): *Der Mensch. Seine Natur und seine Stellung in der Welt.* 8. Aufl., Frankfurt a.M.: Athenäum.

Gibson, James J. (1977): „The Theory of Affordances.", in: Robert Shaw und John Bransford (Hg.): *Perceiving, Acting, and Knowing.* Hillsdale, NJ: Lawrence Erlbaum.

Gibson, Jason L.; Pennington, Robert Clyde; Stenhoff, Donald M.; Hopper, J. S. (2010): „Using Desktop Videoconferencing to Deliver Interventions to a Preschool Student with Autism", in: *Topics in Early Childhood Special Education* 29 (4), S. 214-225.

Givón, Talmy (2009): *The Genesis of Syntactic Complexity.* Amsterdam: Benjamins.

Goffman, Erving (1961): *Encounters. Two Studies in the Sociology of Interaction.* Indianapolis: Bobbs-Merrill.

Goffman, Erving (1963): *Behavior in Public Places. Notes on the Social Organization of Gatherings.* London: Free Press.

Goffman, Erving (1973): *Asyle. Über die soziale Situation psychiatrischer Patienten und anderer Insassen.* Frankfurt am Main: Suhrkamp [orig.: *Asylums. Essays on the Social Situation of Mental Patients and other Inmates.* Chicago 1961].

Goffman, Erving (1974): *Frame Analysis. An Essay on the Organization of Experience.* New York: Harper (Harper Colophon Books).

Goffman, Erving (1981): *Forms of Talk.* Oxford: Basil Blackwell Publisher.

Goffman, Erving (1982): *Das Individuum im öffentlichen Austausch. Mikrostudien zur öffentlichen Ordnung.* Frankfurt am Main: Suhrkamp Taschenbuch Wissenschaft.

Gogate, Lakshimi J.; Bahrick, Lorraine E.; Watson, Jilayne D. (2000): „A Study of Multi-modal Motherese: The Role of Temporal Synchrony between Verbal Labels and Ges-tures", in: Jeffrey J. Lockman (Hg.): *Child Development*. Wiley Online Library (Vol-ume 71 , Number 4), S. 878-894.

Goodwin, Charles (2002): „Time in Action", in: *Current anthropology* (43). Online ver-fügbar unter: www.sscnet.ucla.edu/clic/cgoodwin/02time_action.pdf [13.10.2012].

Goodwin, Charles (2007): „Participation, Stance and Affect in the Organization of Activi-ties", in: *Discourse & Society* 18 (1), S. 53-73.

Goodwin, Charles (2009): „Video and the Analysis of Embodied Human Interaction", in: Ulrike Kissmann (Hg.): *Video Interaction Analysis. Methods and Methodology*. Frank-furt am Main, Berlin, Bern, Bruxelles, New York, Oxford, Wien: Peter Lang, S. 21-40.

Gotthelf, Gabriela (2005): *Gemeinsam an getrennten Orten? Zur Relevanz von Raum und Kontext in der Videokonferenz*. Aachen: Shaker Verlag (Essener Studien zur Semiotik und Kommunikationsforschung, 17).

Götzenbrucker, Gerit (2005): „Jugend im Netz? Effekte mobiler Kommunikation im Alltag Jugendlicher. Eine qualitative Studie im Ballungsraum Wien", in: *kommunikati-on@gesellschaft* 6 (3).

Gugy (o.J.): www.gugy.de/archiv/hotspot/050826it.htm (26.08.2005).

Gumperz, John J. (1982): *Discourse Strategies.* Cambridge: Cambridge University Press.

Haag, Marianne; Ludwig, Sophie (2002): Elsa Gindler - Von ihrem Leben und Wirken: 'Wahrnehmen, was wir empfinden'. Hamburg: Christians.

Halliday, Michael Alexander Kirkwood (1978): Language as Social Semiotic. The Social Interpretation of Language and Meaning. London: Arnold.

Halliday, Michael Alexander Kirkwood (1989): Spoken and Written Language. 2. Aufl., Oxford: University Press (Language Education).

Hampton, Keith N. ; Wellman, Barry (2003): „Neighboring in Netville: How the Internet Supports Community and Social Capital in a Wired Suburb", in: City & Community 2 (4), S. 277-311.

Hanke, Michael (2002): Alfred Schütz. Einführung. 1. Aufl., Wien: Passagen.

Hartmann, Dirk (Hg.) (2012): Methoden der Geisteswissenschaften. Eine Selbstverständi-gung. Weilerswist: Velbrück Wissenschaft.

Hasebrink, Uwe; Lampert, Claudia (2009): „Online-Nutzung von Kindern und Jugendli-chen in Europa: Ergebnisse aus dem europäischen Forschungsverbund EU Kids Onli-ne", in: Diskurs Kindheits- und Jugendforschung. 4 (1), S. 27-40.

Hasebrink, Uwe; Paus-Hasebrink, Ingrid; Schmidt, Jan-Hinrik (Hg.) (2009): Heranwach-sen mit dem Social Web. Zur Rolle von Web 2.0-Angeboten im Alltag von Jugendli-chen und jungen Erwachsenen. Düsseldorf: Vistas.

Höflich, Joachim R. (2004): „Kommunikation im Cyberspace und der Wandel von Ver-mittlungskulturen: Zur Veränderung sozialer Arrangements mediatisierter Alltagskom-munikation", in: Udo Thiedeke (Hg.): Soziologie des Cyberspace. Medien, Strukturen und Semantiken. Wiesbaden: Verlag für Sozialwissenschaften, S. 144-169.

Huemer, Birgit (2010): Semiotik der digitalen Medienkunst. Eine funktionale Kunstbe-trachtung. Wien: Universität. Online verfügbar unter: http://othes.univie.ac.at/9110/ [17.4.2015].

Ingenhoff, Diana; Schmitz, H. Walter (2000): „Über den Gegenstand gesprächsanaly-tischer Transkriptionen", in: Ernest W.B. Hess-Lüttich und H. Walter Schmitz (Hg.): Botschaften verstehen: Kommunikationstheorie und Zeichenpraxis. Festschrift für Helmut Richter. Frankfurt am Main u.a.: Peter Lang, S. 143-154.

Jaworski, Adam; Thurlow, Crispin (2009): „Gesture and Movement in Tourist Spaces", in: Carey Jewitt (Hg.): The Routledge Handbook of Multimodal Analysis. London, New York: Routledge Taylor and Francis Group, S. 253-262.

Jewitt, Carey (2008): „Multimodal Classroom Research", in: AERA Review of Research in Education (32), S. 241-267.

Jewitt, Carey (Hg.) (2009): The Routledge Handbook of Multimodal Analysis. Lon-don, New York: Routledge Taylor and Francis Group.

Johnson, Stephen B. (Hg.) (2011): System Health Management. With Aerospace Applica-tions. Hoboken, N.J: Wiley.

Joisten, Martina (2007): „Multimediale Gespräche in Skype: Hybridisierung von Ge-brauchsweisen in der interpersonalen Kommunikation", in: Simone Kimpeler, Michael Mangold und Wolfgang Schweiger (Hg.): Die digitale Herausforderung. Zehn Jahre Forschung zur computervermittelten Kommunikation. Wiesbaden: VS Verlag für Sozi-alwissenschaften, S. 149-158.

Joisten, Martina; Gross, Tom (2010): „Soziale Interaktion über Real-Time Collaboration-Systeme - Empirische Befunde und Entwurfsmuster / Social Interaction in Real-Time-Collaboration Systems - Empirical Findings and Design Patterns", in: i-com 9 (2), S. 2-15.

Jones, Rodney H. (2005): „You show me Yours, I'll show you Mine: The Negotiation of Shifts from Textual to Visual Modes in Computer Mediated Interaction among Gay Men", in: Visual Communication (4 (1)), S. 69-92.

Jones, Rodney H. (2009): „Technology and Sites of Display", in: Carey Jewitt (Hg.): The Routledge Handbook of Multimodal Analysis. London, New York: Routledge Taylor and Francis Group, S. 114-126.

Katz, James E.; Rice, Ronald E. (2002): Social Consequences of Internet Use. Access, Involvement, and Interaction. Cambridge, Mass: MIT Press.

Kavanaugh, Andrea L.; Patterson S. (2001): „The Impact of Community Computer Net-works on Social Capital and Community Involvement", in: American Behavioral Scien-tist 45, S. 469-509.

Kendon, Adam; Sigman, Stuart J. (1996): „Ray L. Birdwhistell (1918-1994)", in: Semiotica 112 (3/4), 231-261.

Kieserling, André (1999): Kommunikation unter Anwesenden. Studien über Interaktionssysteme. Frankfurt am Main: Suhrkamp.

Kissmann, Ulrike (Hg.) (2009): Video Interaction Analysis. Methods and Methodology. Frankfurt am Main, Berlin, Bern, Bruxelles, New York, Oxford, Wien: Peter Lang.

Klassissimo (o.J.): http://www.klassissimo.de [10.3.2013].

Kleinrock, Leonard (2001): „Breaking Loose", in: Communications of the ACM 44, S. 41-46.

KMT-Station der Universitätskinderklinik Essen www.uni-kinderklinik3.de/haemato-onkologie/stationen-und-ambulanzen/station-kmt3.html (Universitätsklinikum Essen, Klinik für Kinderheilkunde III, Station KMT3) [08.09.2014].

Knobloch, Clemens (2011): Sprachauffassungen. Studien zur Ideengeschichte der Sprachwissenschaft. Frankfurt am Main, Berlin, Bern u. a.: Lang (Theorie und Vermittlung der Sprache, 55).

Knuf, Joachim; Schmitz, H. Walter (1980): Ritualisierte Kommunikation und Sozialstruktur. Mit einem Beitrag von Peter Masson. Hamburg: Helmut Buske Verlag (IKP-Forschungsberichte. Reihe I, 72).

Köhle Karl; Böck D., Grauhan A. (1977): Die internistisch-psychosomatische Krankenstation - Ein Werkstattbericht. Basel: Hoffmann La Roche.

Kolb, Karin (2007): Traditionslinien der Essener Kommu-nikationswissenschaft. Eine wissenschaftshistorische Rekonstruktion. Münster: Nodus Publikationen (Signifikation, 6).

Kopp, Guido (2004): Audiovisuelle Fernkommunikation. Grundlagen der Analyse und Anwendung von Videokonferenzen. Wiesbaden: VS-Verlag für Sozialwissenschaften.

Köppe, Tilmann (2007): „E. D. Hirsch versus M. C. Beardsley und W. K. Wimsatt. Zu einem Konzept des Fortschritts in der Debatte um den ‚intentionalen Fehlschluss'", in: Ralf Klausnitzer und Carlos Spoerhase (Hg.): Kontroversen in der Literaturtheorie - Literaturtheorie in der Kontroverse. Frankfurt am Main, Berlin, Bern u.a.: Lang, S. 299-310.

Körschen, Marc; Pohl, Jessica; Schmitz, H. Walter; Schulte, Olaf A. (2002): „Neue Techniken der qualitativen Gesprächsforschung: Computergestützte Transkription von Videokonferenzen", in: Forum: Qualitative Sozialforschung 3 (2), S. 1-19.

Kort, Joke; Steen, Marc; Willems, Rob; Ljungstrand, Peter (2009): D8.1 Evaluation plan for „Together anywhere, Together anytime". http://www.ta2-project.eu/deliverables/TA2_D8-1_Evaluation-Framework.pdf [24.06.2011].

Krakian (o.J.): http://www.krakian.de [10.3.2013].

Kraut, Robert; Patterson, Michael; Lundmark, Vicki; Kiesler, Sara; Mukopadhyay, Tridas; Scherlis, William (1998): „Internet Paradox: A Social Technology That Reduces Social Involvement and Psychological Well-Being?, in: American Psychologist 53 (9), S. 1011-1031.

Kress, Gunther (2001): Multimodal Teaching and Learning. The Rhetorics of the Science Classroom. London: Continuum (Advances in applied linguistics).

Kress, Gunther (2003): Literacy in the New Media Age. 1. Aufl., London u.a: Routledge (Literacies).

Kress, Gunther (2005): English in Urban Classrooms. A Multimodal Perspective on Teaching and Learning. 1. Aufl., London u.a: Routledge Falmer.

Kress, Gunther (2009): „What is Mode?", in: Carey Jewitt (Hg.): The Routledge Handbook of Multimodal Analysis. London, New York: Routledge Taylor and Francis Group, S. 54-77.

Kress, Gunther; van Leeuwen, Theo (2001): Multimodal Discourse. The Modes and Media of Contemporary Communication. London: Arnold.

Krotz, Friedrich (2001): Die Mediatisierung kommunikativen Handelns. Der Wandel von Alltag und sozialen Beziehungen, Kultur und Gesellschaft durch die Medien. Wiesbaden: Westdeutscher Verlag.

Krotz, Friedrich (2007): Mediatisierung. Fallstudien zum Wandel von Kommunikation. Wiesbaden: VS Verlag für Sozialwissenschaften.

Krotz, Friedrich; Thomas, Tanja (2007): „Domestizierung, Alltag, Mediatisierung. Ein Ansatz zu einer theoriegerichteten Verständigung", in: MedienAlltag, S. 31-42.

Laireiter, Anton-Rupert (2009): „Soziales Netzwerk und soziale Unterstützung", in: Karl Lenz und Frank Nestmann (Hrsg.): Handbuch Persönliche Beziehungen. Weinheim: Juventa, 75-99.

Lawson, Tony; Comber, Chris; Gage, Jenny; Cullum-Hanshaw, Adrian (2010): „Images of the Future for Education? Videoconferencing: a Literature Review", in: Technology Pedagogy and Education 19 (3), S. 295-314.

Ledbetter, Andrew M. (2010): „Content- and Medium-Specific Decomposition of Friendship Relational Maintenance: Integrating Equity and Media Multiplicity Approaches", in: Journal of Social and Personal Relationships 27 (7), S. 938-955.

Lee, Hyunjoo; Lee, Junghee (2010): „The Computer-Mediated Communication Network: Exploring the Linkage between the Online Community and Social Capital", in: New Media & Society 12 (5), S. 711-727.

Leeds-Hurwitz, Wendy (1987): „The Social History of the Natural History of an Interview: A Multidisciplinary Investigation of Social Communication", in: Stuart J. Sigman (Hg.): Multichannel Communication Codes. Part I. Edmonton: Boreal Scholarly Publishers & Distributors Ltd. (Research on Language and Social Interaction 20), S. 1-51.

Leeuwen, Theo van (1999): Speech, Music, Sound. 1. Aufl., Houndmills: Macmillan.

Leeuwen, Theo van (2005): „Multimodality, Genre and Design", in: Sigrid Norris (Hg.): *Discourse in Action. Introducing Mediated Discourse Analysis.* 1. Aufl., London u.a: Routledge, S. 73-94.

Lemke, Jay (2009): „Multimodality, Identity and Time", in: Carey Jewitt (Hg.): *The Routledge Handbook of Multimodal Analysis.* London, New York: Routledge Taylor and Francis Group, S. 140-150.

Licoppe, Christian (2004): „'Connected' Presence: the Emergence of a New Repertoire for Managing Social Relationships in a Changing Communication Technoscape", in: *Environment and Planning D: Society and Space* 22 (1), S. 135-156.

Licoppe, Christian; Morel, Julien (2009): „The Collaborative Work of Producing Meaningful Shots in Mobile Video Telephony", in: Markus Eisenhauer, Matthias Jarke und Volker Wulf (Hg.): *Proceedings of the 11th International Conference on Human-Computing Interaction with Mobile Devices and Services. September 15-18, 2009, Bonn, Germany.* New York: ACM Press. Online verfügbar unter: mobilehci.uni-siegen.de/proceedings2009/fp261-licoppe.pdf, [26.09.2012].

Licoppe, Christian; Smoreda, Zbigniew (2005): „Are Social Networks Technologically Embedded? How Networks Are Changing today with Changes in Communication Technology", in: *Social Networks* 27 (4), S. 317-335.

Livingstone, Frank B. (1973): „Did the Australopithecines Sing?", in: *Current Anthropology* 14 (1-2), S. 25-26.

Livingstone, Sonia (2008): „On the Mediation of Everything: ICA Presidential Address 2008", in: *Journal of Communication* 59 (1), S. 1-18.

Lo, Shao-Kang; Lie, Ting (2008): „Selection of Communication Technologies - A Perspective Based on Information Richness Theory and Trust", in: *Technovation* 28 (3), S. 146-153.

Lockman, Jeffrey J. (Hg.) (2000): *Child Development.* Society for Research in Child Development. Wiley Online Library (Volume 71, Number 4).

Loenhoff, Jens (2001): *Die kommunikative Funktion der Sinne. Theoretische Studien zum Verhältnis von Kommunikation, Wahrnehmung und Bewegung.* Konstanz: UVK Verlagsgesellschaft mbH.

Loenhoff, Jens (2008): *Komplexität – ein Grundbegriff der Kommunikationstheorie?* Antrittsvorlesung an der Universität Duisburg-Essen. Unveröffentlichter Vortrag. Universität Duisburg-Essen, Essen, 16.07.2008.

Loenhoff, Jens (2010): „Fundierende Ebenen der Koorientierung und der Handlungskoordination", in: Fritz Böhle und Margit Weihrich (Hg.): *Die Körperlichkeit sozialen Handelns. Soziale Ordnung jenseits von Normen und Institutionen.* Bielefeld: transcript (Materialitäten, 13), S. 59-78.

Loenhoff, Jens (2012): „ Interactive Technologies and the Function of the Senses", in: Sigrid Norris (Hg.): *Multimodality in Practice. Investigating Theory-in-practice-*

through-methodology. New York/ London: Routledge, Taylor & Francis Group, S. 20-34.

Loenhoff, Jens (2013): „Multimodality and the Senses", in: Carol A. Chapelle (Hg.): *The Encyclopedia of Applied Linguistics.* 10 vols., Oxford: Blackwell Publishers.

Loenhoff, Jens; Schmitz, H. Walter (2012): „Kommunikative und extrakommunikative Betrachtungsweisen. Folgen für Theoriebildung und empirische Forschung in der Kommunikationswissenschaft", in: Dirk Hartmann, Amir Mohseni, Erhard Reckwitz, Tim Rojek und Ulrich Steckmann (Hg.): *Methoden der Geisteswissenschaften. Eine Selbstverständigung.* Weilerswist: Velbrück Wissenschaft, S. 35-59.

Loenhoff, Jens; Schulte, Olaf A. (2006): „Erfahrungen mit Videokonferenzen, Technisch vermittelte Kommunikationssysteme und ihre kommunikationstheoretische Analyse", in: *Essener Unikate* (28), S. 8-17.

Log on. Kids and Internet Use - „Klick dich rein!" - Kinder und das Internet (2004 - 2007): Projektleitung: Prof. Dr. Angela Ittel. Empirische Erziehungswissenschaft, Freie Universität Berlin.

Lowry, Paul Benjamin; Roberts, Tom L.; Romano, Nicholas C.; Cheney, Paul H.; Hightower, Ross T. (2006): „The Impact of Group Size and Social Presence on Small-Group Communication - Does Computer-Mediated Communication Make a Difference?", in: *Small Group Research* 37 (6), S. 631-661.

Luhmann, Niklas (1968): *Vertrauen. Ein Mechanismus der Reduktion sozialer Komplexität.* Stuttgart: Enke.

Luhmann, Niklas (1973): *Zweckbegriff und Systemrationalität. Über die Funktion von Zwecken in sozialen Systemen.* Stuttgart: Enke.

Luhmann, Niklas (1976): „Einfache Sozialsysteme", in: Manfred Auwärter, Edith Kirsch und Klaus Schröter (Hg.): *Seminar: Kommunikation - Interaktion - Identität.* Frankfurt am Main: Suhrkamp, S. 3-34. [*Zeitschrift für Soziologie* 1 (1972), S. 51-65].

Luhmann, Niklas (2006): *Einführung in die Systemtheorie.* Hg. von Dirk Baecker. Heidelberg: Auer.

Malsch, Thomas (2013): „Narrative Methoden und temporalisierte Kommunikationsnetzwerke. Ein Vergleich ereignisbasierter Modelle aus kommunikationssoziologischer Sicht", in: Barbara Frank-Job, Alexander Mehler und Tilmann Sutter (Hg.): *Die Dynamik sozialer und sprachlicher Netzwerke. Konzepte, Methoden und empirische Untersuchungen an Beispielen des WWW.* Wiesbaden: VS Verlag für Sozialwissenschaften, S. 103-138.

Maragos, Petros A.; Potamianos, Alexandros; Gros, Patrick (2008): *Multimodal Processing and Interaction. Audio, Video, Text.* New York: Springer.

marko: *Kiza Seiza.* http://vimeo.com/35064265 [12.11.2012].

McIlvenny, Paul; Broth, Mathias; Haddington, Pentti (2009): „Communicating Place, Space and Mobility", in: *Journal of Pragmatics* 41 (10), S. 1879-1886.

McKenna, Katelyn Y. A.; Bargh, John A. (1998): „Coming out in the Age of the Internet", in: *Journal of Personality and Social Psychology* 75 (3), S. 681-694.

Mead, Margaret (1957): „Values for Urban Living", in: *Annals of the American Academy of Political and Social Science* 314 (Nov. 1957), S. 10-14.

Mead, Margaret (1964): „Vicissitudes of the Study of the Total Communication Process", in: Thomas Albert Sebeok, Alfred S. Hayes und Mary Catherine Bateson (Hg.): *Approaches to Semiotics: Cultural Anthropology, Education, Linguistics, Psychiatry, Psychology.* Transactions of the Indiana University Conference on Paralinguistics and Kinesics. The Hague, Paris: Mouton (Janua linguarum, 15), S. 277-287.

Meier, Anne; Spada, Hans; Rummel, Nikol (2007): „A Rating Scheme for Assessing the Quality of Computer-Supported Collaboration Processes", in: *International Journal of Computer-Supported Collaborative Learning* 2 (1), S. 63-86.

Meier, Stefan (2008): „Von der Sichtbarkeit im Diskurs - Zur Methode diskursanalytischer Untersuchung multimodaler Kommunikation", in: Ingo H. Warnke (Hg.): *Diskurslinguistik nach Foucault. Theorie und Gegenstände.* Berlin: de Gruyter (Linguistik - Impulse & Tendenzen, 25), S. 263-286.

Meier, Stefan (2010): „Bild und Frame – Eine diskursanalytische Perspektive auf visuelle Kommunikation und deren methodische Operationalisierung", in: Anna Duszak und Juliane House (Hg.): *Globalization, Discourse, Media. In a Critical Perspective.* Warsaw: Warsaw Univ. Press, S. 371-392.

Mesch, Gustavo S.; Talmud, Ilan (2006): „The Quality of Online and Offline Relationships: The Role of Multiplexity and Duration of Social Relationships", in: *Information Society* 22 (3), S. 137-148.

Minas, Tino (2015): „Zum Tagesgeschehen auf einer Isolierstation", in: Jens Loenhoff und H. Walter Schmitz (Hg.): *Telekommunikation gegen Isolation.* In diesem Band.

Mok, Diana; Wellman, Barry; Carrasco, Juan-Antonio (2010): „Does Distance Matter in the Age of the Internet?", in: *Urban Studies* 47 (13), S. 2747-2783.

Mondada, Lorenza (2007): „Operating together through Video Conference", in: Stephen Hester und David Francis (Hg.): *Orders of Ordinary Action. Respecifying Sociological Knowledge.* Aldershot: Asgate, S. 51-67.

Mondada, Lorenza (2008): „Using Video for a Sequential and Multimodal Analysis of Social Interaction: Videotaping Institutional Telephone Calls", in: *Forum Qualitative Sozialforschung / Forum: Qualitative Social Research* 9 (3), S. 1-23. Online verfügbar unter: http://www.qualitative-research.net/index.php/fqs/article/view/1161 [17.4.2015].

Mondada, Lorenza (2010): „Eröffnungen und Prä-Eröffnungen in medienvermittelter Interaktion: Das Beispiel Videokonferenzen", in: Lorenza Mondada und Reinhold Schmitt (Hg.): *Situationseröffnungen. Zur multimodalen Herstellung fokussierter Interaktion.* Tübingen: Narr (Studien zur deutschen Sprache, 47), S. 277-334.

Mondada, Lorenza (2012): *Interacting Bodies: Multimodal Resources for the Organisation of Social Interaction.* 6th International Conference on Multimodality. Leading education and Social Research. Institute of Education, University of London, 22.08.2012.

Mondada, Lorenza; Schmitt, Reinhold (Hg.) (2010): *Situationseröffnungen. Zur multimodalen Herstellung fokussierter Interaktion.* Tübingen: Narr (Studien zur deutschen Sprache, 47). Online verfügbar unter: http://deposit.d-nb.de/cgibin/dokserv?id=3123143&prov=M&dok_var=1&dok_ext=htm.

Morgan, D. G.; Crossley, M.; Kirk, A.; McBain, L.; Stewart, N. J.; D'Arcy, C. et al. (2011): „Evaluation of Telehealth for Preclinic Assessment and Follow-up in an Interprofessional Rural and Remote Memory Clinic", in: *Journal of Applied Gerontology* 30 (3), S. 304-331.

Mortensen, Kristian (2013): „Conversation Analysis and Multimodality", in: Carol A. Chapelle (Hg.): *The Encyclopedia of Applied Linguistics.* 10 vols, Oxford: Blackwell Publishers. Ausdruck der Online-Version.

Müller, Elke (2010): *Sprache – Recht – Übersetzung.* Hamburg: Verlag Dr. Kovac.

Nestmann, Frank; Hurrelmann, Klaus (1994): *Social networks and social support in childhood and adolescence.* Berlin, New York: Walter de Gruyter.

Neuweg, Georg Hans (Hg.) (2000): *Wissen - Können – Reflexion. Ausgewählte Verhältnisbestimmungen.* Innsbruck, Wien u.a.: Studien.

Norris, Sigrid (Hg.) (2005): *Discourse in Action. Introducing Mediated Discourse Analysis.* 1. Aufl., London u.a: Routledge.

Norris, Sigrid (2009a): *Analyzing Multimodal Interaction. A Methodological Framework.* [Repr.] New York, NY: Routledge.

Norris, Sigrid (2009b): „Modal Density and Modal Configurations: Multimodal Actions", in: Carey Jewitt (Hg.): *The Routledge Handbook of Multimodal Analysis.* London, New York: Routledge Taylor and Francis Group, S. 78-91.

Norris, Sigrid (2011a): *Identity in (Inter)Action. Introducing Multimodal (Inter)Action Analysis.* Berlin u.a: de Gruyter Mouton (Trends in applied linguistics, 4).

Norris, Sigrid (Hg.) (2011b): *Multimodality in Practice. Investigating Theory-in-Practice-through-Methodology.* New York: Routledge (Routledge Studies in Multimodality, 4).

Norris, Sigrid (2013): „Multimodal Interaction Analysis", in: Carol A. Chapelle (Hg.): *The Encyclopedia of Applied Linguistics.* 10 vols., Oxford: Blackwell Publishers. Ausdruck der Online-Version.

O´Halloran, Kay L. (Hg.) (2004): *Multimodal Discourse Analysis. Systemic-Functional Perspectives.* London, New York: Continuum (Open Linguistics).

O´Halloran, Kay L. (2005): *Mathematical Discourse. Language, Symbolism and Visual Images.* London, New York: Continuum.

O´Halloran, Kay L. (2009): „Historical Changes in the Semiotic Landscape: from Calculation to Computation", in: Carey Jewitt (Hg.): *The Routledge Handbook of Multimodal Analysis*. London, New York: Routledge Taylor and Francis Group, S. 98-113.

Oakley, Ian; Brewster, Stephen A. (Hg.) (2007): *HAID 2007. Haptic and Audio Interaction Design*. Second International Workshop, Seoul, South Korea, November 29-30, 2007, Proceedings. Berlin, Heidelberg: Springer.

Onkokids (o.J.): http://onkokids.de [10.3.2013].

Ozcelik, H.; Paprika, Z. Z. (2010): „Developing Emotional Awareness in Cross-Cultural Communication: A Videoconferencing Approach", in: *Journal of Management Education* 34 (5), S. 671-699.

Perls, Laura (2008): Interview 1984 durch Dan Rosenblatt, in: *Gestaltkritik* 1, http://www.gestalt.de/laura_perls_rosenblatt_interview.html [17.7.2013].

Pohl, Jessica; Schmitz, H. Walter; Schulte, Olaf A. (2006): *Videokonferenz als Form technisch vermittelter Kommunikation*. Tübingen: Julius Groos Verlag Brigitte Narr GmbH (Studienbibliographien Sprachwissenschaft, 35).

Polycom (2013): Soundstation2.   http://www.polycom.com/products-services/voice /conferencing-solutions/conferencing-phones/soundstation2.html [10.3.2013].

Quaeghebeur, Lisbet (2012): „*The `All-at-Onceness´ of Embodied, Face-to-Face Interaction*", in: *The Journal of Cognitive Semiotics* (IV (1)), S. 167–188. Online verfügbar unter: www.cognitivesemiotics.com/wp-content/uploads/2012/08/6-quaeghebeur.pdf [12.09.2012].

Quek, Francis K. H.; Yang, Jie; Massaro, Dominic W.; Alwan, Abeer A.; Hazen, Timothy J. (Hg.) (2006): *ICMI 2006 Proceedings of the 8th International Conference on Multimodal Interfaces*. New York, USA: ACM.

Quintilianus, Marcus Fabius (1988): *Ausbildung des Redners: 12 Bücher*. Hrsg. u. übers. von Helmut Rahn. 2 Bde. 2., durchges. Auflage. Darmstadt: Wissenschaftliche Buchgesellschaft (Texte zur Forschung, 2 u. 3).

Ramirez, Artemio; Burgoon, Judee K. (2004): „The Effect of Interactivity on Initial Iinteractions: The Influence of Information Valence and Modality and Information Richness on Computer-Mediated Interaction", in: *Communication Monographs* 71 (4), S. 422-447.

Rapoport, Anatol (1967): „Review of: Thomas A. Sebeok, Alfred S. Hayes, and Mary Catherine Bateson (editors), *Approaches to Semiotics*. Mouton & Co., London-The Hague-Paris, 1964", in: *Foundations of Language* 3 (1), S. 95-104.

Rehbein, Jochen (1977): *Komplexes Handeln. Elemente zur Handlungstheorie der Sprache*. Stuttgart: Metzler.

Reynolds, Rosemarie; Brannick, Michael T. (2009): „Effect of Communication Media on Developmental Relationships: Self-Reported and Observed Behaviors", in: *Computers in Human Behavior* 25 (1), S. 233-243.

Rhein, Stefanie (2011): „Jugendliche und das Internet: soziologische Überlegungen und empirische Befunde", in: *Zeitschrift für Jugendkriminalrecht und Jugendhilfe* 22 (1), S. 52-58.

Richter, Helmut; Schmitz, H. Walter (1980): „Funktionale Kontexte von Gesprächsanalyse", in: Ernest W. B. Hess-Lüttich (Hg.): *Literatur und Konversation*. Wiesbaden: Akademische Verlagsanstalt, Athenaion, S. 23-39.

Richter, Helmut; Weidmann, Fred (1975): *Semantisch bedingte Kommunikationskonflikte bei Gleichsprachigen*. 2., durchges. Auflage, Hamburg: Buske (Forschungsberichte des Instituts für Kommunikationsforschung und Phonetik der Universität Bonn; 17, 17).

Richter, Rudolf (2009): „Familienbilder – Möglichkeiten der empirischen Bestimmung", in: Olaf Kapella, Christiane Rille-Pfeiffer, Marina Rupp, Norbert F. Schneider (Hg.): *Die Vielfalt der Familie. Tagungsband zum 3. Europäischen Fachkongress Familienforschung*. Opladen & Farmington Hills [u.a.]: Budrich, S. 93-102.

Roelke, Thorsten (2007): „Effizienz sprachlicher Kommunikation", in: Jochen A. Bär, Thorsten Roelke und Anja Steinhauer (Hg.): *Sprachliche Kürze. Konzeptuelle, strukturelle und pragmatische Aspekte*. Berlin u.a.: de Gruyter, S. 7-26.

Rudzinski, Daniela (2015): „Wie spielen Kinder über Skype ein Phantasiespiel? Eine Analyse von Koordination via Telekommunikation", in: Jens Loenhoff und H. Walter Schmitz (Hg.): *Telekommunikation gegen Isolation*. In diesem Band.

Ruesch, Jürgen; Bateson, Gregory (1951): *Communication. The Social Matrix of Psychiatry*. New York: Norton.

Ruhleder, Karen; Jordan, Brigitte (2001): „Co-Constructing Non-Mutual Realities: Delay-Generated Trouble in Distributed Interaction", in: *Computer Supported Cooperative Work*, 1 (10), 113-138.

Sacks H. (1967): „The search for help: No one to turn to", in: Edwin S. Shneidman (Hg.): *Essays in Self-Destruction*. New York: Science House, 203-223.

Sacks, Harvey; Schegloff, Emanuel A. (2002): „Home Position", in: *Gesture* 2 (2), S. 133-146.

Sacks, Harvey; Schegloff, Emanuel A.; Jefferson, Gail (1974): „A Simplest Systematics for the Organization of Turn-Taking for Conversation", in: *Language* 50 (4), 696-735.

Sauer, Beverly A. (2011): „Multimodal Communication", in: Stephen B. Johnson (Hg.): *System Health Management. With Aerospace Applications*. Hoboken, N.J: Wiley, S. 29–47.

Scheflen, Albert E. (1972): *Body Language and Social Order: Communication as Behavioral Control*. Englewood Cliffs, NJ: Prentice-Hall.

Schmauks, Dagmar; Wille, Michael (1991): „Integration of Communicative Hand Movements into Human-Computer-Interaction", in: *Computers and the Humanities* 25 (2/3), S. 129-140.

Schmidt, Robert (Hg.) (2011): *Zeigen. Dimensionen einer Grundtätigkeit. Konferenz 'Wissen - Erkennen - Zeigen'*. 1. Aufl. Weilerswist: Velbrück Wissenschaft.

Schmitt, Éric-Emmanuel (2005): *Oskar und die Dame in Rosa*. Frankfurt a.M.: Fischer.

Schmitt, Reinhold (2005): „Zur multimodalen Struktur von *turn-taking*", in: *Gesprächsforschung – Online-Zeitschrift zur verbalen Interaktion*. Ausgabe 6, S. 17-61. Online verfügbar unter: http://www.gespraechsforschung-ozs.de [08.09.2014]

Schmitt, Reinhold (2010): „Verfahren der Verstehensdokumentation am Filmset: Antizipatorische Initiativen und probeweise Konzeptrealisierungen", in: Arnulf Deppermann, Ulrich Reitemeier, Reinhold Schmitt und Thomas Spranz-Fogasy (Hg.): *Verstehen in professionellen Handlungsfeldern*. Tübingen: Narr (Studien zur deutschen Sprache, 52), S. 213-362.

Schmitt, Reinhold; Deppermann, Arnulf (2010): „Die Transition von Interaktionsräumen als Eröffnung einer neuen Situation", in: Lorenza Mondada und Reinhold Schmitt (Hg.): *Situationseröffnungen. Zur multimodalen Herstellung fokussierter Interaktion*. Tübingen: Narr (Studien zur deutschen Sprache, 47), S. 335–386.

Schmitz, H. Walter (1975): *Ethnographie der Kommunikation. Kommunikationsbegriff und Ansätze zur Erforschung von Kommunikationsphänomenen in der Völkerkunde*. Hamburg: Helmut Buske (IKP-Forschungsberichte, 49).

Schmitz, H. Walter (1998a): „Über Hörer, Hören und Sich-sagen-Hören, Anmerkungen zur vernachlässigten anderen Seite des Kommunikationsprozesses", in: H. Walter Schmitz (Hg.): *Vom Sprecher zum Hörer. Kommunikationswissenschaftliche Beiträge zur Gesprächsanalyse*. Münster: Nodus Publikationen (Signifikation, 2), S. 55-84.

Schmitz, H. Walter (1998b): „ `Vielleicht überschätzen wir die Erlösung vom Zeigfeld, ...´. Argumente für eine ethnographisch orientierte Gesprächsanalyse", in: H. Walter Schmitz (Hg.): *Vom Sprecher zum Hörer. Kommunikationswissenschaftliche Beiträge zur Gesprächsanalyse*. Münster: Nodus Publikationen (Signifikation, 2), S. 31-53.

Schmitz, H. Walter (Hg.) (1998c): *Vom Sprecher zum Hörer. Kommunikationswissenschaftliche Beiträge zur Gesprächsanalyse*. Münster: Nodus Publikationen (Signifikation, 2).

Schmitz, H. Walter (1998d): „Zur Übertragbarkeit kommunikativer Routinen und Strategien", in: H. Walter Schmitz (Hg.): *Vom Sprecher zum Hörer. Kommunikationswissenschaftliche Beiträge zur Gesprächsanalyse*. Münster: Nodus Publikationen (Signifikation, 2), S. 1-13.

Schmitz, H. Walter (1999): „Videokonferenz als eigenständige Kommunikationsform. Eine explorative Analyse". Unveröffentlichter Vortrag, Universität Klagenfurt, 10.12.1999.

Schmitz, H. Walter (2003): „Die Einheit des kommunikativen Ereignisses", in: Helmut Richter und H. Walter Schmitz (Hg.): *Kommunikation – ein Schlüsselbegriff der Humanwissenschaften?* Münster: Nodus Publikationen (Signifikation, 5), S. 197-206 [Diskussion, S. 207-211].

Schmitz, H. Walter (2014a): „"In any conversation…" Zum Anspruch der Konversations-analyse auf Universalität des Redeaustauschsystems ‚conversation'", in: Simon Meier; Daniel H. Rellstab und Gesine L. Schiewer (Hg.): *Dialog und (Inter-)Kulturalität. Theorien, Konzepte, empirische Befunde.* Tübingen: Narr Verlag, 137-154.

Schmitz, H. Walter (2014b): „Vorwort", in: Angelika Wirtz: *Neue Formen multimodaler Kommunikation. Eine empirische, methodenkritische Untersuchung zu ihren Grundla-gen und Dimensionen am Beispiel Videokonferenz.* Aachen: Shaker Verlag (Essener Studien zur Semiotik und Kommunikationsforschung, 40), i-viii.

Schmitz, Ulrich (2004): *Sprache in modernen Medien. Einführung in Tatsachen und Theo-rien, Themen und Thesen.* Berlin: Schmidt (Grundlagen der Germanistik, 41).

Schnettler, Bernt (2007): „Alfred Schütz", in: Rainer Schützeichel (Hg.): *Handbuch Wis-senssoziologie und Wissensforschung.* Konstanz: UVK Verlagsgesellschaft (Erfahrung - Wissen - Imagination Schriften zur Wissenssoziologie, 15), S. 102-117.

Schoen, Stephen (2010): „Was ist eine heilsame Begegnung", in: G*estaltkritik* 1. Köln: Gestaltinstitut, S. 2-6.

Schütz, Alfred (1964a): *Collected Papers II. Studies in Social Theory.* Hg. v. Arvid Brodersen. The Hague: Martinus Nijhoff (Phaenomenologica, 15).

Schütz, Alfred (1964b): „Making Music Together", in: Alfred Schütz: *Collected Papers II. Studies in Social Theory.* Hg. v. Arvid Brodersen. The Hague: Martinus Nijhoff (Phae-nomenologica, 15), S. 159-178.

Schütz, Alfred (1970): *On Phenomenology and Social Relations. Selected Writings.* Hg. v. Helmut R. Wagner. Chicago, London: Chicago Press (The Heritage of Sociology).

Schütz, Alfred (1971a): *Das Problem der sozialen Wirklichkeit. Gesammelte Aufsätze I.* Hg. v. Aron Gurwitsch, Richard Grathoff und unter Mitarbeit von Benita Luckmann. Den Haag: Martinus Nijhoff.

Schütz, Alfred (1971b): *Studien zur phänomenologischen Philosophie. Gesammelte Auf-sätze III.* Hg. v. Ilse Schütz. Einleitung und Übertragung aus dem Amerikanischen von Alexander Baeyer. Den Haag: Martinus Nijhoff.

Schütz, Alfred (2004): *Der sinnhafte Aufbau der sozialen Welt. Eine Einleitung in die verstehende Soziologie.* Hg. v. Martin Endreß und Joachim Renn. Konstanz: UVK (Alf-red Schütz Werkausgabe, II).

Schützeichel, Rainer (Hg.) (2007): *Handbuch Wissenssoziologie und Wissensforschung.* Konstanz: UVK Verlagsgesellschaft (Erfahrung - Wissen - Imagination Schriften zur Wissenssoziologie, 15).

Schulte, Olaf A. (2002): „25 Jahre soziale Präsenz - ein Überblick zur Videokonfe-renzforschung", in: *Medien & Kommunikationswissenschaft* 50 (4), S. 551-570.

Schulte, Olaf A. (2003): „Die Videokonferenz in der universitären Lehre - Projekte und Forschung", in: *Das Hochschulwesen* 51 (2), S. 81-86.

Schulte, Olaf A. (2004): „Kompetenz gestaltet Kommunikation - zur Bedeutung von Erfahrung und Kompetenz in der Nutzung von Videokonferenzen", in: Ulla Kleinberger und Franc Wagner (Hg.): *Neue Medien - Neue Kompetenzen? Texte produzieren und rezipieren im Zeitalter digitaler Medien*. Frankfurt am Main, Berlin, Bern u. a.: Lang, S. 127-135. (Bonner Beiträge zur Medienwissenschaft, 3).

Schulte, Olaf A.; Döring, Jana (2003): „Teleteaching in Germany - Training Instructors to Use Videoconferencing", in: David Lassner und Carmel McNaught (Hg.): *Proceedings of ED-MEDIA 2003, June 23-28, 2003*. Honolulu, Hawaii, S. 2863-2866.

Schulte, Olaf A.; Friebel, Martin; Klotzek, Christian (2001): „Aufzeichnung technisch vermittelter Kommunikation - das Beispiel Videokonferenz", in: *Gesprächsforschung. Online-Zeitschrift zur verbalen Interaktion*. Ausgabe 2, S. 222-242.

Schultz, Tanjev (2001): „Mediatisierte Verständigung. Distance Communication", in: *Zeitschrift für Soziologie* 30 (2), S. 85-102.

Schwitalla, Johannes (1986): „Jugendliche hetzen über Passanten. Drei Thesen zur ethnographischen Gesprächsanalyse", in: *Linguistische Berichte* 149, S. 248-261.

Scollon, Ron (2008): *Analyzing Public Discourse. Discourse Analysis in the Making of Public Policy*. London: Routledge.

Scollon, Ron; Scollon, Suzie Wong (2003): *Discourses in Place. Language in the Material World*. 1. Aufl., London u.a: Routledge.

Scollon, Ron; Scollon, Suzie Wong (2009): „Multimodality and Language: A Retrospective and Prospective View", in: Carey Jewitt (Hg.): *The Routledge Handbook of Multimodal Analysis*. London, New York: Routledge Taylor and Francis Group, S. 170-180.

Selting, Margret et al. (2011): „A System for Transcribing Talk-in-interaction: GAT 2. Translated and Adapted for English by Elizabeth Couper-Kuhlen and Dagmar Barth-Weingarten", in: *Gesprächsforschung – Online-Zeitschrift zur verbalen Interaktion*. Ausgabe 12, S. 1-51. Online verfügbar unter: http://www.gespraechsforschung-ozs.de [08.09.2014]

Simonton O. Carl; Mathews-Simonton Stephanie; Creighton, James (1978): *Getting well again*. Los Angeles: Tarcher (dt. 1982).

Simpson, Susan (2009): „Psychotherapy via Videoconferencing: A Review", in: *British Journal of Guidance & Counselling* 37 (3), S. 271-286.

Sissons, Helen (2013): „Transcribing Multimodal Interaction", in: Carol A. Chapelle (Hg.): *The Encyclopedia of Applied Linguistics.* 10 vols, Oxford: Blackwell Publishers. Ausdruck der Online-Version.

Spitzmüller, Jürgen; Warnke, Ingo H. (Hg.) (2008): *Methoden der Diskurslinguistik. Sprachwissenschaftliche Zugänge zur transtextuellen Ebene.* Linguistisches Kolloquium. Berlin: de Gruyter (Linguistik - Impulse & Tendenzen, 31).

Spranz-Fogasy, Thomas; Becker, Maria; Menz, Florian; Nowak, Peter (2014): *Literatur zur Medizinischen Kommunikation*. Mannheim: Institut für Deutsche Sprache (IDS).

Online verfügbar unter: http://hypermedia.ids-mannheim.de/pragdb/Literatur_zur_
Medizinischen_Kommunikation_Version2014.pdf [08.09.2014].

Stark, Wolfgang (1996): *Empowerment. Neue Handlungskompetenzen in der psychosozialen Praxis*. Freiburg im Breisgau: Lambertus-Verlag.

Statistisches Bundesamt (2010): *Bevölkerung und Erwerbstätigkeit. Bevölkerung mit Migrationshintergrund. Ergebnisse des Mikrozensus 2009*. Fachserie 1, Reihe 2.2. Wiesbaden.

Stenglin, Maree (2009): „Space and Communication in Exhibitions: Unravelling the Nexus", in: Carey Jewitt (Hg.): *The Routledge Handbook of Multimodal Analysis*. London, New York: Routledge Taylor and Francis Group, S. 272-283.

Stivers, Tanya; Sidnell, Jack (2005): „Introduction: Multimodal Interaction", in: *Semiotica* (156-1/4), S. 1-20. Online verfügbar unter: www.sscnet.ucla.edu/soc/faculty /stivers/Publications_files/Stivers_Sidnell_intro.pdf [14.01.2013]

Sunakawa, Chiho (2010): „Multimodality across Space. Embodied Interaction through Webcams among Japanese Families", Veranstaltung vom 8.7.2010. Mannheim, ICCA10.

Taiwo, Olurotimi Adebowale (Hg.) (2010): *Handbook of Research on Discourse Behavior and Digital Communication. Language Structures and Social Interaction*. Hershey, PA: Information Science Reference.

Telles, Connie (2008): „A Step-by-Step Guide to Videoconferencing", in: *Nurse Educator* 33 (4), S. 168-171.

Thomas, William I.; Thomas, Dorothy Swaine (1970): *The Child in America. Behavior Problems and Programs*. New York: Knopf.

Tipp, Anika (2008): „Doing being present. Instant Messaging aus interaktionssoziologischer Perspektive", in: Christian Stegbauer und Michael Jäckel (Hg.): *Social Software. Formen der Kooperation in computerbasierten Netzwerken*. Wiesbaden: VS Verlag für Sozialwissenschaften, S. 175-193.

Tsai, Hsiu-Hsin; Tsai, Yun-Fang (2010): „Older Nursing Home Residents' Experiences with Videoconferencing to Communicate with Family Members", in: *Journal of Clinical Nursing* 19 (11-12), S. 1538-1543.

Tschuschke, Volker (2006): *Psychoonkologie: Psychologische Aspekte der Entstehung und Bewältigung von Krebs*. Stuttgart: Schattauer.

Ungeheuer, Gerold (1962): *Phonetische Aspekte beim Sprachverstehen*. Unveröffentlichte Habilitationsschrift. Philosophische Fakultät der Universität Bonn.

Ungeheuer, Gerold (1987): *Kommunikationstheoretische Schriften I: Sprechen, Mitteilen, Verstehen*. 1. Aufl. Hg. v. Johann G. Juchem. Aachen: Rader (Aachener Studien zur Semiotik und Kommunikationsforschung, 14).

Ungeheuer, Gerold (1993): *Phonetik und angrenzende Gebiete. Miszellaneen, Fragmente, Aufzeichnungen aus dem Nachlaß*. Hg. v. Wilhelm H. Vieregge u. Joachim Göschel.

Stuttgart: Franz Steiner Verlag (*Zeischrift für Dialektologie und Linguistik. Beihefte,* 79).

Ungeheuer, Gerold (2007): „Kommunikationsforschung: das Fach und sein Problemsystem. Lehre und Forschung am IKP [ursprünglich Typoskript, 1973]", in: Karin Kolb: *Traditionslinien der Essener Kommunikationswissenschaft. Eine wissenschaftshistorische Rekonstruktion.* Münster: Nodus Publikationen (Signifikation, 6), S. 200-226.

Unsworth, Len; Cléirigh, Chris (2009): „Multimodality and Reading: The Construction of Meaning through Image-Text Interaction", in: Carey Jewitt (Hg.): *The Routledge Handbook of Multimodal Analysis.* London, New York: Routledge Taylor and Francis Group, S. 151-163.

Valkenburg, Patti M.; Peter, J. (2009): „The Effects of Instant Messaging on the Quality of Adolescents' Existing Friendships: A Longitudinal Study", in: *Journal of Communication* 59 (1), S. 79-97.

Vergeer, Maurice; Pelzer, Ben (2009): „Consequences of Media and Internet Use for Offline and Online Network Capital and Well-Being. A Causal Model Approach", in: *Journal of Computer-Mediated Communication* 15 (1), S. 189-210.

Voigt, Günter (1932): *Über die Richtungspräzision einer Fernhandlung.* Berlin: JSpringer.

Wadnerkar, M. B.; Pirinen, T.; Haines-Bazrafshan, R.; Rodgers, J.; James, D. (2012): „A Single Case Study of a Family-Centred Intervention with a Young Girl with Cerebral Palsy who is a Multimodal Communicator", in: *Child: Care, Health and Development* 38 (1), S. 87-97.

Walther, Joseph B. (1995): „Relational Aspects of Computer-Mediated Communication: Experimental Observations over Time", in: *Organizational Science* 6 (2), S. 186-203.

Walther, Joseph B.; Boyd, Shawn (2002): „Attraction to Computer-Mediated Social Support", in: Carolyn A. Lin und David J. Atkin (Hg.): *Communication Technology and Society. Audience Adoption and Uses.* Creskill, NJ: Hampton Press, S. 153-188.

Walther, Joseph B.; Burgoon, Judee K. (1992): „Relational Communication in Computer-Mediated Interaction", in: *Human Communication Research* 19 (1), S. 50-88.

Warnke, Ingo H. (Hg.) (2008): *Diskurslinguistik nach Foucault. Theorie und Gegenstände.* Kasseler Symposion Diskurslinguistik - Gegenstände, Methoden, Grenzen im Herbst 2004. Berlin: de Gruyter (Linguistik - Impulse & Tendenzen, 25).

Watkins, S. Craig (2009): *The Young and the Digital.* Massachusetts: Beacon Press.

Watzke, Birgit et al. (o.J.): *Internetbasierte ambulante psychosoziale Nachsorge nach stationärer onkologischer Rehabilitation: Prozess- und Ergebnisqualität eines E-Mental-Health-Moduls.* http://zpm.uke.uni-hamburg.de/4DACTION/W_projekt_detail?L=P2&prn=452&tn=5&trn=3 [24.6.2011].

Weber, Max (1988): „Die `Objektivität´ sozialwissenschaftlicher und sozialpolitischer Erkenntnis", in: Max Weber: *Gesammelte Aufsätze zur Wissenschaftslehre.* 7. Aufl. Hg. v. Johannes Winckelmann. Tübingen: Mohr (UTB für Wissenschaft Soziologie, 1492), S. 146-214.

Weber, Max (1988): *Gesammelte Aufsätze zur Wissenschaftslehre*, 7. Aufl. Hg. v. Johannes Winckelmann. Tübingen: Mohr (UTB für Wissenschaft Soziologie, 1492).

Wei, Lu (2012): „Number Matters: The Multimodality of Internet Use as an Indicator of the Digital Inequalities", in: *Journal of Computer-Mediated Communication* 17 (3), S. 303-318.

Wellman, Barry; Quan-Haase, Anabel; Witte, James; Hampton, Keith N. (2001): „Does the Internet Increase, Decrease, or Supplement Social Capital? Social Networks, Participation, and Community Commitment", in: *American Behavioral Scientist* 45 (3), S. 436-455.

WHO (2003): *Adherence to Long-Term Therapies: Evidence for Action*. New York.

Wilke, Jürgen (2010): „Mediengattungen", in: Europäische Geschichte Online (EGO). Online verfügbar unter: http://www.ieg-ego.eu/wilkej-2010-de [06.06.2012].

Willke, Helmut (2005): „Komplexität als Formprinzip", in: Dirk Baecker (Hg.): *Schlüsselwerke der Systemtheorie*. Wiesbaden: VS Verlag für Sozialwissenschaften, S. 303-323.

Wirtz, Angelika (2013): „ `Warte, ich guck mal, ob der da ist...!´ Private Kommunikation in der Videokonferenz und räumliche Orientierung im Interaktions-Hybrid", in: Claudia Fraas, Stefan Meier und Christian Pentzold (Hg.): *Online-Diskurse. Theorien und Methoden transmedialer Online-Diskursforschung*. Köln: Herbert von Halem (Neue Schriften zur Online-Forschung, 10), S. 285-312.

Wirtz, Angelika (2014): *Neue Formen multimodaler Kommunikation. Eine empirische, methodenkritische Untersuchung zu ihren Grundlagen und Dimensionen am Beispiel Videokonferenz*. Aachen: Shaker Verlag (Essener Studien zur Semiotik und Kommunikationsforschung, 40).

Wirtz, Angelika (2015a): „Etappen auf dem Weg zum Patienten in der stationären Isoliereinheit", in: Jens Loenhoff und H. Walter Schmitz (Hg.): *Telekommunikation gegen Isolation*. In diesem Band.

Wirtz, Angelika (2015b): „Multimodale Kommunikation im Interaktionsverbund", in: Jens Loenhoff und H. Walter Schmitz (Hg.): *Telekommunikation gegen Isolation*. In diesem Band.

Zancanaro, Massimo; Lepri, Bruno; Pianesi, Fabio (2006): „Automatic Detection of Group Functional Roles in Face to Face Interactions", in: Francis K. H. Quek, Jie Yang, Dominic W. Massaro, Abeer A. Alwan und Timothy J. Hazen (Hg.): *ICMI 2006 Proceedings of the 8th International Conference on Multimodal Interfaces*. New York, USA: ACM, S. 28–34. Online verfügbar unter: http://dl.acm.org/citation.cfm?id=1180995.1181003 [12.09.2012].

Zilliacus, Elvira M.; Meiser, Bettina; Lobb, Elizabeth A.; Dudding, Tracey E.; Barlow-Stewart, Kristine; Tucker, Katherine (2010): „The Virtual Consultation: Practitioners' Experiences of Genetic Counseling by Videoconferencing in Australia", in: *Telemedicine Journal and E-Health* 16 (3), S. 350-357.

Hyperlinks:

http://othes.univie.ac.at/9110/1/2010-03-03_9100498.pdf [17.7.2013].

http://www.nasa.gov/multimedia/videogallery/index.html?media_id=156880341 [17.7.2013]

http://mars.jpl.nasa.gov/msl/multimedia/images/?ImageID=4935 [17.7.2013]

http://www.loc.gov/catdir/enhancements/fy0651/2003025307-d.html [17.7.2013]

http://www.youtube.com/watch?&v=kOW9bzPVqQE [17.7.2013]

Audiodateien:

Aufnahmen für den Beitrag „Eine Nacht im Leben von Kevin Kaminsky":
Ausschnitte aus dem verwendeten Mitschnitt liegen
auf der Produktseite zu diesem Buch bei www.springer.com
und auf www.uni-due.de/telekommunikation/media
Benutzername: report
Passwort: troper

Autoren

Thomas Bliesener, Dr. Dipl.-Psych.,
Kommunikationswissenschaftler.
Lütticher Straße 56,
D-50674 Köln
thomas.bliesener@uni-due.de.

Jens Loenhoff, Prof. Dr.,
Professor für Kommunikationswissenschaft, Universität Duisburg-Essen.
Institut für Kommunikationswissenschaft,
Universitätsstraße 12,
D-45117 Essen
jens.loenhoff@uni-due.de.

Tino Minas, M.A.,
Kommunikationswissenschaftler.
Sorauer Straße 11,
D-59065 Hamm
tino.minas@uni-muenster.de.

Daniela Rudzinski, M.A.,
Kommunikationswissenschaftlerin.
Hermannstraße 60,
40233 Düsseldorf
d.rudzinski@gmx.de.

H. Walter Schmitz, Prof. em. Dr.,
Professor für Kommunikationswissenschaft, Universität Duisburg-Essen.
Traunsteiner Straße 8,
D-10781 Berlin
walter.schmitz@uni-due.de.

Angelika Wirtz, Dr.,
Kommunikationswissenschaftlerin.
Lindener Straße 115,
D-44879 Bochum
angelika.wirtz@uni-due.de.

Printed in the United States
By Bookmasters